吴佩衡

川派中医药名家系列丛书

徐姗姗 主编

中国中医药出版社

·北 京·

图书在版编目（CIP）数据

川派中医药名家系列丛书．吴佩衡/徐姗姗主编．—北京：中国中医药出版社，
2018.12（2020.11重印）

ISBN 978 – 7 – 5132 – 4983 – 6

Ⅰ.①川…　Ⅱ.①徐…　Ⅲ.①吴佩衡—生平事迹　②中医临床—经验—
中国—现代　Ⅳ.① K826.2　② R249.7

中国版本图书馆 CIP 数据核字（2018）第 102046 号

中国中医药出版社出版

北京经济技术开发区科创十三街 31 号院二区 8 号楼
邮政编码　100176
传真　010-64405750
廊坊市祥丰印刷有限公司印刷
各地新华书店经销

开本 710×1000　1/16　印张 15.75　彩插 1　字数 276 千字
2018 年 12 月第 1 版　2020 年 11 月第 2 次印刷
书号　ISBN 978 – 7 – 5132 – 4983 – 6

定价　69.00 元
网址　www.cptcm.com

社 长 热 线　010-64405720
购 书 热 线　010-89535836
维 权 打 假　010-64405753

微信服务号　zgzyycbs
微商城网址　https://kdt.im/LIdUGr
官 方 微 博　http://e.weibo.com/cptcm
天猫旗舰店网址　https://zgzyycbs.tmall.com

如有印装质量问题请与本社出版部联系（010-64405510）

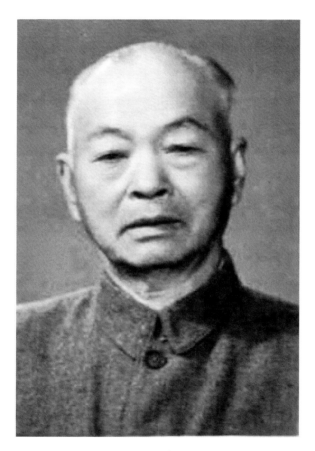

吴佩衡先生

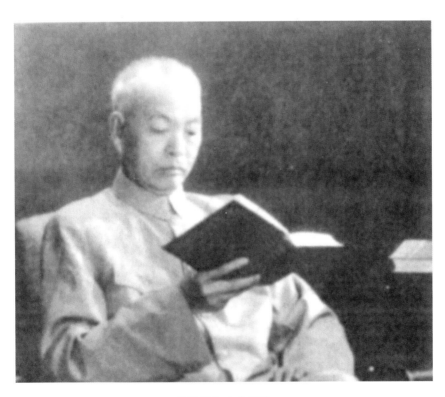

吴佩衡先生在阅读

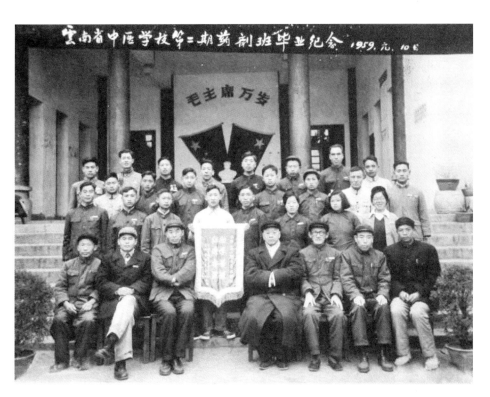

1959年吴佩衡先生（前排正中）与云南省中医学校毕业生合影

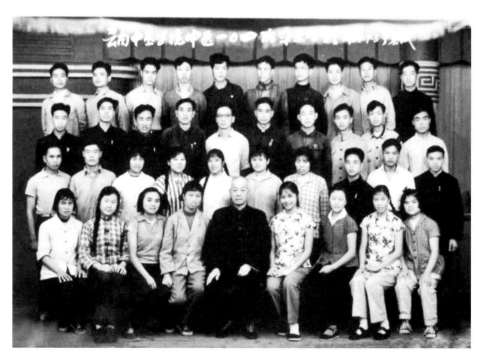

1963年吴佩衡先生（前排正中）与云南中医学院毕业生合影

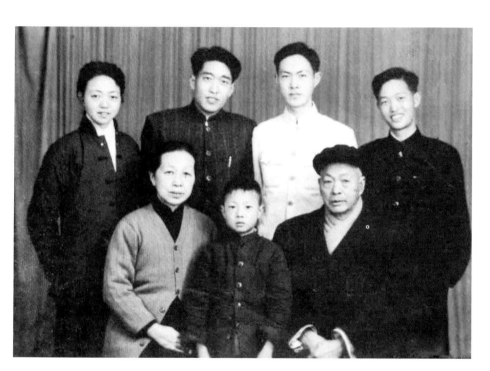

吴佩衡先生（前排右一）与家人合影

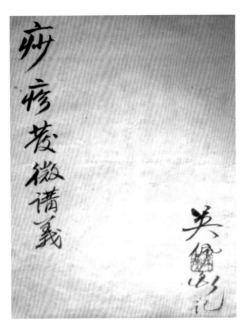

吴佩衡先生《痧疹发微讲义》手稿1

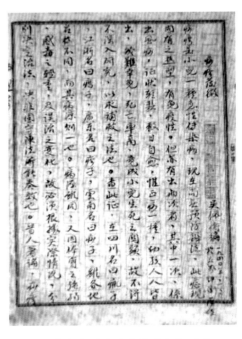

吴佩衡先生《痧疹发微讲义》手稿2

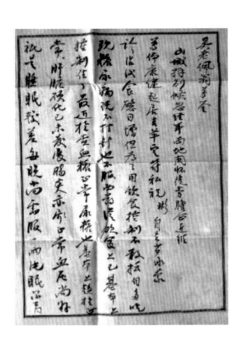

重庆市原市委书记李唐彬致信吴佩衡先
生求医的信函与吴佩衡先生的回函1

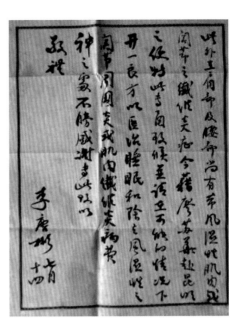

重庆市原市委书记李唐彬致信吴佩衡先
生求医的信函与吴佩衡先生的回函2

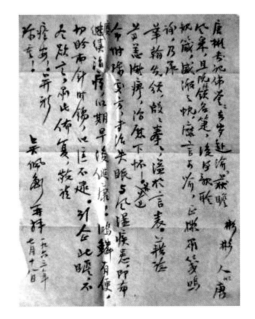

重庆市原市委书记李唐彬致信吴佩衡先生
求医的信函与吴佩衡先生的回函3

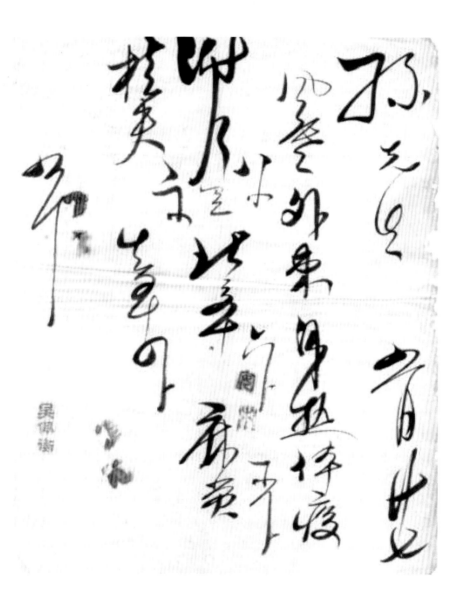

吴佩衡先生处方真迹1

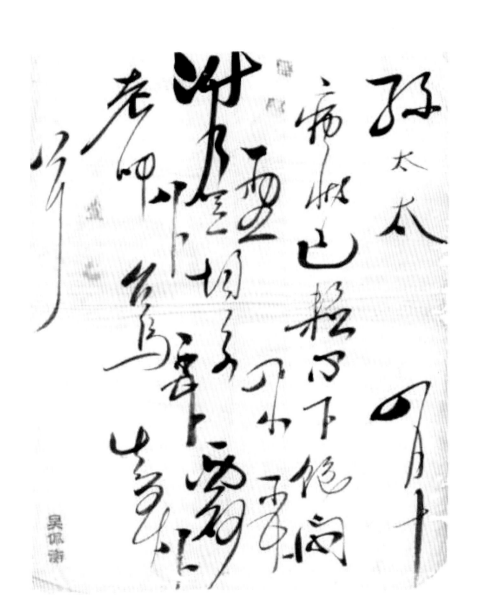

吴佩衡先生处方真迹2

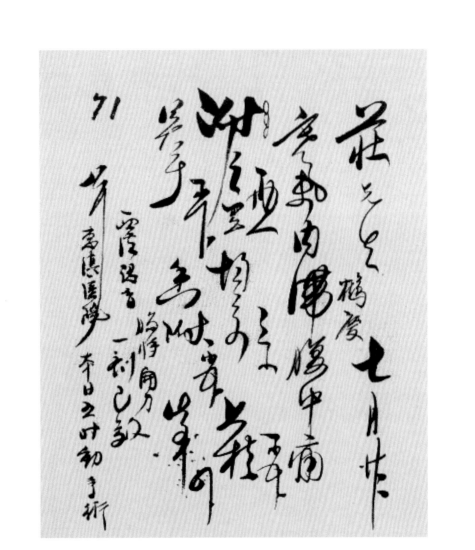

吴佩衡先生处方真迹3

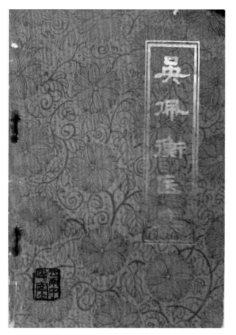

《吴佩衡医案》1979年版

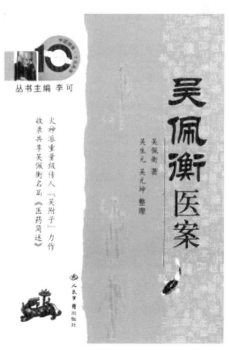

《吴佩衡医案》2009年版

川滇會理自古松
交古注人革菁況
說釋謁名師於
蜀里行望授業
在滇琨溫陽益火如
癸日散肯清派苦
赤面義譽民稱吳
附子回陽救逆乃
人傑　楊殿興詩書

杨殿兴教授诗书：川滇名医"吴附子"（七律）

总序————加强文化建设，唱响川派中医

四川，雄居我国西南，古称巴蜀，成都平原自古就有天府之国的美誉，天府之土，沃野千里，物华天宝，人杰地灵。

四川号称"中医之乡、中药之库"，巴蜀自古出名医、产中药，据历史文献记载，自汉代至明清，见诸文献记载的四川医家有 1000 余人，川派中医药影响医坛 2000 多年，历久弥新；川产道地药材享誉国内外，业内素有"无川（药）不成方"的赞誉。

医派纷呈　源远流长

经过特殊的自然、社会、文化的长期浸润和积淀，四川历朝历代名医辈出，学术繁荣，医派纷呈，源远流长。

汉代以涪翁、程高、郭玉为代表的四川医家，奠定了古蜀针灸学派。郭玉为涪翁弟子，曾任汉代太医丞。涪翁为四川绵阳人，曾撰著《针经》，开巴蜀针灸先河，影响深远。1993 年，在四川绵阳双包山汉墓出土了最早的汉代针灸经脉漆人；2013 年，在成都老官山再次出土了汉代针灸漆人和 920 支医简，带有"心""肺"等线刻小字的人体经穴髹漆人像是我国考古史上首次发现，应是迄今

我国发现的最早、最完整的经穴人体医学模型，其精美程度令人咋舌！又一次证明了针灸学派在巴蜀的渊源和影响。

四川山清水秀，名山大川遍布。道教的发祥地青城山、鹤鸣山就坐落在成都市。青城山、鹤鸣山是中国的道教名山，是中国道教的发源地之一，自东汉以来历经2000多年，不仅传授道家的思想，道医的学术思想也因此启蒙产生。道家注重炼丹和养生，历代蜀医多受其影响，一些道家也兼行医术，如晋代蜀医李常在、李八百，宋代皇甫坦，以及明代著名医家韩懋（号飞霞道人）等，可见丹道医学在四川影响深远。

川人好美食，以麻、辣、鲜、香为特色的川菜享誉国内外。川人性喜白在休闲，养生学派也因此产生。长寿之神——彭祖，号称活了800岁，相传他经历了尧舜夏商诸朝，据《华阳国志》载，"彭祖本生蜀"，"彭祖家其彭蒙"，由此推断，彭祖不但家在彭山，而且他晚年也落叶归根于此，死后葬于彭祖山。彭祖山坐落在成都彭山县，彭祖的长寿经验在于注意养生锻炼，他是我国气功的最早创始人，他的健身法被后人写成《彭祖引导法》；他善烹饪之术，创制的"雉羹之道"被誉为"天下第一羹"，屈原在《楚辞·天问》中写道："彭铿斟雉，帝何飨？受寿永多，夫何久长？"反映了彭祖在推动我国饮食养生方面所做出的贡献。五代、北宋初年，著名的道教学者陈希夷，是四川安岳人，著有《指玄篇》《胎息诀》《观空篇》《阴真君还丹歌注》等。他注重养生，强调内丹修炼法，将黄老的清静无为思想、道教修炼方术和儒家修养、佛教禅观会归一流，被后世尊称为"睡仙""陈抟老祖"。现安岳县有保存完整的明代陈抟墓，有陈抟的《自赞铭》，这是全国独有的实物。

四川医家自古就重视中医脉学，成都老官山出土的汉代医简中就有《五色脉诊》（原有书名）一书，其余几部医简经初步整理暂定名为《敝昔医论》《脉死候》《六十病方》《病源》《经脉书》《诸病症候》《脉数》等。学者经初步考证推断极有可能为扁鹊学派已经亡佚的经典书籍。扁鹊是脉学的倡导者，而此次出土的医书中脉学内容占有重要地位，一起出土的还有用于经脉教学的人体模型。唐代杜光庭著有脉学专著《玉函经》3卷，后来王鸿骥的《脉诀采真》、廖平的《脉学辑要评》、许宗正的《脉学启蒙》、张骥的《三世脉法》等，均为脉诊的发展做出了贡献。

昝殷，唐代四川成都人。昝氏精通医理，通晓药物学，擅长妇产科。唐大中年间，他将前人有关经、带、胎、产及产后诸症的经验效方及自己临证验方共378首，编成《经效产宝》3卷，是我国最早的妇产科专著。加之北宋时期的著名妇产科专家杨子建（四川青神县人）编著的《十产论》等一批妇产科专论，奠定了巴蜀妇产学派的基石。

宋代，以四川成都人唐慎微为代表撰著的《经史证类备急本草》，集宋代本草之大成，促进了本草学派的发展。宋代是巴蜀本草学派的繁荣发展时期，陈承的《重广补注神农本草并图经》，孟昶、韩保昇的《蜀本草》等，丰富、发展了本草学说，明代李时珍的《本草纲目》正是在此基础上产生的。

宋代也是巴蜀医家学术发展最活跃的时期。四川成都人、著名医家史崧献出了家藏的《灵枢》，校正并音释，名为《黄帝素问灵枢经》，由朝廷刊印颁行，为中医学发展做出了不可估量的贡献，可以说，没有史崧的奉献就没有完整的《黄帝内经》。虞庶撰著的《难经注》、杨康侯的《难经续演》，为医经学派的发展奠定了基础。

史堪，四川眉山人，为宋代政和年间进士，官至郡守，是宋代士人而医的代表人物之一，与当时的名医许叔微齐名，其著作《史载之方》为宋代重要的名家方书之一。同为四川眉山人的宋代大文豪苏东坡，也有《苏沈内翰良方》（又名《苏沈良方》）传世，是宋人根据苏轼所撰《苏学士方》和沈括所撰《良方》合编而成的中医方书。加之明代韩懋的《韩氏医通》等方书，一起成为巴蜀医方学派的代表。

四川盛产中药，川产道地药材久负盛名，以回阳救逆、破阴除寒的附子为代表的川产道地药材，既为中医治病提供了优良的药材，也孕育了以附子温阳为大法的扶阳学派。清末四川邛崃人郑钦安提出了中医扶阳理论，他的《医理真传》

《医法圆通》《伤寒恒论》为奠基之作，开创了以运用附、姜、桂为重点药物的温阳学派。

清代西学东进，受西学影响，中西汇通学说开始萌芽，四川成都人唐宗海以敏锐的目光捕捉西学之长，融汇中西，撰著了《血证论》《医经精义》《本草问答》《金匮要略浅注补正》《伤寒论浅注补正》，后人汇为《中西汇通医书五种》，成为"中西汇通"的第一种著作，也是后来人们将主张中西医兼容思想的医家称为"中西医汇通派"的由来。

名医辈出　学术繁荣

中华人民共和国成立后，历经沧桑的中医药，受到党和国家的高度重视，在教育、医疗、科研等方面齐头并进，一大批中医药大家焕发青春，在各自的领域里大显神通，中医药事业欣欣向荣。

四川中医教育的奠基人——李斯炽先生，在 1936 年创立了"中央国医馆四川分馆医学院"，简称"四川国医学院"。该院为国家批准的办学机构，虽属民办但带有官方性质。四川国医学院也是成都中医学院（现成都中医药大学）的前身，当时汇集了一大批中医药的仁人志士，如内科专家李斯炽、伤寒专家邓绍先、中药专家凌一揆等，还有何伯勋、杨白鹿、易上达、王景虞、周禹锡、肖达因等一批蜀中名医，可谓群贤毕集，盛极一时。共招生 13 期，培养高等中医药人才 1000 余人，这些人后来大多数都成为中华人民共和国成立后的中医药领军人物，成为四川中医药发展的功臣。

1955 年国家在北京成立了中医研究院，1956 年在全国西、北、东、南各建立了一所中医学院，即成都、北京、上海、广州中医学院。成都中医学院第一任院长由周恩来总理亲自任命。李斯炽先生继创办四川国医学院之后又成为成都中医学院的第一任院长。成都中医学院成立后，在原国医学院的基础上，又汇集了一大批有造诣的专家学者，如内科专家彭履祥、冉品珍、彭宪章、傅灿冰、陆干甫；伤寒专家戴佛延；医经专家吴棹仙、李克光、郭仲夫；中药专家雷载权、徐楚江；妇科专家卓雨农、曾敬光、唐伯渊、王祚久、王渭川；温病专家宋鹭冰；外科专家文琢之；骨、外科专家罗禹田；眼科专家陈达夫、刘松元；方剂专家陈潮祖；医古文专家郑孝昌；儿科专家胡伯安、曾应台、肖正安、吴康衡；针灸专家余仲权、薛鉴明、李仲愚、蒲湘澄、关吉多、杨介宾；医史专家孔健民、李介民；中医发展战略专家侯占元等。真可谓人才济济，群星灿烂。

北京成立中医高等院校、科研院所后，为了充实首都中医药人才的力量，四川一大批中医名家进驻北京，为国家中医药的发展做出了巨大贡献，也展现了四川中医的风采！如蒲辅周、任应秋、王文鼎、王朴城、王伯岳、冉雪峰、杜自明、李重人、叶心清、龚志贤、方药中、沈仲圭等，各有精专，影响广泛，功勋卓著。

北京四大名医之首的萧龙友先生，为四川三台人，是中医界最早的学部委员（院士，1955 年）、中央文史馆馆员（1951 年），集医道、文史、书法、收藏等于一身，是中医界难得的全才！其厚重的人文功底、精湛的医术、精美的书法、高尚的品德，可谓"厚德载物"的典范。2010 年 9 月 9 日，故宫博物院在北京为萧龙友先生诞辰 140 周年、逝世 50 周年，隆重举办了"萧龙友先生捐赠文物精品展"，以缅怀和表彰先生的收藏鉴赏水平和拳拳爱国情怀。萧龙友先生是一代举子、一代儒医，精通文史，书法绝伦，是中国近代史上中医界的泰斗、国学家、教育家、临床大家，是四川的骄傲，也是我辈的楷模！

追源溯流　振兴川派

时间飞转，掐指一算，我自 1974 年赤脚医生的"红医班"始，到 1977 年大学学习、留校任教、临床实践、跟师学习、中医管理，入中医医道已 40 年，真可谓弹指一挥间。俗曰：四十而不惑，在中医医道的学习、实践、历练、管理、推进中，我常常心怀感激，心存敬仰，常有激情冲动，其中最想做的一件事就是将这些中医药实践的伟大先驱者,用笔记录下来,为他们树碑立传、歌功颂德!缅怀中医先辈的丰功伟绩,分享他们的学术成果,继承不泥古,发扬不离宗,认祖归宗,又学有源头,师古不泥,薪火相传,使中医药源远流长,代代相传,永续发展。

今天,时机已经成熟,四川省中医药管理局组织专家学者,编著了大型中医专著《川派中医药源流与发展》,横跨两千年的历史,梳理中医药历史人物、著作,以四川籍(或主要在四川业医)有影响的历史医家和著作为线索,理清历史源流和传承脉络,突出地方中医药学术特点,认祖归宗,发扬传统,正本清源,继承创新,唱响川派中医药。其中,"医道溯源"是以民国以前的川籍或在川行医的中医药历史人物为线索,介绍医家的医学成就和学术精华,作为各学科发展的学术源头。"医派医家"是以近现代著名医家为代表,重在学术流派的传承与发展,厘清流派源流,一脉相承,代代相传,源远流长。《川派中医药源流与发展》一书,填补了川派中医药发展整理的空白,是集四川中医药文化历史和发展现状之大成,理清了川派学术源流,为后世川派的研究和发展奠定了坚实的基础。

我们在此基础上,还编著了《川派中医药名家系列丛书》,汇集了一大批近现代四川中医药名家,遴选他们的后人、学生等整理其临床经验、学术思想编辑成册。预计编著一百人,这是一批四川中医药的代表人物,也是难得的宝贵文化遗产,今天,经过大家的齐心努力终于得以付梓。在此,对为本系列书籍付出心血的各位作者、出版社编辑人员一并致谢!

由于历史久远,加之编撰者学识水平有限,书中罅、漏、舛、谬在所难免,敬望各位同仁、学者提出宝贵意见,以便再版时修订提高。

中华中医药学会　副会长

四川省中医药学会　会　长

四川省中医药管理局　原局长　杨殿兴

成都中医药大学　教授、博士生导师

2015 年春于蓉城雅兴轩

序

一代名医吴佩衡先生秉承《伤寒论》医学思想，尊崇张仲景"温扶阳气"治法，擅长应用经方治疗疑难痼疾，是现代伤寒大家。此外，先生也是扶阳学派传人中最重要的代表人物，善于在"阴阳上探求至理"，临证擅用附子，胆识过人，被誉为扶阳学派的"一代宗师"。

吴佩衡先生在辨证论治方面功力深厚，临证尤精于辨寒热，他指出"凡病有真热证与真寒证之分，又有真热假寒证与真寒假热证之别。然真者易识，而假者难辨。《内经》曰：'治病必求于本。'即凡病当须辨明阴阳之意也。"先生在学术上有许多创见，例如关于寒热辨证的著名纲领"十六字诀"，即热证为"身轻恶热，张目不眠，声音洪亮，口臭气粗"；寒证为"身重恶寒，目瞑嗜卧，声低息短，少气懒言"。真热证兼见烦渴喜冷饮，口气蒸手，真寒证则口润不渴，或渴喜热饮而不多，口气不蒸手。先生认为："万病有虚实寒热，临证之际，务必本此原则，庶不致贻误。"临证不论患者症状如何繁杂多变，疑似隐约，总以"十六字诀"为纲，熟谙阴阳趋极之变，从而在错综复杂的病情中，辨假识真，蹈危如平。

在经验总结方面，吴佩衡先生不仅认真总结成功的治病经验，更不回避误辨误治的教训，正反两面都能立案备查，并在其著作中予以客观分析，启发后学良多，彰显大家风范。吴佩衡先生晚年曾深有感触地说："中医事业是一个伟大的事业，要为它做出一点贡献，必须付出艰巨的劳动，以至毕生的精力。"

吴佩衡先生医名远播，流传深远，是四川的骄傲，更是我辈的楷模，其精湛医术值得后学者深入学习、研究。本书从吴佩衡先生的生平简介、代表医著、学术思想、临床经验、学术传承5个方面，对其医案、论文、著作等进行系统整理与研究总结，提炼出具有规律性和有特色的学术观点，展现川籍中医名家风采，唱响川派中医，使四川中医药源远流长，持续发展。

编者于成都中医药大学

2018 年 3 月

编写说明 ————————————————————————

一、在中医经典著作中，《伤寒论》以辨证论治著称，创立以阴阳为纲六经分证辨证论治体系。《伤寒论》在四川广为流传，对扶阳学派的形成有重大影响。吴佩衡先生为四川会理人，精研《伤寒论》及郑钦安学说，其重要学术思想基本在四川形成，善于运用六经与脏腑密切联系的辨证论治法则，明辨阴阳，谨守病机，严格辨证。吴佩衡先生在学术上继承了《伤寒论》重阳扶阳、精于辨证的思想，在对阳虚阴寒证的认识和治疗上积累了丰富经验，临床长于使用经方尤其是附子及四逆辈，为后世学习研究《伤寒论》及扶阳学派学术思想留下了重要学术经验，故本书重点结合《伤寒论》对吴佩衡先生学术思想进行阐发。

二、本书除在"内容提要""编写说明""序言""名医生平简介"以及"学术传承部分（避免与其传人的称呼混淆）"称呼吴佩衡为"吴佩衡先生"外，其余部分均统称为"吴老"。

三、书中所引《伤寒论》原文以明·赵开美复刻的宋本《伤寒论》为蓝本，并参考普通高等教育"十一五"国家级规划教材《伤寒学》（新世纪第二版）。

四、所引文献中表示药物分量的"钱""两""分""斤""片""枚""茎"等仍保持原貌，"克"均统一为"g"。引自《麻疹发微》的病案既保留了原书的药物剂量原貌，同时也加以换算。

五、参考文献及书籍中的明显错字或遗漏，如《吴佩衡医案》（2009年版）中"回阳饮"误作"圈阳饮"，"扶阳"误作"抉阳""挟阳"，"仲景"误作"伸景"，"四川"误作"四州"，"脾气虚弱"误作"睥气虚弱"，"太阳病项背强几几"漏写"强"字，成"太阳病项背几几"等，引用至本书中时均予订正。

六、附子作为吴佩衡先生治疗阳虚阴寒证的主药，在其医案处方中使用频律极高，且用量远超其他药物。对于附子的大剂量使用，读者应持谨慎态度，切忌生搬硬套，盲目效仿。

七、本书编写人员为成都中医药大学及云南中医学院中医经典学科（《伤寒论》《黄帝内经》）、中医医史各家、中医诊断学科具有中医临证经验的骨干教师、中国中医科学院的中医学者。通过本书的编写促进与推动了不同地域中医同道之间的学术交流与合作。

八、本书编写由四川省中医药管理局"川派中医药名家学术思想及临床经验研究专项"课题资助。衷心感谢云南中医学院中医临床基础教研室盖沂超老师、北京中医药大学伤寒教研室郑丰杰老师、中国中医科学院中医基础理论研究所郑齐老师在本书编写所需资料查找上的热心帮助。

限于知识面、学术水平及时间等因素，本书不当之处在所难免，敬请阅读者提出建议，以便再版或编著其他著作时参考改进。

编者
2018年3月于成都

目　录

生平简介

　　吴佩衡先生是著名中医学家，中医教育家，经方大家，云南四大名医之首，当代扶阳学派重要传人之一，云南中医学院首任院长。

　　本书中吴佩衡先生生平部分主要根据其学术思想继承人吴生元教授主编的《著名中医学家吴佩衡学术思想研讨暨纪念吴佩衡诞辰 120 周年论文集》中相关部分以及《中华中医昆仑》第 2 集"吴佩衡卷"进行整理。

著名中医学家吴佩衡生平

　　吴佩衡（1888—1971），名钟权，四川省会理县人。18 岁到会理县城林春堂中药铺当学徒，拜当地名医彭恩溥先生为师，在老师的教诲之下，初入医学门径。20 岁左右曾听学于火神派真传弟子卢铸之先生（1876—1963）的"扶阳医坛"。潜心学习四年后，谢师承医业回乡，开始了行医生涯。他秉承老师的学理，对外感、内伤及各种常见杂病，每施以时方、验方而获效，但遇到疑难重证，因当时经验不多，医术尚浅，常觉棘手，深感医之为学，尤须勤求古训、博采诸家之长，而不能仅靠师传口授、单方独技，于是深研《内经》《难经》《伤寒论》《千金要方》《外台秘要》等经典医籍及火神派创始人郑钦安先生《医理真传》《医法圆通》《伤寒恒论》三部著作，将其所悟，付诸实践，既吸取前人经验，又不墨守成规而多有创新。临证时一丝不苟，认真总结成功经验，亦不回避失败的教训，获得不少可贵的临证经验，医术日渐精湛。

　　吴佩衡先生于 1921 年离乡来到云南，欣闻昆明名医不少，学术各有千秋，遂虚心学习他人经验，但并不盲目跟从。初到昆明，得知当地习俗相沿成风，尝谓滇省地处云岭之南，风高物燥，凡病皆多温燥而少寒湿，处方用药，动辄不离生地、石膏、犀角（现用水牛角，余同）、黄连，侥幸中效，视为医生之功劳，若无效，甚或因而证变者，则归咎于天命难挽。吴佩衡先生突破地区用药习惯，大胆创新，强调阴阳学说为中医理论的精髓，辨证论治是临床诊疗的准则，临证治疗立足实际，拯救了许多垂危病人，展现出他在医术上的超群技艺和个人胆识，令当地同行吃惊不小，在云南医药界引起了很大反响。

　　吴佩衡先生从事中医医疗和医学教育工作60余年，擅长中医内、妇、儿科，学术上尤其对张仲景《伤寒论》有深入的研究，形成了别具一格的吴氏学术流派，开创了云南省经方学理，对云南中医事业的发展起到了积极的促进作用。吴佩衡先生在学术上有许多创见，例如对外感病的治疗，首先注重表证的及时处理，强调贵在早治、急治，以免导致病邪传变入里之患，此即"善治者，治皮毛"。伤寒表证初起，切实把好"太阳"关，采用桂枝汤、麻黄汤、麻黄杏仁甘草石膏汤或麻黄附子细辛汤等方剂分别施治，对证下药，往往一汗而解，并根据人体正气强弱，感邪轻重，在方药的配伍及剂量增减上灵活掌握，权衡变通，使之能多发汗、少发汗、微似汗出、不令汗出或反收虚汗，一方数用，祛邪而不伤正。又如他对瘟疫与温病的治疗，认为人身真阳之"少火"绝不可损，而邪热之"壮火"必须消灭，对热盛灼阴之证，能当机立断，施以"急下存阴"或"养阴制阳"的治疗方法。早年他曾创用白虎、承气合方，经腑两燔并蠲，挽救了阳极似阴的垂危重证，针对疫邪盘踞募原而有鸱张之势，在达原饮中加用石膏，杜绝邪陷内传的不良后果，既汲取了前人的经验，又不墨守成规，颇具创新精神。吴佩衡先生治疗阳虚阴寒证的经验尤为丰富，尊崇《伤寒论》"温扶阳气"大法，主张对于阳虚阴寒证的治疗，必须抓住"温扶先天心肾阳气"这一主要环节，认为扶阳驱寒，宜温而不宜补，温则气血流通，补则寒湿易滞，临床上擅用四逆汤、通脉四逆汤、白通汤、麻黄附子细辛汤等扶阳散寒之剂，治愈各类阳虚阴寒病证，少用滋补药品。

　　吴佩衡先生对于附子的临床应用，具有独到之处，据他多年临证体验，只要谙熟附子的药性，配伍及用量适宜，炮炙煎煮得法，且不违背辨证论治的精神，则附子应用范围极广。依照其理论和方法治疗，不仅能促使人体因各种原因导致的"阳虚""阴寒"病证得以恢复，而且用于沉寒痼疾或某些危急重证，常能化险为夷。更可贵者，对于因附子煎煮不透而发生乌头碱毒性反应者，他用煎透的附子水或四逆汤加肉桂予与解救，收效显著，这是他匠心独运的一种突破和创新。在内科杂病方面，他创用四逆二陈麻辛汤治疗寒湿痰饮咳嗽及寒喘；吴萸四逆汤治疗虚寒胃痛及血寒气滞的妇科疾病；白通汤治愈体弱神迷，疹出性慢，疹色晦暗的麻疹患儿；以辛温扶阳之剂挽救了衄血、崩漏及寒闭危证；重用当归、杭芍治热痢下重，参、麦、阿胶适当配伍以收润燥养阴之功。

吴佩衡先生善于运用六经与脏腑密切联系的辨证论治法则，以明辨阴阳为纲，谨守病机，严格辨证，因人制宜，独创一格而又不离法度，故常能应手而效。他通过大量临床观察，结合前人的经验，从寒证、热证的各种临床表现，归纳了寒热辨证的基本要领，即热证为"身轻恶热，张目不眠，声音洪亮，口臭气粗"；寒证为"身重恶寒，目瞑嗜卧，声低息短，少气懒言"。真热证烦渴喜冷饮，口气蒸手，真寒证则口润不渴，或渴喜热饮而不多，口气不蒸手。临床上不论患者症状如何烦杂多变，疑似隐约，通过全面诊察之后，以此作为指导辨证的要领，则热证、寒证不难确立，在他的临床治验中，始终贯穿着这个精神。

吴佩衡先生以治病救人为己任，日理百诊，来者不拒，从不马虎了事。他诊治病人，不分高低贵贱，无不精心医治，对贫穷患者，除免费义诊外，还经常免交药费，亲自前往督促疑难重病患者服药，有的病家缺乏煎煮附子经验，他耐心指导，深得群众的信任和称赞。

由于吴佩衡先生在医学上的非凡造诣以及他对中医事业的献身精神，深受医界同仁和广大群众的敬重。1929 年被选为昆明市中医师公会执行委员，同年冬季，代表云南中医界赴沪出席全国神州中医总会，明确向政府表示反对"废止中医案"，抗议汪精卫取缔中医之反动条例，大规模的抗议活动使"废止中医案"未能施行。在沪期间，吴佩衡先生治愈了调赴抗日前线的滇军第三军军长王军的多年胃病，在王军的鼓励和帮助下，他留在上海行医 7 载，后因战事危急，1937 年2 月由上海返回昆明。昆明市和云南省先后成立了"中医公会"，1939 年吴佩衡先生被推举为昆明市中医师公会理事长，1942 年又任云南省中医师公会理事长，兼任云南省中医考试主试委员及云贵考铨处中医考试襄试委员及检核委员。于 1945年创办《国医周刊》，把自己的所想所得和治疗实例以文字形式流传下来。其多年的行医案例和经验被后人总结成《吴佩衡医案》一书，从中可了解到吴佩衡先生丰富的中医学识以及在学术上的独到创见。

由于国民政府对中医持不支持态度，让中医自生自灭，加上当时中医流派甚多，相互间关系不融洽，中医生存以及发展岌岌可危，吴佩衡先生非常着急。1948 年，已被云南省政府聘为"云南考试委员会主事委员"的吴佩衡先生拿出大部分家产，并在一些医界朋友、病友的赞助下创办了云南第一所中医学校——云南私立中医药专科学校，任校长兼教师之职。中华人民共和国成立后，先后任云南中医进修学校副校长、云南中医学校校长、云南中医学院院长，中华医学会云南分会副会长，《云南医药杂志》编委会副主任及云南省政协常委，1959 年加入中国共产党。1971 年 4 月 25 日因病与世长辞，享年 83 岁。

吴佩衡先生毕生为中医事业而奋斗，开云南中医办学先例，重视培养中医药人才，桃李满云南。他言传身教，毫无保留地把经验传授给门徒和学生，是真正的中医大家，其精湛医术与崇高医德深为后人敬仰。

临床经验

川派中医药名家系列丛书

吴佩衡

（一）医案

1. 太阳病医案

（1）太阳伤寒表实证

王某，男，42岁，某厂干部。患者于昨夜发热，体温38.9℃，今晨来诊仍发热，头痛，颈项强直，肢体酸楚而痛，流清涕，心泛欲呕、食减而不渴，脉浮紧、舌苔薄白。此系风寒伤及太阳肤表所致。《内经》云"其在皮者，汗而发之"，照仲景法，当以辛温发散以解表邪，拟麻黄汤加味主之。嘱温服而卧，取汗自愈。殊料病者家属畏忌麻黄一药之温，恐燥热伤津，自行将药中麻黄减除，服一碗，未得汗。见其躁烦，热势反增，体温升至39.7℃。继服第二碗，则头痛如裂，身痛如被杖，恶寒较昨日更甚，疑为药不对症，邀吴老急往诊视，脉来浮紧急促，苔白腻，呼痛呻吟，虽言失治，幸喜表寒证型未变，释明其意，即嘱仍用原方，万不能再去麻黄。经照方服药二次后，温覆而卧，稍顷汗出热退，表邪解，遂得脉静身凉而愈。

诊断：太阳伤寒表实证。

辨证：风寒袭表，卫闭营郁。

治法：辛温发汗。

方剂：麻黄汤加味。

药物：麻黄6g，桂枝10g，杏仁10g，法半夏6g，防风6g，甘草6g，生姜3片。

按语（原按）：世有畏麻、桂如蛇蝎者，以为其性温而易伤津化燥，不知表寒实证无麻黄之辛散，何以开发腠理，祛邪外出？无桂枝之温通，何以助阳温经而散寒？不畏邪之伤于人，而畏药性之辛温，实为姑息养奸之弊也。盖用药不在医家之喜恶，而在于审证之明确，有是证用是药，用之得当则药到病除。用之不当，易变幻莫测。阳热偏胜者，辛温固不宜用，营血不足，里虚内伤等证，亦不宜汗。倘确属寒邪束表之证，当用而不用，反以清凉苦寒抑其热，势必助邪伤正，表寒不解，热势更张，斯时宜以麻桂等剂因势利导，祛邪外出，切勿坐失良机而至表邪传里为患，此乃祛邪即所以扶正之法也。

麻黄开玄府，通达腠理；桂枝辛温通阳，助其疏泄；杏仁利肺气，降逆平喘；甘草保中气而生津液。方药化合，专发太阳伤寒肤表之汗，效如桴鼓。然服此方一二碗后，覆卧得汗即可，不必尽剂，更勿令其大汗淋漓以致伤津而耗气。俗云"方是死方，法是活法"。欲求其效，宜潜心钻研意旨，无异于炉锤之非易也。

（2）太阳中风表虚证

柯某之长子，年一岁半，住云南省昆明市原铁道分局。1922年阴历九月初六日晨，寐醒抱出，冒风而惊，发热，自汗沉迷，角弓反张，手足抽搐，目上视，指纹赤而浮，唇赤舌淡白，脉来浮缓。由于风寒阻遏太阳经气运行之机，加以小儿营卫未充，脏腑柔嫩，不耐风寒，以致猝然抽搐而成急惊风证。此为太阳肌表之证，以仲景桂枝汤主之，使中于太阳肌腠之邪，得微汗而解。

诊断：太阳中风表虚证（小儿急惊风）。

辨证：风寒袭表，壅塞经络，营卫失调，气血不畅，筋脉失养。

治法：解肌祛风，调和营卫。

方剂：桂枝汤。

药物：桂枝尖10g，杭芍10g，甘草6g，生姜10g，小枣7枚。

入粳米一小撮同煎，嘱服后温覆而卧，使得微汗。一剂尽，即熟寐，汗出热退，次日霍然。

按语（原按）：此证利在急治，倘迁延日久，别生变故，难以逆料。案内桂枝全方，力量甚足，故效如桴鼓。

2. 阳明病医案

治疗阳明腑证，吴老创立了白虎汤、承气汤合用之例，在《吴佩衡医案》中，6例阳明腑证案例，均系白虎承气合用，剂量亦重。其治疗瘟疫3例，投用达原饮，均加用石膏、大黄两味苦寒峻药，体现了吴老对于阳热证的辨识和治疗水平。

（1）阳明病热证

王某，男，25岁，住四川省会理县北关。于1920年2月患温病已四日，前医以九味羌活汤加葛根、柴胡、紫苏叶等与服之，服后汗出未解，发热更甚。延吴老诊视，病者壮热，烦渴喜冷饮，头疼，但头汗出，面赤而垢，鼻干而喘，唇赤口燥，苔黄而无津，小便短赤，大便三日不解。此系春温病误用辛温发汗，耗伤阴液而成阳明经热之证，以人参白虎汤加麦冬（处方①）治之。连服二盏，竟仰卧而寐，数刻则全身大汗淋漓，热势渐退。次日复诊烦渴已止，脉静身凉，继以生脉散加生地黄、杭芍（处方②），一剂霍然。

诊断：春温病阳明经热证。

辨证：邪热炽盛，津气两伤。

治法：清热泻火，益气生津。

方剂：①人参白虎汤加麦冬；②生脉散加生地黄、杭芍。

药物：①生石膏30g（碎，布包），知母20g，沙参15g，麦冬12g，甘草6g，粳米10g；②沙参16g，麦冬13g，五味子5g，生地黄13g，杭白芍13g，甘草6g。

按语（编者按）：春温病误用辛温发汗，以温治温，致邪热更盛，阴津耗损，病转阳明。壮热汗出，烦渴喜冷饮，唇赤口燥，苔黄而无津，小便短赤，大便三日不解，一派阳明热盛津伤之象。先以人参白虎汤加麦冬清热生津，待汗出热退后，再予一剂生脉散加生地黄、杭芍养阴善后。

（2）阳明病实证

陈某之父，四川省会理县鹿厂牛上坎农民。年虽六旬，体素康健。1916年4月初，因事赴邻村，值村中时疫流行，遂被传染。返家数日，忽觉胸闷食少，头昏体困，口燥思饮而起病。初起即感憎憎憎寒，继则发热，渴思冷饮，头体疼痛，小便短少，其色如茶，病卧已七八日，自服发表消导药二剂无效，始延吴老诊视。脉来洪数，唇焦口燥，舌苔厚腻，边白中黄而生芒刺。但头汗出，余处无汗，壮热烦渴饮冷，时发谵语，小便短涩但又随时点滴遗出。大便已六七日不通，腹满而不能食。此乃瘟疫误于表散，大伤真阴，疫毒传入阳明之腑，邪热内蒸而呈是状，急宜凉下以救真阴，拟仲景大承气汤加石膏、麦冬（处方①），急下救阴，犹釜底抽薪之意，务将胃肠中之邪热疫毒下尽为度。此方煎服三次后，畅下黑酱粪半小桶之多，臭不可当，身热约退七八，口津渐回，苔刺变软，谵语止，小便已不滴遗，稍见清长，色仍黄，仍渴喜冷饮，当即索取石缸内冰凉冷水一碗与饮之，饮后病者自云心中爽快，再饮一碗，顿觉全身清凉，竟得安卧熟寐片刻。余热未尽，继拟小承气汤加清热养阴生津之品（处方②）以治之。服二剂后，大便溏泻数次，色由酱黑而渐次转黄，脉静身凉，津液满口，苔皮退去八九，烦渴止，已能进稀粥少许。拟益气养阴方（处方③）善后，连服三剂，食增神健，诸症全瘳。

诊断：瘟疫病阳明急下证。

辨证：瘟疫误于表散，真阴大伤，燥屎内结，阳明热实。

治法：急下存阴。

方剂：①大承气汤加石膏、麦冬；②小承气汤加清热养阴生津之品；③益气养阴善后方。

药物：①大黄 16g（泡水兑入），芒硝 3g（后下），枳实 13g（炒，捣），厚朴 13g（炒），生石膏 30g（碎，布包），麦冬 26g；②沙参 16g，生石膏 15g（碎，布包），枳壳 10g，麦冬 16g，厚朴 10g，生地黄 13g，玄参 10g，大黄 6g（泡水兑入）；③沙参 20g，杭白芍 10g，生地黄 13g，麦冬 13g，北口芪 30g，当归 13g，甘草 6g。

按语（编者按）：瘟疫误于表散，真阴大伤，疫毒传入阳明之腑，燥屎内结，阳明热实，急宜大承气汤釜底抽薪，急下存阴。燥结已下，余热未尽，继拟小承气汤加清热养阴生津之品治之。邪去津回，拟益气养阴方善后。

温邪袭人，必致发热，热盛则伤阴，故治温病，宜用清热养阴之法。清热者，辟温败毒以祛邪；养阴者，补充津液以扶正。在本案中，吴老将《伤寒论》之"急下存阴"与温病之清热养阴巧妙结合，药到病除。"扶阳气，存津液"是贯穿《伤寒论》全书的基本精神，而吴老既精于"扶阳气"，又擅长"存津液"。

3. 少阳病医案

李某，男孩，5 岁。1964 年 2 月患腮腺炎已四五日。发热恶寒，两腮于耳下赤肿疼痛。其母用臭灵丹叶捣烂外敷，另服六神丸，效果不明显，反觉服六神丸后腹中冷痛不适，延吴老诊视。初诊，患儿寒热未退，两腮仍肿痛，腹内亦痛，不思饮食，精神疲惫，脉弦细，舌苔薄白，根部稍显黄腻。此乃风寒外袭，邪遏太阳、少阳两经，经气受阻，脉络不通所致，亦属太少二阳合病之证。拟用桂枝、柴胡合方加味（处方①）治之。服一剂，发热退，恶寒减轻，两腮肿痛消退大半，腹痛亦止，已思饮食。脉细缓，舌根部黄腻苔已退。继上方去黄芩加山甲珠 6g，败酱草 6g（处方②），连服二剂而愈。

诊断：痄腮（急性腮腺炎）。

辨证：邪犯少阳，表证未解，经气受阻（太少合病）。

治法：和解少阳，兼以解表，消痈散结。

方剂：①柴胡桂枝汤加板蓝根；②柴胡桂枝汤去黄芩加山甲珠、败酱草。

药物：①柴胡 6g，黄芩 6g，明党参 9g，桂枝 9g，杭芍 6g，法半夏 6g，生姜 3 片，大枣 3 枚，板蓝根 9g，甘草 6g；②柴胡 6g，明党参 9g，桂枝 9g，杭芍 6g，法半夏 6g，生姜 3 片，大枣 3 枚，板蓝根 9g，甘草 6g，山甲珠 6g，败酱草 6g。

按语（编者按）：身之两侧属少阳之域，两腮赤肿疼痛，为邪结少阳之经。发热恶寒，脉弦细，舌苔薄白，根部稍显黄腻，属风寒外袭，邪遏太阳、少阳两经，经气受阻，脉络不通，已有化热趋向，属太少二阳合病之证，以柴胡桂枝汤加板蓝根和解少阳，兼散表邪，解毒散结。待发热退，恶寒减轻，两腮肿痛消退大半，舌根部黄腻苔退，继以柴胡桂枝汤去黄芩，防苦寒太过伤阳，再加山甲珠、败酱草消痈排脓。

4. 太阴病医案

张某，男，32 岁，昆明人，患便秘证已一年余。初起大便难解，凡二三日一行，干结不爽。头昏食少，脘腹痞闷不适，时常哕气上逆，冲口而出。医者以为阴虚肠燥，胃腑有热，连续治以清热苦寒、滋润通下之剂。每服一剂，大便通泻一次，其后又复秘结如故，脘腹痞闷终不见减。如此往复施治数月之久，愈见便秘，甚者六七日始一行。口苦咽干，纳呆食减，体瘦面黄，精神倦怠。吴老诊其脉沉迟而弱，舌苔厚腻，色黄少津，口气微臭，思饮不多。如此并非肠胃燥热之证，乃是气虚之便秘。因长期服用苦寒通下之品，脾肾之阳受戕，脾气虚弱，无力运化，肾气不足，难以化气生津，气机壅滞，胃肠传化失司，遂成便秘。当以温下之法，务使枢机运转，腑气自能通达，方用温脾汤加味（处方①）。

煎服一次后，则腹中肠鸣，气窜胸胁，自觉欲转矢气而不得。再服二次，则矢气频作，便意迫肛，旋即解出大便许多，干黑硬结如栗，其臭无比。顿觉腹中舒缓，如释重负，呕哕已不再作。连服二剂后，大便隔日可解。口苦咽干已愈，食思转佳，腹中痞胀消去。厚腻黄苔已退，呈现薄白润苔，脉仍沉缓。遂照原方加肉桂9g（处方②）增其温化运转之力，连服四剂后，大便通调如常，精神、饮食明显好转，面色呈润泽。为巩固疗效，继以吴茱萸汤加肉桂、甘松（处方③）温中健胃，调理20余日，并嘱其常服桂附理中丸（处方④）。三年后相遇，询及便秘之证已痊愈，迄今未复发。

诊断：脾虚便秘。

辨证：中阳不足，脾虚不运，传导失职。

治法：通下寒积，温补脾阳。

方剂：①温脾汤加味；②初诊方加肉桂；③吴茱萸汤加肉桂、甘松（药物组成原书省略）；④桂附理中丸（药物组成原书省略）。

药物：①附片45g，大黄9g（后下），明党参15g，厚朴9g，杏仁9g（捣），干姜12g，甘草6g；②附片45g，大黄9g（后下），明党参15g，厚朴9g，杏仁9g（捣），干姜12g，甘草6g，肉桂9g。

按语（编者按）： 太阴病提纲证言"自利益甚"，仅谈及下利未涉及便秘，其实便秘在太阴病中很常见，太阴便秘的根本原因在于脾虚不运，属于因虚而致实。与阳明病之大便秘结以承气汤攻下不同，治疗太阴病之便秘需标本兼顾，在温运脾阳之基础上导腐秽下行。

本例患者为脾阳不足，运化传导失职，糟粕腐秽不能传送而致便秘。脾阳不足是病机关键，故以温脾汤、桂附理中丸温运脾阳，恢复传导，泻下糟粕，标本同治，收"脾家实，腐秽当去"之效。因此临证治疗便秘不可局限于通降阳明一法，应分清虚实，实则阳明，虚则太阴，温运太阴同样能够治疗便秘。

《吴佩衡医案》中虽然没有专门列举典型的太阴病医案，但健脾温阳这一思想贯穿其中，在许多医案所记载的善后调理法中均有充分体现，恰如仲景《伤寒论》，太阴病篇条文最少，但重视脾胃的思想却贯穿《伤寒论》始终。

吴老在其所著《伤寒论讲义》中指出："太阴病是中寒脾湿、燥从湿化之证，其成因有自外感风寒，邪从表入而传本经者；亦有内伤生冷，饮食不节，伤及脾胃而成者"。并在 273 条按语中提出了治疗方案："本病在误下以前，应以理中汤或加附子，较为对证，倘误下后，更加胸下结硬者，自属病益增剧，势必腹满痛尤甚，有如《金匮》内载之大建中汤证，但大建中汤有参无附，对此证实不相符，应以四逆汤加丁桂、苍术、茯苓主之。"

吴老《伤寒论讲义·太阴病小结》又讲到："太阴病之主证（《伤寒论》原文第 273 条，即太阴病提纲）为'腹满而吐，食不下，自利益甚，时腹自痛，若下之，必胸下结硬'。"因自利不渴，食不下为本病特征，故正治之法，宜四逆辈。若太阳病误下，转属太阴或阳明而成脾阴虚或胃肠热之证，表亦未解者，又有桂枝加芍药或加大黄之兼治法，但如脉弱，续自便利，胃气已弱，则应减去大黄、芍药或酌加桂枝、附片以免伤中而损脾胃之阳，因太阴本病是里虚寒证故也。

《伤寒论》原文第 277 条讲太阴病治法"自利不渴者，属太阴，以其脏有寒故也，当温之，宜服四逆辈"。吴老解释："脏有寒"指少阴之寒夹脾湿伤及肠胃而言。太阴病由外感传变而得者，有桂枝汤及桂枝加芍药或加大黄等法，本病多因肠胃虚寒内伤生冷，或饮食不节而致者。由于少阴之客寒，夹太阴之本湿，伤及肠胃，并无中见之燥化，更无邪热之灼阴，而为脏有寒自利不渴之证，法当以四逆辈驱少阴之寒而温太阴之湿，此为正治之法。

5. 少阴病医案

（1）少阴寒化证

原云南省某医院院长秦某，住昆明市小南门内绣衣街，有独子名念祖，年十三，患伤寒重证，发热 20 余日不退。秦精于西医，对其子曾以多种针药施治，未效。又邀约徐、应等数位西医同道会诊，均断言无法挽救。后由秦之门生李某君推荐，邀吴老于 1948 年 1 月 7 日前往诊视。患儿已发热不退 20 余日，晨轻夜重，面色青黯，两颧微发红，口唇焦燥而起血壳，日夜不寐，人事不省。呼吸喘促，时而发迷无神，时又见烦乱谵语，两手乱抓有如撮空理线。食物不进，小便短赤，大便已数日不通，舌苔黑燥，不渴饮，喂水仅下咽二三口，多则不吮。脉象浮而空，重按无力。此系伤寒转入少阴，阴寒太盛，阴盛格阳，心肾不交，致成外假热而内真寒之阴极似阳证。外虽现一派燥热之象，内则阴寒已极，逼阳外浮，将有脱亡之势。法当大剂扶阳抑阴，回阳收纳，交通心肾，方可挽回，若误认热证，苦寒下咽，必危殆莫救。拟方白通汤加上肉桂（处方①）主之。处方之后，秦对中医药怀有疑虑，见此温热大剂，更不敢用，且对吴老说，他还有一特效办法，即抽取一伤寒病刚愈患者之血液输给病儿，可望有效。殊料是日输血后，身热尤甚，腹痛呻吟不止，更加烦乱谵语。至此，秦已感到束手无策，始将吴老所拟方药煎汤与其子试服。当晚服后，稍见安静，得寐片刻，面部青黯色稍退而略润，脉象不似昨日之空浮，烦躁谵语稍宁。但见欲寐愈甚，现出少阴虚寒本象，又照原方煎服一次。

1月8日复诊，热度稍降，唇舌已较润，烦乱止。但有时仍说昏话，曾呕吐涎痰一次，仍以白通汤加味（处方②）扶阳抑阴，交通心肾兼化气行水主之。服后，当晚整夜烦躁不宁，不能入寐，秦君为此又生疑似，次日促吴老急往诊视，见到正用硼酸水给患儿洗口。详查病情，脉稍有力，热度较前稍降，神情淡漠，不渴饮。断定此系阴寒太盛，阳气太虚，虽得阳药以助，然病重药轻，药力与病邪相攻，力不胜病，犹兵不胜敌。虽见烦躁不宁，乃药病相争之兆，不必惊疑，尚须加重分量始能克之，拟用大剂四逆汤加味（处方③，即通脉四逆汤加味）治之。此方药力较重，为救危急，嘱煎透后一小时服药一次。当天下午五时又诊视之，病势已大松，烦躁平定，人已安静，小便转较长。病有转机，是夜又照原方连进，大便始通，泻出酱黑稀粪三次，发热已退去大半，烦乱谵语已不再作，且得熟寐四五小时。

10日清晨，脉浮缓，唇舌回润，黑苔褪去十之六七，身热退去十之八九，大有转危为安之象。照第三方加西砂仁10g，苍术10g，吴茱萸8g（处方④）治之。

11日复诊。大便又畅泻数次，其色仍酱黑。身热已退净，唇上焦黑血壳已脱去，黑苔更见减少，津液满口。日夜一个对时大便共泄泻10余次，秦君夫妇为此担心害怕，认为有肠出血或肠穿孔的危险，每见其子排泻大便，即流泪惊惶不已。吴老当即详加解释，良由寒湿邪阴内盛，腹中有如冰霜凝聚，今得阳药温化运行，邪阴溃退，真阳返回而使冰霜化行。所拟方药，皆非泻下之剂，其排泻者为内停寒湿污秽之物，系病除佳兆，邪去则正自能安，方保无虞。于是，病家疑虑始减，继续接受治疗。仍以大剂温化日夜连进（处方⑤）。

12日诊。服药后大便又泻10余次，色逐渐转黄，小便已较清长，黑苔全褪，尚有白滑苔，食思恢复，随时感到腹中饥饿而索求饮食。因伤寒后期，阳神未复，脾胃亦虚，须当注意调摄，以防食复、劳复等证发生，只宜少量多餐，继续拟方（处方⑥）调治。

13 日诊。大便仅泻二次，色黄而溏，唇色红润，白滑苔已退净，神识清明，食量较增，夜已能熟寐，脉静身凉，大病悉退，但阳神尚虚，形体瘦弱，起动则有虚汗而出，遂拟黄芪建中汤加桂附（处方⑦）调理之。

14 日诊。脉沉缓而有神，唇舌红润，大便泻利已止，小便清长，有轻微咳嗽，腹中时或作痛，拟通脉四逆汤加味（处方⑧）治之。

15 日诊。咳嗽、腹痛已止，唯正气尚虚，起卧乏力，继以四逆汤加参、芪（处方⑨）作善后调理，服五六剂而愈，其后体质健康如常。

诊断：伤寒病少阴阴极似阳证（少阴病真寒假热证）。

辨证：阴盛格阳，心肾不交。

治法：扶阳抑阴，回阳收纳，交通心肾。

方剂：①白通汤加上肉桂；②白通汤加上肉桂、茯苓；③通脉四逆汤加上肉桂、朱衣茯神、炙远志、公丁香；④通脉四逆汤加上肉桂、朱衣茯神、炙远志、公丁香、西砂仁、苍术、吴茱萸；⑤通脉四逆汤加上肉桂、西砂仁、茯苓、薏苡仁、波蔻仁；⑥通脉四逆汤加上肉桂、西砂仁、北口芪、桂圆肉；⑦黄芪建中汤加桂附；⑧通脉四逆汤加北细辛、上肉桂、广陈皮、法半夏；⑨四逆汤加参、芪（药物组成原书省略）。

药物：①附片 250g，干姜 50g，葱白 4 茎，上肉桂 15g（研末，泡水兑入）。②附片 300g，干姜 30g，茯苓 30g，上肉桂 15g（研末，泡水兑入），葱白 4 茎。③附片 400g，干姜 150g，上肉桂 20g（研末，泡水兑入），朱衣茯神 50g，炙远志 20g，公丁香 5g，生甘草 20g。④附片 400g，干姜 150g，上肉桂 20g（研末，泡水兑入），朱衣茯神 50g，炙远志 20g，公丁香 5g，生甘草 20g，西砂仁 10g，苍术 10g，吴茱萸 8g。⑤附片 400g，干姜 80g，上肉桂 20g（研末，泡水兑入），西砂仁 10g，茯苓 50g，薏苡仁 20g，波蔻仁 8g，甘草 30g。⑥附片 400g，干姜 80g，上肉桂 20g（研末，泡水兑入），西砂仁 10g，北口芪 30g，炙甘草 20g，桂圆肉 30g。⑦附片 300g，黄芪 80g，桂尖 20g，杭白芍 30g，炙甘草 20g，上肉桂 20g（研末，泡水兑入），生姜 30g，大枣 4 枚，饴糖 30g（烊化兑入）。⑧附片

300g，干姜 100g，北细辛 8g，上肉桂 11g（研末，泡水兑入），广陈皮 10g，法半夏 10g，甘草 10g。

按语（编者按）： 本案相当具有代表性，足证吴老医术之精，医学造诣之高。吴老擅用附子，胆大心细，辨假识真，起死回生，遵张仲景"温扶阳气"治疗大法，将《伤寒论》回阳救逆诸方白通汤、通脉四逆汤运用得出神入化，为纯中医治疗急危重症提供了强有力的证据，充分展现了扶阳学派一代宗师的实力。

（2）少阴热化证

吴某，昆明人，住昆明市绣衣街，有长子年十五。于 1921 年 3 月患病延吴老诊视，发热不退已十一日，面红唇赤而焦，舌红苔黄而无津，虚烦不得卧。食物不进，渴喜冷饮，小便短赤，大便不解，脉来沉细而数。查其先前所服之方，始而九味羌活汤，继则服以黄连、栀子、连翘、黄芩、金银花、桑叶、薄荷等未效。此系春温病误以辛温发散，又复苦燥清热，耗伤真阴，邪热内蕴，转为少阴阴虚热化证。拟黄连阿胶鸡子黄汤（处方①）治之。先煎芩、连、芍药为汤，稍凉，兑入已烊化之阿胶，再搅入生鸡蛋黄二枚和匀而服。服一剂后即得安静熟寐，烦渴已止，唇舌转润，脉静身凉。继以生脉散加生地、玄参、黄连（处方②）。连进二剂而愈。

诊断：春温病少阴热化证。

辨证：阴虚火旺，心肾不交。

治法：滋阴泻火，交通心肾。

方剂：①黄连阿胶汤；②生脉散加生地、玄参、黄连。

药物：①黄连 10g，黄芩 12g，杭白芍 24g，阿胶 10g（烊化兑入），鸡子黄 2 枚；②米洋参 10g，麦冬 15g，五味子 5g，甘草 6g，黑玄参 10g，生地黄 12g，黄连 5g。

按语（编者按）： 春温病误以辛温发散，又复苦燥耗伤真阴，邪热内蕴，转为少阴阴虚热化证。患者发热不退已 11 日，面红唇赤而焦，舌红苔黄而无津，虚烦不得卧，渴喜冷饮，小便短赤，大便不解，脉来沉细而数，为典型阴虚火旺脉症，以黄连阿胶汤滋阴泻火，交通心肾，一剂显效。再予生脉散加生地、玄参、黄连益气生津，养阴清余热，令邪去正复而病愈。

（3）少阴兼表证（太少两感证）

张某，年四十二，住云南省昆明市武庙下南联升巷底。肾气素亏，于1929年9月2日返家途中，时值阴雨，感冒风寒而病。初起即身热恶寒，头疼体痛，沉迷嗜卧（即少阴病但欲寐之病情），兼见渴喜热饮不多，脉沉细而兼紧象。舌苔白滑，质夹青紫，由于肾气素亏，坎阳内弱，无力卫外固表以抵抗客邪，以致寒风乘虚直入少阴，阻塞真阳运行之机，而成是状。以仲景麻辛附子汤（处方①），温经解表、扶正除邪治之。

3日，服上方一剂即汗，身热已退，唯觉头晕咳嗽、神怯。表邪虽解，肺寒尚未肃清，阳气尚虚，以四逆合二陈加细辛、五味子（处方②），扶阳温寒主之。一剂尽，咳嗽立止，食量增加，精神恢复，病遂痊愈。

诊断：太阳少阴两感于寒证（重感冒）。

辨证：少阴阳虚，复感风寒。

治法：温阳解表，扶正除邪。

方剂：①麻黄细辛附子汤加桂枝；②四逆合二陈加细辛、五味子。

药物：①黑附片36g，麻黄10g（先煮数沸，去沫），北细辛6g，桂枝尖13g；②黑附片50g，干姜26g，甘草10g，陈皮10g，法半夏13g，茯苓13g，北细辛4g，五味子2g。

按语（编者按）：本证同《伤寒论》第301条："少阴病，始得之，反发热，脉沉者，麻黄细辛附子汤主之。"此为少阴寒化兼太阳表证，治当表里双解，用麻黄细辛附子汤温阳解表。麻黄开腠理而解太阳之表寒，附子温少阴以壮命门之真阳，细辛通达表里，走少阴而出太阳，外助麻黄解表，内协附子温阳，三味合用，相得益彰，温阳促进解表，解表不伤阳气。吴老于原方中加桂枝和营通阳，既助麻黄散邪，又助附子、细辛温通阳气。服药一剂表邪解，而肺寒未清，阳气尚虚，寒湿痰饮致咳，以四逆合二陈加细辛、五味子，扶阳温寒、燥湿化痰，一剂咳止病愈，食量增加，精神恢复。

（4）少阴咽痛证

王某，女，成年。始因受寒起病，恶寒，咽痛不适，误服苦寒清热养阴之剂后转成危证。吴老诊视之，患者头痛如劈，恶寒发热，体痛。咽痛，水浆不能下咽，痰涎涌甚，咽部红肿起白泡而破烂。舌苔白滑，脉沉细而兼紧象。不渴饮，此系寒入少阴，误用苦寒清热，致使阴邪夹寒水上逼，虚火上浮而成是状。取扶阳祛寒，引阳归舍之法，以加味麻黄细辛附子汤治之。服一剂后寒热始退，咽部肿痛减去其半，再剂则痛去七八，三剂尽，诸症霍然而愈。

诊断：少阴咽痛（虚火喉痹）。

辨证：寒入少阴，经络不通，误用苦寒，虚火上浮，客于咽喉。

治法：扶阳祛寒，引火归原。

方剂：加味麻黄细辛附子汤。

药物：附片40g，干姜26g，北细辛6g，麻黄5g，上肉桂6g（研末，泡水兑入），甘草6g。

按语（原按）：少阴受寒误用苦寒清热养阴之剂，无异于雪上加霜。《内经》云："足少阴之脉……循喉咙，夹舌本。"风寒闭束少阴经络不通，虚火上浮冲于咽喉而肿痛者，宜用麻黄细辛附子汤治之。方中附子能扶阳驱寒，麻黄开发腠理，解散表寒，得细辛之辛温，直入少阴以温散经脉寒邪，并能协同附子纳阳归肾，邪去正安，少阴咽痛自然获愈。

6. 厥阴病医案

（1）蛔厥腹痛证

郑某，女，36岁，昆明官渡区某公社社员。1962年10月某日夜间，患者突然脘胁疼痛，宛如刀绞，痛彻于右侧肩背，四肢冰冷，汗出如珠，兼发恶心呕吐，吐出黄绿苦水，并吐蛔虫一条，胃中灼热嘈杂，脘腹痞胀，烦躁不宁，呻吟不止，终夜不能入眠。天明，其痛稍有减轻，方才交睫，又复作痛如前，遂由家人护送至中医学院附属医院急诊。经检查，诊断为"胆道蛔虫证"，住院治疗。吴老会诊之时，见患者脉沉弦而紧，舌苔白腻，舌质青黯，不渴饮。此乃厥阴脏寒，肝胆气机郁结，腹中蛔虫上扰作痛，属蛔厥之证。照仲景法，以乌梅丸方（处方①）主之。煎一服，疼痛稍减，三服尽疼痛呕吐均止，手足已回温，夜间已能安静入睡。惟胃中仍嘈杂，脘腹尚感痞闷。口苦，不思饮食。脉沉弦，已不似昨日兼有紧象，腻苔稍退，舌质仍含青色。蛔虫虽安，但肝胆寒凝之气尚未祛尽。照原方加川楝子9g，榔片9g（处方②）。连服二剂后，便下蛔虫20余条，腹中感到舒缓，饮食渐有恢复。脉缓，苔退。再以香砂理中汤加荜茇、高良姜（处方③）调理二剂，气机恢复，痊愈出院。

诊断：蛔厥腹痛证（胆道蛔虫证）。

辨证：厥阴脏寒，肝胆气郁，蛔虫上扰。

治法：缓肝调中，安蛔杀虫，温中止痛。

方剂：①乌梅丸；②乌梅丸加川楝子、榔片；③香砂理中汤加荜茇、高良姜（药物组成原书省略）。

药物：①附片 30g，干姜 15g，肉桂 9g，当归 15g，党参 15g，黄连 6g，黄柏 9g，川椒 5g（炒去汗），细辛 5g，乌梅 3 枚；②附片 30g，干姜 15g，肉桂 9g，当归 15g，党参 15g，黄连 6g，黄柏 9g，川椒 5g（炒去汗），细辛 5g，乌梅 3 枚，川楝子 9g，榔片 9g。

按语（编者按）：患者脘胁疼痛，晨轻夜重，四肢冰冷，恶心呕吐，吐黄绿苦水，吐蛔虫，胃中灼热嘈杂，烦躁不宁，脉沉弦而紧，舌苔白腻，舌质青黯，为蛔厥证无疑，从舌脉症状，可知本证肝胆寒凝之气较重，先以乌梅丸安蛔，用肉桂代替原方中的桂枝，增强助阳散寒止痛之力。服后蛔虫虽安，但寒邪、虫邪尚未祛尽，前方加苦寒之川楝子、辛温之榔片，寒温并用，行气止痛杀虫。连服二剂，便下蛔虫二十余条，脉缓，苔退，饮食渐有恢复。再以香砂理中汤加荜茇、高良姜温中散寒，理气止痛，调理二剂，气机恢复而病愈。

（2）厥阴病缩睾证

马某，男，27 岁，门诊号 9546。患者右侧睾丸肿痛二月余，治疗后肿痛逐渐消退。某日夜间，右侧睾丸突然收引回缩至少腹。少腹拘挛疼痛不已，牵引腰部，痛不能伸，痛剧之时，连及脐腹，直至四肢挛急难以屈伸。颜面发青，冷汗淋漓。其亲友略知医理，认为此证系肾精亏损所致，拟滋阴补肾之剂，服后未见缓解，遂送中医学院附设门诊部就诊。刻诊患者面色发青，腹痛呻吟，愁容不展，两目无神，白睛发蓝，唇、舌、指甲均含青色。舌苔白腻，手足冰冷，脉来沉细弦紧。已两日水米不进。此系肝肾阳虚，厥阴阴寒太盛，阳不足以温煦筋脉。《内经》云"肝主厥阴之脉……循股阴，入毛中，过阴器，抵小腹"，经脉失养，故拘挛收引，致使睾丸回缩而痛，即所谓"寒则收引"之意。法当温扶肝肾之阳，温经散寒，经脉之挛急自能舒缓。方用当归四逆汤加味（处方①）。服一剂后，疼痛缓解。再剂，则阴囊松缓，睾丸回复。面目、唇舌青色俱退。手足回温，诸痛皆愈。唯阳神尚虚，照原方去川椒，加砂仁9g（处方②），连服二剂，精神、饮食均恢复正常。

诊断：厥阴病缩睾证。

辨证：肝肾阳虚，厥阴寒盛，筋脉拘挛收引。

治法：温扶肝肾，温经散寒，舒缓经脉挛急。

方剂：①当归四逆汤去甘草加干姜、吴茱萸、川椒、乌梅、附片；②前方去川椒，加砂仁。

药物：①当归15g，桂枝12g，杭白芍9g，细辛6g，通草6g，大枣5枚，干姜12g，吴茱萸6g，川椒5g（炒黄），乌梅4枚，附片60g；②当归15g，桂枝12g，杭白芍9g，细辛6g，通草6g，大枣5枚，干姜12g，吴茱萸6g，乌梅4枚，附片60g，砂仁9g。

按语（编者按）：肝主筋，足厥阴肝经绕阴器，抵少腹。患者于夜间右侧睾丸突然收引回缩至少腹，少腹拘挛疼痛，牵引腰部，痛不能伸，痛剧时四肢挛急难以屈伸。颜面发青，冷汗淋漓，白睛发蓝，唇、舌、指甲均含青色，舌苔白腻，手足冰冷，脉沉细弦紧。此证系肝肾阳虚，厥阴阴寒太盛，筋脉拘挛收引所致。非肾精亏损为病，滋阴补肾无效，当温扶肝肾之阳，温经散寒。

《伤寒论》351条"手足厥寒，脉细欲绝者，当归四逆汤主之"。当归四逆汤为治疗血虚寒厥证之名方，虽名"四逆"，但与回阳救逆之"四逆汤"迥然有别，四逆汤以回阳立治，当归四逆汤则以散寒通脉立治，重在养血散寒。遇肝胃久寒之证（肝胃沉寒痼疾），即352条"若其人内有久寒者，宜当归四逆加吴茱萸生姜汤"，仲景但加吴茱萸、生姜，而不用附子、干姜。因厥阴肝脏，藏营血而应肝木，胆火内寄，风火同源，虽有久寒，宜加生姜以宣泄，不取干姜之温中；加吴茱萸以苦降，不取附子之助火。从其药性，分经投治，法律精严。

吴老随证变通运用经方，针对本案患者肝肾阳虚，厥阴寒盛，以当归四逆汤去甘草之甘缓，不用生姜，而加干姜、吴茱萸、川椒、乌梅、附片，重在温扶肝、肾之阳，温经散寒。服一剂，疼痛缓解。再剂，阴囊松缓，睾丸回复，面目唇舌青色俱退，手足回温，诸痛皆愈。唯阳神尚虚，照原方去辛热小毒之川椒，加辛温理气调中之砂仁，连服二剂，精神、饮食恢复正常。

（3）厥阴心胃痛证

徐某，男，年四旬余，云南省大姚县人，住滇南个旧市。1923 年 10 月来昆明治病，就诊于吴老处。询及由来，悉知患心胃痛证已二十余年，经中西药物屡治未效，近则病情日见增剧，形体消瘦，面容不展。胸膈痞胀作痛，两胁满闷不舒，脘腹灼痛，痛极则彻于胸背，固定不移，从心下至脐腹隆起板硬如石，按之亦痛，腰背如负薄冰，懔懔而寒。时而泛酸上冲咽喉，呕吐黄绿酸苦涎水，心中嘈杂，知饥而不能食，唯喜烫饮，饮而不多。大便干结难解，小便短涩，手足不温，少气无力，入夜难寐。舌淡苔白滑腻，脉来沉迟，息间仅两至半，且短而弱。良由病久阳虚，真火内衰，阴寒内结，脾阳不运，无力以制水邪，肝郁不疏，夹寒水上逆犯胃凌心。阳虚为病之本，寒水泛溢为病之标，乃本虚标实之证，法当扶阳温散寒水之邪治之，先拟乌梅丸方（处方①）一剂。服后痛稍减，呕吐酸苦水已少。

此病历经 20 余载，根深蒂固，邪实而证顽矣，欲除病根，非大剂辛温连进，不能奏效。以吴老多年临床体验，此证每于服药之后，或见脘腹增痛，或吐酸、便泻、小便色赤而浊等征象，可一时有所表露，此乃药与病相攻，祛邪之兆，若药能胜病，犹兵能胜敌，倘畏惧不专，虽欲善其事，而器不利也，何以克服！古云："若药不瞑眩，厥疾弗瘳"。吴老将此理告病者，务期早除痛苦，渠则严然信守，遂以吴萸四逆汤加味（处方②）治之。服药后，果如吴老所言，一剂则痛反较增，二剂则腹中气动雷鸣。三剂则涌吐大作，吐出黄绿苦水盈盂，吐后胸胃痞胀舒缓，白滑苔渐退。更照原方附片量增至 200g（处方③），每日一剂，连进10 剂，愈服越见吐，痛不减反有所增之势，小便色赤，但较长，已 10 余日不大便，诊视则白滑苔已退尽，但舌本透白而无血色，脉转缓和稍有神，仍喜滚饮而畏寒，正邪交作，势均力敌。仍照前法，再进不怠。拟方白通汤加上肉桂（处方④）。连服二剂，大便始通，色黑如漆，腹痛，痞硬稍减，能略进饮食。再服数剂，大便则畅泻，色黑绿，臭不可当，脘腹疼痛及痞硬顿失其半，胃逆作酸已减少。此阴寒溃退，元阳渐复。照原方去葱白加茯苓 30g，砂仁 15g，白术 30g，甘草 18g（处方⑤）。连进数剂，大便由稀而溏，色渐转黄，饮食渐增，舌质已略显红润之色，脉沉细一息已四至，腹中痞硬已消去八九，唯胃脘中仍感灼辣疼痛，时而吐酸水一二口，复主以乌梅丸方（处方⑥）。服三剂，吐止痛减，食量增加，背寒肢厥已回温。唯形体枯瘦，正气未充，精神尚差，胃中尚时而隐痛，继以桂附理中汤加黄芪，并兼服乌梅丸（处方⑦），每日三丸。每服均见好，连服 10 余剂而愈，体健如常。

诊断：厥阴心胃痛证。

辨证：病久阳虚，阴寒内结，脾阳不运，肝郁夹寒，犯胃凌心。

治法：寒热同调，扶阳散寒。

方剂：①乌梅丸；②吴萸四逆汤加味；③吴萸四逆汤加味（较前方增加附片用量）；④白通汤加上肉桂；⑤通脉四逆汤加上肉桂、茯苓、砂仁、白术；⑥乌梅丸（药物组成原书省略）；⑦桂附理中汤加黄芪，兼服乌梅丸（药物组成原书省略）。

药物：①附片 100g，干姜 30g，桂尖 30g，细辛 10g，黄连 10g，焦柏 10g，当归 25g，川椒 3g（炒去汗），党参 3g，乌梅 2 枚；②附片 150g，吴茱萸 18g，干姜 60g，上肉桂 18g（研末，泡水兑入），公丁香 5g，茯苓 30g，白胡椒 3g（研末，兑服），甘草 15g；③附片 200g，吴茱萸 18g，干姜 60g，上肉桂 18g（研末，泡水兑入），公丁香 5g，茯苓 30g，白胡椒 3g（研末，兑服），甘草 15g；④白附片 300g，生盐附子 150g，干姜 150g，葱白 9 茎，上肉桂 10g（研末，泡水兑入）；⑤白附片 300g，生盐附子 150g，干姜 150g，上肉桂 10g（研末，泡水兑入），茯苓 30g，砂仁 15g，白术 30g，甘草 18g。

按语（编者按）：本例心胃痛证，患者时而泛酸上冲咽喉，呕吐黄绿酸苦涎水，心中嘈杂，脘腹灼痛，知饥而不能食，与《伤寒论》第 326 条厥阴病提纲证"气上撞心，心中疼热，饥而不欲食"症状一致，条文中"心"即指胃脘、心胸部位。可推知本证存在肝郁之病机，肝郁化火循经上扰，引起胃脘、心胸灼热疼痛。

厥阴肝经夹胃属肝络胆，上贯膈，布胁肋，手厥阴心包经起于胸中，出心包络，下膈络三焦。患者胸膈痞胀作痛，两胁满闷不舒，胸膈、两胁皆为厥阴经所过部位。同时又表现为腰背如负薄冰，懔懔而寒，喜烫饮，饮而不多，舌淡苔白滑腻，脉来沉迟，息间仅两至半，且短而弱。可知阳虚为本，寒水泛溢为标，属本虚标实之证，为病久阳虚，真火内衰，阴寒内结，脾阳不运，无力以制水邪，肝郁不舒，夹寒水上逆犯胃凌心所致。治当扶阳温散寒水之邪。

　　而本例心胃痛证病程长达 20 余年，屡治不效，病情增剧。具有肝失条达，气机不利，阴阳失调，寒热错杂之厥阴见证，治宜寒热同调。凡久病一般寒热错杂，虚实兼夹，正应乌梅丸之治。故吴老先拟乌梅丸方一剂。服后痛稍减，呕吐酸苦水已少。

　　病久根深蒂固，邪实证顽，欲除病根，唯有大剂辛温连进，以吴萸四逆汤加味治之。服药后，出现剧烈服药反应，吴老丝毫不惧，继续拟温热大剂，服数剂后阴寒溃退，元阳渐复。继以桂附理中汤加黄芪，并兼服乌梅丸，最终治愈，体健如常。

　　从本案还可学习吴老临证应对服药反应的重要学术经验。

（4）少阴厥阴合病——经闭

　　宋某，女，27 岁，河南人，住昆明郊区呈贡飞机场。患者禀赋素弱，婚后多年未孕。初始月经参差不调，每月均需用中西药物调治，方能应期而潮。但每次行经，量少而黑，少腹坠胀冷痛。如是两三年后，经血渐少以至闭结。后又继用中、西药物治疗，并行人工周期法以诱导之，前后内服中药百余剂，均未获效，迄今已经闭六年之久。患者于 1959 年 7 月到云南中医学院附设门诊部就诊。症见患者面色萎黄不泽，神情倦怠，少气懒言，毛发稀疏而焦黄。自月经闭止以来，常感头昏耳鸣，心中烦闷。日间困倦思睡，入夜又不能安眠。口淡无味，不思饮食。腰脊酸痛，腿膝酸软无力，手足厥逆，少腹亦感冰冷不适。脉象沉涩，舌质淡嫩，色黯夹瘀，苔薄白而润。此系元阳不足，冲任俱虚，血寒气滞，胞宫寒冷所致。阳虚生寒，气虚易滞，血寒则凝。血寒气虚，瘀滞难行，百脉不荣，经血无源，故而闭止，亦不孕育。故当温扶下元，温经活血，散寒暖宫。自拟验方益元暖宫汤（处方①）治之。服三剂后复诊，腹部疼痛减去七八，少腹冰冷感觉减轻，尚有坠胀感。食思增进，手足四肢回温，心中已不烦闷，夜已能熟寐。脉仍沉涩，舌质淡，瘀黯稍减，苔薄白。

　　继上方温化之剂加红花 5g（处方②）以助温经活血之功，并嘱服药时滴酒少许为引，以促其温行血脉之效。告知患者，如服药后诸症均见好转，惟腰及少腹又复酸胀痛者，为月经欲潮之兆，幸勿疑误。

　　上方连服 8 剂，果如吴老言。于原方中去赤芍加川芎 9g，阿胶 15g（烊化兑服）（处方③）药炉不辍连服 5 剂，经水即潮，先行者为黑色血块，继则渐红。

次日，腰腹疼痛随之缓解，行经五日而净。继以八珍汤加香附、益母、炒艾等（处方④）调补气血。

连服 10 余剂后，面色毛发润泽，精神眠食转佳。其后经信通调，应时而潮，一年后顺产一子。

诊断：少阴厥阴合病（经闭）。

辨证：元阳不足，冲任俱虚，血寒气滞。

治法：温扶下元，养血通脉，温经散寒。

方剂：①自拟验方益元暖宫汤；②前方加红花、酒；③前方去赤芍加川芎、阿胶；④八珍汤加香附、益母、炒艾等（药物组成原书省略）。

药物：①附片 100g，当归 15g，丹参 15g，桂枝 12g，吴茱萸 9g，炙香附 12g，细辛 6g，赤芍 9g，炒艾叶 12g，干姜 15g，甘草 9g；②附片 100g，当归 15g，丹参 15g，桂枝 12g，吴茱萸 9g，炙香附 12g，细辛 6g，赤芍 9g，炒艾叶 12g，干姜 15g，甘草 9g，红花 5g。（服药时滴酒少许为引）；③附片 100g，当归 15g，丹参 15g，桂枝 12g，吴茱萸 9g，炙香附 12g，细辛 6g，炒艾叶 12g，干姜 15g，甘草 9g，红花 5g，川芎 9g，阿胶 15g（烊化兑服）。

按语（编者按）：本例患者既有少阴元阳亏虚之四逆汤证，又有厥阴之血虚寒厥证，属少阴厥阴合病，故少阴厥阴同治。吴老自拟验方益元暖宫汤实为《伤寒论》四逆汤与当归四逆汤（或当归四逆加吴茱萸生姜汤）合方，服后腹痛及少腹冰冷感减轻，手足四肢回温。二诊加红花，服药时滴酒少许为引，加强温经活血之力，服药后诸症均见好转，惟腰及少腹又复酸胀痛者，为月经欲潮之兆。三诊去凉血祛瘀之赤芍，加川芎、阿胶活血行气兼以养血，温通扶正，经水即潮，先行者为黑色血块，继则渐红。次日，腰腹疼痛随之缓解，行经五日而净，调补气血善后。

7. 麻疹治验

吴老对于麻疹的治疗极具创见，除采用古医籍记载或历代医家在临床实践中普遍主张的升提发表及清热解毒法外，提出小儿非纯阳而是稚阳之体，不宜过于表散，更不宜动辄使用耗散元气的清凉苦寒药，必须辨其寒热虚实而随证施治。对于确属虚寒的麻疹患儿，惟有大胆使用四逆、白通等汤方才能挽救垂危病人。

在《麻疹发微》自叙中吴老说："麻疹之辨证和治疗，据古医籍所载，多谓其病因为'胎毒即火毒'，而以清火解毒，或养阴凉血之法治之。如《麻瘄必读》谓其证多实热而无寒，故治以清火滋阴为主。其他各著，大抵与此说相同。过去少数医者多固执旧论，不辨虚实寒热，致使小儿之死于此者，比比皆是。"指出了因为在治法上墨守成规，不辨虚实寒热而导致患儿误治夭亡的严重后果。

从以下验案可以看出，依照吴老的理论与临证经验进行治疗，无论轻证或重证多能应手而愈，证实了吴老一贯强调的"切实掌握辨证论治之精神，无不立见奇效"。

（1）麻疹过表变证补救一例

郑某之女，3岁，住四川会理县鹿厂观音桥。于1913年3月出疹，经某医诊治，服发表药三剂后，麻疹隐隐欲出未出，发热嗜卧无神，两腮下忽而肿硬。延吴老诊视，认为服表药过多，有伤气血，疹毒不得发越，遂凝结于腮下作肿。即以当归补血汤合升麻葛根汤稍加薄荷（处方①）服之。次日复诊，其疹已透出，色转红润，腮肿全消。续照原方服1剂后，全身疹已出齐，脉静身凉。继服黄芪建中汤（处方②）二剂调补而愈。

诊断：麻疹误治变证。

辨证：麻疹过表，气血受损。

治法：补益气血，佐以升提。

方剂：①当归补血汤合升麻葛根汤加薄荷；②黄芪建中汤（药物组成原书省略）。

药物：北口芪八钱（24g），当归八钱（24g），升麻一钱半（4.5g），杭白芍三钱（9g），葛根二钱（6g），薄荷八分（2.4g），甘草一钱（3g）。

按语（原按）：此女体质较单弱，虽服表散之药较多，但幸未服寒凉之剂，故用大补气血，稍佐升提之品，而已收效如此。倘再误施表凉，则后患不堪设想。此后余诊治麻疹一证，既未敢过于表散，亦未敢骤施苦寒清凉与攻下之剂，而切实掌握辨证论治之精神，无不立见奇效。

（2）麻疹垂危起死一例

吴老三女儿，生甫3岁，于1915年5月出麻疹，初发热现点时，即与升麻葛根汤加薄荷、防风、荆芥二剂，服后疹已出齐，但发热不退，咳嗽，闭目多眵，继以二陈汤加姜、细、味、炙麻绒服之，咳嗽稍减，但仍发热而加喘促。当时，吴老因经验不足，辨证不确，认为出疹后发热喘促，或许属虚寒之证，乃以四逆汤治之。服后，发热虽渐退，但仍鼻扇端挣，因见其风将动，乃少与逐寒荡惊汤（炮姜、肉桂、公丁、胡椒）服之，病势愈见沉重，是夜约九点钟时，又细心诊视，其脉息沉细，隐微欲绝，周身皆冷，两眼因目眵封住六七日，未能睁开，唇舌破烂，乳食不进，呼吸急促而细微，其证已转危急。至夜 12 时，患儿仅有呼吸细微迫促之声，四肢厥逆，白沫黏涎时流出于口腔外，周身已冷，脉息欲绝，仍不吮乳，症状愈见严重。当时，吴老细心追想，服温热药愈加沉重，或系真阴内虚，阴虚生内热，逼其真阴于外所致。值此奄奄一息之际，寒凉药不敢用，温热药亦不敢再投，惟有用滋阴补水之法，自拟滋阴补水方（熟地、玄参、五味子）以尽人事而已。煨水少少喂之，幸能徐徐咽下，约服药半茶杯后，到夜间两点钟左右视之，见其口中涎沫减少十之七八，呼吸迫促之声已较平，脉搏转而细数，又喂此药一茶杯。天将明再诊，则喘促已平，肢体回温，口中已无白沫，且已能吮乳。次晨又照此方加倍服之，并将眼眵洗净，其视力亦正常。在此药服完后，求饮冷水，遂少少与饮之，即未再服药而愈。

诊断：麻疹误治变证。

辨证：疹后阴虚，邪热内伏，误服温热，阳盛格阴。

治法：养阴清热。

方剂：自拟滋阴补水方。

药物：熟地三钱（9g），玄参一钱（3g），五味一钱（3g）。

按语（原按）：疹后阴虚，邪热内伏，误服温热之剂后，其里热更甚，逼其真阴外越而成此阳盛隔阴垂危之证。故用养阴清热之剂，始转危为安。方中玄参色黑而性苦寒，足以清心肾之热，熟地滋阴补水，五味敛阴收纳肺肾之气而归于根，使真阴复而热邪退，乃奏全功，可见药能对证，真有起死回生之效。

（3）麻疹治验一例

陈某之子，2 岁，住云南禄丰县南城外。于 1922 年 3 月出麻疹，已发热四日，头面隐隐现红疹，色淡红不鲜，兼见昏迷咳嗽，大便泄泻。因其体弱未敢过于表凉，乃与麻辛附子汤加二陈汤及生姜（处方①）以温经解表，补正除邪而止咳泻。服后，疹渐出，色已较红润，但仍发迷无神，继以白通汤（处方②）一剂，疹即出透，身热渐退，仍见咳嗽。再照上方去葱白加细辛一钱（3g），法夏二钱（6g），化红二钱（6g），甘草二钱（6g）（处方③）。服后，麻疹渐灰，脉静身凉，神识清爽，顺利痊愈。

诊断：麻疹。

辨证：阳虚感邪，肺气失宣，麻毒内陷。

治法：温经解表，燥湿化痰，扶阳透邪。

方剂：①麻辛附子汤加二陈汤、生姜；②白通汤；③白通汤去葱白加细辛、法夏、化红、甘草。

药物：①附片八钱（24g），麻黄一钱半（4.5g），细辛一钱（3g），广皮二钱（6g），法夏二钱（6g），甘草一钱（3g），生姜三钱（9g）；②附片一两（30g），干姜四钱（12g），葱白四茎；③附片一两（30g），干姜四钱（12g），细辛一钱（3g），法夏二钱（6g），化红二钱（6g），甘草二钱（6g）。

按语（编者按）：本例出麻疹，虽已发热四日，头面隐隐现红疹，但色淡红不鲜，兼见昏迷咳嗽，大便泄泻，属太阳与少阴两感证，即表里同病，宜用表里双解之治法，患儿现阳虚之象，加之体弱，不宜过于表凉，与麻辛附子汤加二陈汤及生姜温经解表，扶正祛邪。服后疹渐出，色已较红润，但仍发迷无神，知其阳虚较重，表里双解之法力度尚不足，继以白通汤（附子用量较前方增加）增强扶阳之力。白通汤属温通之剂，通阳且宣散，服后疹即出透，身热渐退，仍见咳嗽。再去葱白，加细辛、法夏、化红、甘草，温阳气化痰湿，服后顺利痊愈。

（4）麻疹治验二例

李某之长子9岁，次子7岁，住云南禄丰县南城外，于1922年3月同患麻疹，初起发热二日，涕清咳嗽，耳指冷，目微赤，多泪，面上隐隐现红疹。以桂枝汤加葛根、防风、薄荷、升麻（处方①），两子同服。服一剂渐出而红润，继则去葛根、升麻，加广皮、法夏、细辛（处方②），仍同服。服后，疹即透达渐灰，脉静身凉。再服黄芪建中汤（处方③）1剂，即告痊愈。本案两孩病状相同，故二人同服一剂，所用药量稍重，若分服则当减轻使用。

诊断：麻疹。

辨证：麻毒时邪侵袭肺卫。

治法：解肌透疹。

方剂：①桂枝汤加葛根、防风、薄荷、升麻；②前方去葛根、升麻，加广皮、法夏、细辛（药物组成原书省略）；③黄芪建中汤。

药物：①桂枝五钱（15g），杭芍五钱（15g），葛根四钱（12g），防风四钱（12g），薄荷二钱（6g），甘草二钱（6g），升麻二钱（6g），生姜八钱（24g），大枣四个。②黄芪一两（30g），桂枝五钱（15g），杭芍五钱（15g），甘草二钱（6g），生姜一两（30g），大枣五个，饴糖一两（30g）。

按语（原按）： 以上三例（即上条麻疹治验一例中"陈某之子，2 岁"与本案两例），均出麻疹，未经误治，服药后，遂顺利痊愈。倘恣意寒凉或任施表散，焉得不变证而促其夭折乎！

（5）病后体弱出麻疹变证严重治愈一例

姚安人甘某之女，两岁余，住昆明市。于 1924 年 3 月出麻疹，延吴老诊治。其证发热，涕清咳嗽，目赤多泪，耳指冷，面部隐隐已现红点。因上年冬季曾患"慢脾风"证，经吴老治疗，体质尚未复元，故未敢用发表寒凉之剂，乃主以桂枝汤加附子、细辛（处方①）。服一剂，麻疹渐出，二剂透齐，三剂渐灰。但微见烦躁，因当时吴老经验不足，疑为服温热药后之燥象，即用上方减去辛、附，倍芍药加当归以补阴血，加麦冬而清热烦（处方②）。次日复诊，患儿脉反紧急，壮热烦乱，喘挣痰鸣，鼻翼扇动，唇色青乌，舌苔白滑，指纹青黑出二关，有欲作惊风之状。此种病情，已有阴盛逼阳于外之势，当即以扶阳抑阴之四逆汤加肉桂、茯苓、公丁香（处方③）治之。

服后，旋即风动，延吴老再诊，见其手足抽掣，角弓反张，喘挣痰鸣，鼻扇不乳，以药饮之，则涌吐涎沫，泄泻绿粪。此种症状，颇属危笃。但诊其脉象，已较前和缓，身热约退十分之二三。即告此是药与病相争之兆，亦即"若药不瞑眩，厥疾不瘳"之瞑眩现象，希勿疑惧。当即照原方加倍分量（处方④）主之。嘱病家连夜与服。次日复诊，其脉静身凉，已能吮乳，惟尚咳嗽略挣，大便尚泻而色较转黄，面唇指纹青乌之色已退。照原方再服一剂，泄泻止，喘挣平。复以上方加口芪四钱，砂仁二钱，去丁香、茯苓（处方⑤），连服 5 剂，遂得痊愈。

诊断：麻疹误治变证。

辨证：病后体弱出麻疹，误用寒凉致阴盛格阳变证。

治法：扶阳抑阴。

方剂：①桂枝汤加附子、细辛；②前方减去附子、细辛，加当归、麦冬，芍药用量加倍；③四逆汤加肉桂、茯苓、公丁香；④四逆汤加肉桂、茯苓、公丁香（药味相同，但用量较前方增加）；⑤前方去丁香、茯苓，加口芪、砂仁。

药物：①桂枝二钱（6g），杭芍二钱（6g），甘草一钱（3g），生姜三钱（9g），大枣二个，附片五钱（15g），细辛一钱（3g）；②桂枝二钱（6g），杭芍四钱（12g），甘草一钱（3g），生姜三钱（9g），大枣二个，当归三钱（9g），麦冬三钱（9g）；③附片八钱（24g），干姜三钱（9g），甘草一钱半（4.5g），肉桂一钱（3g），茯苓三钱（9g），公丁五分（1.5g）；④附片一两五（45g），干姜五钱（15g），甘草二钱（6g），上桂二钱（6g），茯苓四钱（12g），公丁五分（1.5g）；⑤附片一两五（45g），干姜五钱（15g），甘草二钱（6g），上桂二钱（6g），口芪四钱（12g），砂仁二钱（6g）。

按语（原按）：此等病证，若认为阳毒热重，以清热解毒之品投之，势必变证危笃，虽有识者用温热药以补救之，但如剂量过轻，或配伍不当，亦难生效。故应辨别阴阳，分析虚实寒热，随证施治，则可免误治也。

（6）麻疹误服表凉药转阴证一例

姚安人甘某之子，3岁，住昆明市土主庙街巷内。于1924年3月出麻疹，延吴老诊治。据其父云："患儿初病发热咳嗽，请某医诊治，以升提表散而佐清凉之药，服二剂后，麻疹隐隐现点，色象不鲜，发热已五六日，尚未出透。"当即诊视，见其昏迷无神（少阴证但欲寐之病情）。既发热五六日，麻疹尚未出透，若再迁延，势必转危，即以白通汤一剂。服后，疹已出透而色转红活，再剂疹渐灰，脉静身凉，食增神健，霍然而愈。

诊断：麻疹误服表凉药转阴证。

辨证：阳虚麻疹。

治法：扶阳透疹。

方剂：白通汤。

药物：附片二两（60g），干姜五钱（15g），葱白4茎（连须根）。

按语（原按）：体弱发迷无神，疹出性慢，色象不鲜，服白通汤一二剂，即能使疹子出齐，平安而愈。此种治法，在麻疹方书上，虽不易见，但麻疹既不得发越外出而现阴盛阳衰之象，投以白通汤扶助心肾之阳，故疗效甚速。倘再误施寒凉，则正愈虚而阳愈弱，无力托毒外出，反而内攻，必致衰脱。故无论痧麻痘疹，一旦病势沉重，务须体会《内经·阴阳应象大论》"治病必求其本"之精神，认真辨别阴阳，证现阴象，必须救阳，证现阳象，必须救阴，方有挽回之望。

（7）体弱出麻疹转阴证又一例

1924年暮春，昆明东门街田某之子、孙及外孙等六人，均患麻疹，延吴老诊视，其中五人体质较健，在治疗上，始以升提发表，继则养阴清热，服三五剂皆痊。惟其第四子2岁，亦按上法施治，麻疹虽已透达渐灰，但身热未退，舌燥、唇焦、鼻干、烦躁不眠，脉息虚数。据其脉症，即以生脉散加味（处方①），养阴清热而生津。不料服后，病势愈加沉重，次晨再诊，指纹青紫出二关，脉息紧急，壮热渴饮，烦躁不寐，鼻翼扇动，喘挣不息，有时惊怖，甚至角弓反张，乳食不进，发迷无神，大便泄泻，其色绿黑，欲成风状。渠以为是当归温补致重，吴老即告以此系素禀不足，痧疹免后，元气不振，故服滋阴之剂，其病愈重。因火不足以蒸水，水不上升，故外现假热而内则真寒，亦即阴极似阳，寒极似火之证。况大便泄泻绿水，实为元阳不足，中宫虚寒无疑。此际急应温中回阳，尚可救逆，如再投寒凉，下咽必殆。乃以白通汤加上桂（处方②）连夜续服，次晨复诊，身热约退十之二三，唇舌回润，喘挣较平，已能吮乳。继以四逆汤加肉桂、茯苓（处方③）连进。次日再诊，身热退去十之八九，津液满口，喘挣已平，惟精神不振，仍照原方加口芪八钱，砂仁二钱（处方④），连服3剂而愈。

诊断：体弱出麻疹转阴证。

辨证：元阳不足，中宫虚寒。

治法：温中散寒，回阳救逆。

方剂：①生脉散加味（服后病情加重）；②白通汤加上肉桂；③四逆汤加肉桂、茯苓；④前方加口芪八钱，砂仁二钱。

药物：①沙参三钱（9g），麦冬三钱（9g），五味五分（1.5g），甘草一钱（3g），当归四钱（12g），杭芍三钱（9g），生地二钱（6g），连翘一钱（3g）；②附片一两（30g），干姜四钱（12g），葱白三个（连须根），上桂二钱（6g）；③附片一两五（45g），干姜五钱（15g），甘草二钱（6g），肉桂二钱（6g），茯苓五钱（15g）；④附片一两五（45g），干姜五钱（15g），甘草二钱（6g），肉桂二钱（6g），茯苓五钱（15g），口芪八钱（24g），砂仁二钱（6g）。

　　按语（编者按）：本例麻疹，始以升提发表，继则养阴清热，麻疹虽已透达渐灰，但身热未退，舌燥、唇焦、鼻干、烦躁不眠，脉息虚数。以生脉散加味养阴清热生津，服后指纹青紫出二关，脉息紧急，壮热渴饮，烦躁不寐，鼻翼扇动，喘挣不息，有时惊怖，甚至角弓反张，乳食不进，发迷无神，大便泄泻，其色绿黑，欲成风状。吴老据此反应仔细分析病情，因素禀不足，痧疹免后，元气不振，火不足以蒸水，水不上升，故外现假热而内则真寒，服滋阴之剂病势愈重，实为元阳不足，中宫虚寒证，以四逆辈温中回阳救逆而愈。临证中，疾病的表现千变万化，错综复杂，惟有"随证治之"，方能所向披靡。

（8）麻疹垂危治愈一例

　　尹某，年三十，云南弥渡县人，住昆明市洪化桥，素不相信中医。其长女3岁，次女岁半，于1924年3月均出麻疹，延某西医诊治，次女已夭亡，而长女病亦转危。经其亲友等介绍，始延吴老一诊，当即同往诊视。此孩麻疹虽已出齐，但发热不退，脉来浮空无力，指纹青紫到二关，面青颧赤，唇舌破烂，大便泄泻，食物不进，发迷无神，咳嗽痰多而喘促，据以上脉症，实为阴寒内甚，逼其虚阳外泄之证，若再服寒凉之剂，必致衰脱。病势既已危笃，惟有急于扶阳抑阴，温化寒痰，缓则危殆费治。渠因鉴于两女孩一死一危，始求拟方抢救，遂主以四逆汤加上肉桂、广皮、法夏、茯苓（处方①）治之。煎服1次后，旋即烦乱不安，其妻谓服此药后，反见烦乱，恐药不对证，愈感惊惶，促其延吴老再诊。而渠以为刚服药不久，应稍待一时。约烦乱十多分钟，呕吐涎痰碗许，随即安静熟寐，其妻始信而不疑。约睡两小时后，发热稍退，喘挣稍平，又连服2次。下午六时，延吴老复诊，其身热已退其半，并能少进稀粥。当照原方将姜、桂、附分量加倍，去广皮加砂仁（处方②），嘱于是夜连进。次晨第三次续诊，身热已退十之八九，咳减喘平，整夜均能熟寐，精神较增，发迷症状消失，当照原方再服一剂。第四次复诊，面青颧赤均退，泻止食增，唇舌破溃已愈合，续照原方去茯苓，法夏加北芪五钱（处方③），连进3剂而愈。由此以后，渠不但坚决信任中医，抑且随时来诊所向吴老学医。数年以后，即回弥渡开设药铺行医矣。

　　诊断：麻疹危证。

　　辨证：阴寒内盛，虚阳外越。

　　治法：扶阳抑阴，温化寒痰。

方剂：①四逆汤加上肉桂、广皮、法夏、茯苓；②前方姜、桂、附分量加倍，去广皮加砂仁；③前方去茯苓、法夏，加北芪五钱

药物：①附片一两五钱（45g），干姜五钱（15g），法夏四钱（12g），上肉桂二钱（6g），广皮三钱（9g），茯苓四钱（12g），甘草三钱（9g）；②附片三两（90g），干姜一两（30g），上肉桂四钱（12g），茯苓四钱（12g），砂仁一钱（3g），法夏四钱（12g），甘草三钱（9g）；③附片三两（90g），干姜一两（30g），上肉桂四钱（12g），砂仁一钱（3g），北芪五钱（15g），甘草三钱（9g）。

按语（编者按）：本案为使用温热重剂抢救麻疹的典型案例，对于阴寒内甚，虚阳外越的麻疹危笃之证，吴老大胆使用四逆辈令垂危患者重获生机，且吴老对大剂量姜附热药之服药反应的把握确非一般医家所能及。患者家属素不相信中医，为吴老的医术折服后，不但坚决信任中医，且随时来诊所向吴老学医。可见，要帮助患者树立对中医的坚定信心，医者具备扎实过硬的临证治病能力是关键。

（9）麻疹重证治愈验案一例

严某之长子，3岁，大理喜洲人，住昆明市甘公祠街。于1924年3月出麻疹，延吴老诊视。其证发热涕清咳嗽已五日，体质较弱，呕吐泄泻，麻疹已现点，沉迷无神，此由元阳内虚，抵抗力弱，无力托送麻疹外出，故疹出性慢，色象黯淡不鲜，已成少阴虚寒之证。乃拟麻辛附子汤加生姜、法夏、甘草（处方①），以辅正除邪而托送之。中午煎服2次，午后九时促吴老复诊，严将此子抱出诊视，仍发热倦卧无神，渠以为病情转重，言辞慌乱，竟认为是用附子燥热之咎。当再详细诊视，其疹正向外透出，色象已转红润，呼吸和平。吴老答以根据症状，是药已生效，绝无燥热之理，仍须照服此药，请勿疑虑惊惶！随即又给患儿续煎服2次。次日再诊，上半身麻疹已透达，下半身正出，且色象红活，咳嗽吐泻已止。再拟黄芪五物汤加附片一两（处方②）治之。第三日复诊，麻疹全身出齐，上半身渐灰，发热已退十之七八。照原方又服1剂，脉静身凉，疹灰落屑而愈。

诊断：麻疹重证（太少两感证）。

辨证：元阳内虚，无力托毒。

治法：扶正祛邪，温阳透疹。

方剂：①麻辛附子汤加生姜、法夏、甘草；②黄芪五物汤加附片。

药物：①附片二两（60g），麻黄二钱（6g），细辛一钱半（4.5g），甘草三钱（9g），法夏二钱（6g），生姜五钱（15g）；②附片一两（30g），黄芪八钱（24g），生姜四钱（12g），大枣二枚，桂枝三钱（9g），杭芍三钱（9g）。

按语（编者按）： 患儿体质较弱，麻毒时邪入侵，因元阳内虚，抵抗力弱，无力托疹毒外出，故疹出性慢，色象黯淡不鲜，沉迷无神，成少阴虚寒之证。拟麻辛附子汤加味温阳托邪。煎服2次，仍发热倦卧无神，详细诊视，其疹正向外透出，色象已转红润，呼吸和平。吴老据此判定药已生效，决非附子燥热之咎，仍须照服此药，又煎服2次，上半身麻疹透达，下半身正出，且色象红活，咳嗽吐泻已止。再拟黄芪五物汤加附片温阳扶正，益气和营。服后麻疹全身出齐，脉静身凉，疹灻落屑而愈。

（10）麻疹危证一殒一愈二例

严某之女，2岁，大理喜洲人，住昆明市永宁宫坡。于1924年3月出麻疹，已危笃时，始由其堂兄介绍，延吴老诊视。患儿出疹后已八九日，午后发热，唇舌破烂流血，面色青黯，指纹青黑透三关，呼吸喘促，声哑沉迷，大便泄泻绿黑水，已属于虚阳上浮，生阳将脱，危殆难挽之候。查其前服之方，均系清凉苦寒解毒之剂。如此危状，未便拟方，当即建议先用上肉桂末二钱泡水服之，如服后能待到明晨，又为拟方，服桂水后旋即呕吐涎痰，夜半痰声辘辘，汗出肢厥衰脱而逝。斯时伊竟认为服肉桂水燥热之品，以致不起而生怨言。既后相隔月余，其子年四岁，亦出麻疹，病势已沉重，仍由其堂兄延吴老诊视。其病已六七日，疹已出齐渐灰，但发热不退，舌苔白滑不渴饮，唇色青紫焦燥而起血壳，脉沉细而紧，大便泄泻，小便赤而长，下午夜间发热尤甚，烦躁不寐，咳嗽痰滞难唾，食物不进，精神缺乏。根据以上情况，其证已转危笃，复查所服方剂，始而升提发表，继则养阴清热解毒，当时吴老以为麻疹既已出齐渐灰，决不致尚有热毒内蕴，因迭服清凉解毒之剂，以致阴寒之气益甚，逼其真阳外越，故见内真寒而外假热，且有衰脱之势。此证本属危殆费治，但病家求救之心甚切，一再要求拟方，如坐视不救，又非我医者以仁存心之旨。姑拟白通汤加味（处方①）治之。

次日复诊，据其母云："昨晚服药后旋即呕吐涎痰盏许，咳嗽已松，夜已能寐二三小时，泄泻次数已减少，并略进稀粥半茶杯。当视其身热渐退，脉较缓和，唇流血已止且较润，均为大有转机之象，仍宜扶阳抑阴，以四逆汤加味（处方

②）主之。

第三诊，病状已大松，脉静身凉，夜已熟寐，白苔退去十之八九，唇舌红润，津液满口，食量较增，咳嗽亦止。再以四逆汤加北口芪、砂仁（处方③）连进二剂，诸症痊愈，仍复健康。此子痊愈后，病家始知前女为寒凉之药所误，悔之无及。

诊断：麻疹危证。

辨证：阴寒内盛，真阳外越。

治法：扶阳抑阴，破阴回阳。

方剂：①白通汤加味；②四逆汤加味；③四逆汤加北口芪、砂仁。

药物：①附片二两（60g），干姜五钱（15g），葱白四茎，肉桂二钱（6g）；②附片三两（90g），干姜八钱（24g），甘草三钱（9g），法夏三钱（9g），上肉桂二钱（6g），化红二钱（6g）；③附片二两（60g），干姜五钱（15g），甘草三钱（9g），砂仁二钱（6g），北口芪八钱（24g）。

按语（编者按）： 本案一例麻疹患儿因叠用清凉苦寒解毒之剂而致虚阳上浮，阴极阳脱之危证，吴老当即建议先用上肉桂末二钱泡水服之以强心化痰，暂时救急，如服后能待到明晨，再为拟方，但患儿正虚阳脱，危殆难挽，服肉桂水后旋即呕吐涎痰，夜半痰声辘辘，汗出肢厥衰脱而逝。

另一患儿亦因迭服清凉解毒之剂，以致阴寒之气益甚，逼其真阳外越，内真寒而外假热，且有衰脱之势。疹已出齐渐灰，但发热不退，下午夜间发热尤甚，烦躁不寐，舌苔白滑不渴饮，脉沉细而紧，精神缺乏。其证已属危殆费治，拟白通汤加味试治之。服药后旋即呕吐涎痰，身热渐退，脉较缓和，大有转机，继续以四逆汤加味扶阳抑阴，服后病状大松，脉静身凉。再以四逆汤加北口芪、砂仁益气和中，诸症痊愈。

第一例患儿殒后，病家认为是吴老误用燥热之肉桂水致其丧命，中医救人无功反招怨。至第二例患儿痊愈后，病家始知前女为寒凉之药所误，追悔莫及。

（11）麻疹危证一例

邹某，云南永善县人，住昆明市节孝巷。其次子3岁，于1926年3月患麻疹，发热已五日。迭服表凉之剂，疹未出而病势益重，延吴老诊视，脉来紧急，指纹青紫，舌苔白滑，身热发迷，嗜卧无神，目泪盈眶，面上隐隐现红疹，色黯不鲜，视其症状，属于阴寒内重，体弱阳虚，无力托毒，有疹欲出难透，病情转危之势。根据以上脉症，亟应扶阳辅正以托之。若再施表凉之剂，则恐危殆难挽，当即拟方（处方①）治之。此方服后，下午复诊，其疹渐出而转红活，仍照服上方1剂。次日复诊，得阳气托送，麻疹已透出，神识已清，发热较退。再以四逆汤加北口芪（处方②）连服2剂，脉静身凉，疹免落屑而愈。

诊断：麻疹危证。

辨证：阳虚阴盛，无力托毒，疹欲出难透，病情转危。

治法：扶阳辅正，托毒外出。

方剂：①自拟方；②四逆汤加北口芪。

药物：①附片八钱（24g），细辛一钱（3g），桂尖四钱（12g），北口芪五钱（15g），防风二钱（6g），炙升麻一钱（3g），甘草二钱（6g），生姜四钱（12g）；②附片八钱（24g），干姜三钱（9g），黄芪五钱（15g），甘草二钱（6g）。

按语（编者按）：患麻疹迭服表凉之剂，疹未出而病势益重，属阴寒内重，体弱阳虚，无力托毒，有疹欲出难透，病情转危之势，急以扶阳托毒治之，得阳气托送，疹透神清热退，再以四逆汤加北口芪温阳扶正。

（12）麻疹危证扶阳救逆二例（附顺证一例）

陶某，32岁，江西人，住上海。有四子一女，于1932年3月值麻疹流行，将其长次两子（7～9岁）送往苏州躲避。殊料去后均出麻疹，误服寒凉之药相继夭亡。三四两子（2～4岁）在上海亦患麻疹，住某广东医院治疗，病至严重时，该院诊断为"肺炎"，延吴老到该院诊视。

两个孩子均同卧于小床内，麻疹虽免，但发热不退，喘咳痰鸣，满口涎痰随时流出口外，不知曾服何药。见喂入黄果水时，仍从口中外流，颜面青黯（阴象外露），两颧发赤（虚阳外泄），唇色青紫，指纹青黑出二关，脉搏紧急（寒极之象），大便鹜溏（水寒土湿，木邪贼土），乳食不进（胃中虚寒，司运失权）。该院认为病势严重，别无他法，已感束手。吴老诊视后，当即告以病势危笃，已成三阴寒极之证，寒痰内壅，真阳外泄，有风动或衰脱之势，急宜扶阳抑阴、温逐寒痰为主。若服后涌吐寒痰，系病除之兆。热退喘平，尚可转危为安。如缓治或再施寒凉之药，必危殆无救。渠因长次两子已夭亡，三四两孩又复严重，感到惊恐万状，要求设法抢救，万分信任，纵不起绝无怨言。遂拟四逆二陈汤加丁香、肉桂，少佐麻辛（处方①），分量加重与两孩同服（因其病情相同，故共服1剂）。此方服后，均呕吐涎痰碗许，自汗淋漓，大便泄泻。次日复诊发热已退十之七八，喘平十之五六，口中涎沫减去十之八九，喉间痰鸣亦减去其半，略进乳食。照原方加量去麻辛（处方②）治之。第二方服后，又各吐涎痰碗许。第三日续诊，已脉静身凉，喘平泻止，眠食较佳，咳减十之六七，颜面及指纹青紫均退。照原方去公丁，加细辛、五味、黄芪（处方③），连进3剂，诸病痊愈仍复健康。

渠之另一女孩，约5岁多，亦继出麻疹。初起即发热涕清而加咳嗽，呕吐泄泻，目泪盈眶。拟以桂枝葛根汤加防风、薄荷（处方①）。服后麻疹渐出。第二剂去葛根加黄芪五钱（处方②），服后全身透达。第三剂黄芪五物汤（处方③），服后疹灰脉静身凉，平安而愈。

诊断：麻疹危证。

辨证：寒痰内壅，真阳外泄。

治法：扶阳抑阴，温逐寒痰。

方剂：①四逆二陈汤加丁香、肉桂、麻绒、细辛；②前方加量去麻绒、细辛；③前方去公丁，加细辛、五味、黄芪（药物组成原书省略）。

药物：①附片三两（90g），干姜八钱（24g），肉桂三钱（9g），法夏三钱（9g），广皮二钱（6g），茯苓五钱（15g），细辛一钱（3g），公丁香二钱（6g），炙麻绒一钱（3g），甘草三钱（9g）；②附片四两（120g），干姜八钱（24g），肉桂三钱（9g），化红二钱（6g），茯苓五钱（15g），法夏三钱（9g），公丁香二钱（6g），甘草三钱（9g）。

附：麻疹顺证一例

诊断：麻疹顺证（疹前期）。

辨证：麻毒郁肺，宣降失司。

治法：解肌透疹，祛邪扶正。

方剂：①桂枝葛根汤加防风、薄荷；②前方去葛根加黄芪五钱；③黄芪五物汤。

药物：①桂枝三钱（9g），杭芍三钱（9g），葛根三钱（9g），防风二钱（6g），薄荷二钱（6g），甘草二钱（6g），生姜三钱（9g），大枣二枚；②桂枝三钱（9g），杭芍三钱（9g），防风二钱（6g），薄荷二钱（6g），甘草二钱（6g），生姜三钱

（9g），大枣二枚，黄芪五钱（15g）；③黄芪五钱（15g），桂枝三钱（9g），生姜三钱（9g），大枣二枚，杭芍三钱（9g）。

按语（原按）： 陶某五个小孩，长次两子，远避隔离不能免，误于寒凉之药而夭亡。三四两子转"肺炎"而严重，得回阳救逆之剂抢救而全活。一女孩用药适当，二三剂平淡之药而治愈。以此观之，凡治麻疹一证，立方用药，务须细心审慎。李念莪辑《内经知要》，在《阴阳应象大论》中的少火生气一段注云："特须善为调剂，世之善用苦寒，好行疏伐者，讵非岐黄之罪人哉。"此为医医之言，须熟记之。

（13）麻疹误补成坏证危急治愈一例

钟某，四川人，业中医痔科，住昆明市云瑞东路。有女孩 5 岁，体质壮健，于 1947 年 2 月患麻疹，病势严重，延吴老诊治。据钟某云："小女初而发热咳嗽，目微红多泪，延李某诊视，拟以升麻葛根汤加荆芥、防风、党参一两，当归一两。服后发热咳嗽更甚，第二次复诊，李医仍照此方加减，因麻疹未出，更将补药加重，用当归二两，党参二两，北口芪二两，熟地二两，升麻三钱，葛根四钱，杭白芍四钱，防风三钱，甘草二钱主之。服后发现面唇青乌而浮肿，指甲亦青乌，发热沉迷，不省人事，喘咳痰鸣气阻。第三诊李见病势已转危笃，仍认为气血大虚，更加峻补，仍照原方将补药分量加重。即以党参四两，当归四两，北口芪四两，熟地二两，白术一两，因愈补愈重，此剂分量太大，故第三方尚未煎服。"当即诊视，见女孩身体健壮，因麻疹初起，骤施壅补之剂，犹如闭门逐寇，致使疹毒壅闭，不得发泄。并夹湿痰阻遏，肺气不利，清肃不降而成此危笃坏证。复经详细审视，知其尚未服过清凉苦寒及过于表散之药，仅误服峻补之剂而转危笃，现出一派阴盛阳衰之象，其麻疹尚未透达，只面颈有少数青乌色之隐疹而已。思维再三，在此千钧一发之际，阴霾四布，阳光欲灭，惟有急于扶阳抑阴，温逐寒痰，以抢救之，于是拟照仲景先师起死回生之法：阴极之证四逆、白通以回阳，阳极之证承气、白虎以救阴，舍此别无良法。钟虽为痔科医生，对于中医内科亦较有常识，当即表示同意，并求以重剂挽救，吴老遂拟大剂四逆汤，加上肉桂（处方①）以急于温中回阳，并嘱连夜续服。次晨复诊，钟云："服药后呕吐许多涎痰，且大便泄泻数次，患儿已清醒。"视其麻疹渐透出，面唇指甲青乌之色已退十之七八，痰鸣气喘亦平，当告钟云："呕吐痰涎和大便泄泻，均为邪阴溃退病除之兆。"于是，仍照原方，加法夏二钱，细辛一钱，以开提肺气，止咳化痰；加茯苓四钱（处方②），以化气行水而利小便。第三次复诊，其疹已透齐而转红活，面唇指甲青乌之色悉消，发热亦渐退，已能进稀粥，照上方再服一剂，麻疹渐灰，脉静身凉。继服四逆汤加砂仁二钱，法夏三钱（处方③），连服三剂，即告痊愈，转危为安。钟当云："此方真有起死回生之功，如再将第三剂大补药服之，必死无救矣！"

诊断：麻疹误补之危急坏证。

辨证：麻疹误补，疹毒壅闭，湿痰阻遏，阴盛阳衰。

治法：扶阳抑阴，温逐寒痰。

方剂：①大回阳饮（即四逆汤加肉桂）；②前方加法夏、细辛、茯苓；③四逆汤加砂仁、法夏（药物组成原书省略）。

药物：①附片四两（120g），干姜一两五（45g），上肉桂三钱（9g）（研细，泡水兑入），甘草三钱（9g）；②附片四两（120g），干姜一两五（45g），上肉桂三钱（9g）（研细，泡水兑入），甘草三钱（9g），法夏二钱（6g），细辛一钱（3g），茯苓四钱（12g）。

按语（编者按）：身体健壮之患儿，因麻疹初起，骤施壅补之剂致疹毒壅闭，夹湿痰阻遏而成阴盛阳衰之危笃坏证。吴老急予扶阳抑阴，温逐寒痰之剂抢救。家属通晓医理，积极配合治疗，患儿连夜服大剂四逆汤加上肉桂后呕吐痰涎，大便泄泻，邪阴溃退，麻疹渐透，继以开提肺气，止咳化痰，化气行水。再服四逆汤加砂仁、法夏，治愈。

（14）麻疹危证治愈验案二例

（甲）吴老开业于上海，八女儿生甫1岁，于1936年1月某日，因不慎跌扑，将右手跌入煮沸之菜汤铫锅内，啼叫一声，竟面唇青黑而昏绝。速剪去上衣手袖，自肘部以下均烫伤。有顷，苏醒，啼叫不已。当即用水火油泡之，随即抱至医院诊治。外涂药水，内服"安眠药"后，回家始熟寐。但烫伤处全部起泡肿亮，手腕部已破烂流水，当以四逆汤加北口芪、当归服之（附片三两，干姜五钱，北口芪八钱，当归四钱，甘草三钱），并外涂西药膏。月余始痊愈。因未化脓，尚无疤痕，此为内服温补药之效果。此后烫伤虽愈，而体质较弱，尚未复原，忽又发热而加咳嗽，当时以为系感冒风寒，即以桂枝汤（处方①）治之。不料服后更觉发热而加惊烦。值吴老出诊，其妻以为内有伏热，即以芍药甘草汤加麦冬（处方②）煎汤喂之，至夜十一时，吴老回家后诊视，发热虽退，但脉来紧急，呼吸迫促，不喜吮乳。天明抱起观之，则面项上隐隐现出紫黑疹点，始告之为麻疹，决不能再服寒凉之剂，若不设法将麻疹升提发泄出来，必至危殆。斯时幸家中昨晚所煎白附片半斤已煮透，即加入甘草数钱，煮沸后与服两茶杯。隔约一小时后，其麻疹已渐出，色亦转红活。又复发热，再加干姜一两，煎后频频喂之，其喘促更甚，鼻翼胸部均扇动，咳嗽声哑，哼挣不息。每半小时喂药一次，均呕吐涎痰（寒痰温化由上窍排除）。下午药味较淡，又煎附片半斤，干姜一两，甘草五钱，上肉桂二钱（泡水兑入）（处方③），日夜频频喂之。病势虽如是沉重，但麻疹逐见透达。每日仅服汤药，乳食不进。次晨仍照原方早1剂，晚1剂，三日夜共服附片六个半斤，仍继续呕吐痰涎和泄泻稀粪，疹方出透渐灰，鼻扇喘挣始平，发热亦退，且乳食已进。遂平息而愈。

麻疹虽得痊愈，但体质异常瘦弱，继以温中健胃，扶阳辅正之剂，逐日连进，调理旬余，体力渐次好转。殊健康未复，时同住一老妪，年高寿终三日，旧迷信习俗，同住人均出外躲避，吴老等亦移住旅社。值天寒阴雨，又受风寒，发热喘咳痰阻而惊怖，即以二陈麻辛附子汤（处方④）主之。服后发热退去十之八九，仍喘咳痰阻而哼挣，复以四逆二陈汤少加炙麻绒、细辛、肉桂（处方⑤）。服后旋即呕吐涎痰，每服即吐，吐后又服，所吐纯系涎白痰。有时竟见口眼㖞斜，欲作抽风之状。又以重剂四逆汤加上肉桂、法夏、公丁、天麻、细辛（处方⑥）大剂连进。盖虚寒已极之证，惟有扶阳抑阴一法。若改用寒凉之剂，则药不对证。滋补或表散之药，更不相宜。打风消食，尤伤元气。故始终以白通、四逆汤加味（处方⑦），日夜连进，务将寒痰逐尽，邪阴消灭，真阳复元为止。坚持到底，决不动摇。照原方继续连进4剂后，其寒痰已尽，始渐好转。再进四逆汤（处方⑧）5剂，诸症悉退。最后以四逆汤加入北口芪、党参、元肉、上肉桂（处方⑨），连服五剂，遂得转危为安。

诊断：麻疹危证。

辨证：阳虚阴盛，寒痰内壅，疹出难透，证转危笃。

治法：扶阳抑阴，温化寒痰，益气托毒。

方剂：①桂枝汤；②芍药甘草汤加麦冬（误治）；③大回阳饮；④二陈麻辛附

子汤；⑤四逆二陈汤加炙麻绒、细辛、肉桂；⑥重剂四逆汤加上肉桂、法夏、公丁、天麻、细辛；⑦白通、四逆汤加上肉桂、公丁、法夏、茯苓、砂仁（药物组成原书省略）；⑧四逆汤（药物组成原书省略）；⑨四逆汤加入北口芪、党参、元肉、上肉桂。

药物：①桂尖三钱（9g），杭芍三钱（9g），甘草二钱（6g），生姜四钱（12g），大枣三枚，粳米一小撮；②杭芍三钱（9g），甘草三钱（9g），麦冬三钱（9g）；③附片半斤（240g），干姜一两（30g），甘草五钱（15g），上肉桂二钱（6g）（泡水兑入）；④附片三两（90g），麻黄二钱（6g），细辛一钱半（4.5g），法夏三钱（9g），陈皮三钱（9g），茯苓四钱（12g），甘草二钱（6g），生姜六钱（18g）；⑤附片三两（90g），干姜六钱（18g），肉桂二钱（6g），法夏三钱（9g），陈皮二钱（6g），茯苓四钱（12g），甘草三钱（9g），炙麻绒一钱（3g），细辛一钱（3g）；⑥附片五两（150g），干姜一两（30g），上肉桂三钱（9g），公丁二钱（6g），法夏三钱（9g），天麻三钱（9g），细辛一钱半（4.5g），甘草三钱（9g）；⑦附片四两（120g），干姜八钱（24g），上肉桂三钱（9g），北口芪八钱（24g），潞党参五钱（15g），元肉五钱（15g），炙甘草三钱（9g）。

（乙）吴老五小儿，生甫1岁，于1938年3月，因饮食不节，忽而大便泄泻，随即下利红白，腹痛里急后重。服槟芍顺气汤一二剂而愈（槟榔二钱，杭芍四钱，枳壳二钱，厚朴二钱，广木香八分，大黄一钱，黄芩一钱，甘草一钱）。利疾愈后旬日，体质尚未复元，抱出街游玩，回家后，旋即发热，涕清咳嗽，当即以桂麻各半汤（处方①）治之。服后发热未退，症状未减，见其目微红多泪，有出麻疹之状。因患利后体较弱，乃以麻辛附子汤加生姜、甘草（处方②）辅正除邪，温散托毒而开提之。服后面上已略现红疹，但色象不鲜，发迷无神，已现少阴证但欲寐之病情。遂将附片加倍（处方③），又服1剂，头面颈项及胸背虽已渐出，但疹出较慢，其色微现青紫而淡红，且仍发迷无神，再以大剂白通汤（处方④）扶助元阳而托疹毒外出。服后胸部以上疹已渐出，而下半身及四肢仍未见点，色仍黯淡不红活，发热咳嗽，沉迷无神而加哼挣，不多吮乳，舌苔白滑，小便如米泔汁。当时吴老已微觉惊惶，但有顷即镇定，思维再三，因无邪热症状，寒凉之剂绝不敢轻试。根据沉迷无神，疹出性慢，色象不鲜，确系阳虚病情，除扶阳辅正外，别无他法，故仍以大剂四逆汤（处方⑤）主之。不料服1次后，病势反而加重。症见发热目瞑，呼吸喘促，鼻翼胸部扇动，小便不利，用手轻捻其阴茎，始滴出数点小便，色如米汤，大便不解，声哑龂牙，喘咳哼挣不已，乳食不进，颈软头不能仰，颜面色象青黯。麻疹仍未出透，色仍黯淡不鲜。此种症状，严重已极。但吴老抱定阴证之实据，以为证转危笃之因，实系病重药轻，药不胜病，犹兵不胜敌，故服后有此反映，遂决定仍以大剂四逆汤加上肉桂、茯苓（处方⑥）主之。药煎成后，隔半小时喂1次，服后即呕吐涎痰碗许，药液稍淡，下午又煎1剂，频频灌之。每次服后，均呕吐涎痰，小便始渐次通利。惟喘促未减，胸部扇动之状隔被可见。次晨又照原方续服。如此坚持早1剂、晚1剂，三天三夜共服附片六个半斤，疹才出透而转红活，随即渐灰落屑，脉静身凉，一切严重症状完全消失，并能稍进稀粥吮乳矣。此际患儿仅微咳未愈，依照病退药减之原则，续以四逆汤加上肉桂、砂仁（处方⑦），服后咳嗽已愈，忽而颔下又红肿，两耳道流脓，仍以四逆汤加上肉桂、细辛（处方⑧），连服3剂后，颔下肿消，耳脓减少；照原方去细辛加北口芪八钱（处方⑨），连服5剂，诸症俱愈。病后调理半年余，体质始复健康。

诊断：麻疹危证。

辨证：阳虚阴盛，疹出难透，证转危笃。

治法：扶阳祛邪，益气托毒。

方剂：①桂麻各半汤；②麻辛附子汤加生姜、甘草；③前方附片加倍；④白通汤；⑤四逆汤；⑥四逆汤加上肉桂、茯苓；⑦四逆汤加上肉桂、砂仁；⑧四逆汤加上肉桂、细辛；⑨前方去细辛加北口芪。

药物：①桂枝三钱（9g），杭芍二钱（6g），麻黄一钱半（4.5g），杏仁一钱（3g），甘草一钱（3g），生姜三钱（9g），小枣七枚；②附片五钱（15g），麻黄一钱（3g），细辛一钱（3g），甘草二钱（6g），生姜三钱（9g）；③附片一两（30g），麻黄一钱（3g），细辛一钱（3g），甘草二钱（6g），生姜三钱（9g）；④附片二两（60g），干姜五钱（15g），葱三茎；⑤附片四两（120g），干姜五钱（15g），炙甘草三钱（9g）；⑥附片半斤（240g），干姜八钱（24g），甘草四钱（12g），上肉桂三钱（9g），茯苓五钱（15g）；⑦附片三两（90g），干姜五钱（15g），法夏三钱（9g），茯苓四钱（12g），广皮二钱（6g），砂仁二钱（6g），细辛一钱（3g），甘草三钱（9g）；⑧附片四两（120g），干姜五钱（15g），上肉桂三钱（9g），细辛一钱（3g），甘草三钱（9g）；⑨附片四两（120g），干姜五钱（15g），上肉桂三钱（9g），甘草三钱（9g），北口芪八钱（24g）。

按语（原按）： 以上两例，一由被烫伤后，一因患利疾后，正气尚未复元，均感染麻疹，反复变证而至危笃。经细审病情，掌握仲景立法立方，分析阴阳表里虚实寒热，对证施治，方免错误。如施以清热解毒之剂，则万无生理。事实证明，初时药力不足，病情愈治愈重，加大剂量以后，始得转危为安。

按语（编者按）： 吴老医案，记录真实完整，例如本案将烫伤、痢疾致患儿体弱，尚未复原之经过，以及麻疹治愈后，因体弱又受风寒所引发之新证均作详细交代，所有治疗过程一目了然，即使是辨证有误（吴老本人误辨或其他人误辨），吴老也一一如实体现，并不刻意掩盖和隐瞒，更不弄虚作假，夸大疗效。医学是实事求是的科学，吴老于临证中讲求实际，追求真理，练就精湛医术，悬壶济世，活人无数，令后辈敬仰追慕。

（15）麻疹后转"肺炎"虚寒重证治愈三例

（甲）罗某之子，3岁，住昆明如意巷。于1939年3月患麻疹，住某医院治疗。因转变"肺炎"，病势严重，该院认为病转危笃，已感束手，遂出院回家。当延吴老诊视之时，患儿麻疹虽免，但脉搏沉细而紧，颜面含青黯，唇口紫乌而焦燥，舌苔白滑而厚腻，指纹青紫出二关，大便鹜溏，小便短赤。咳嗽喘促，声音嘶嗄，午后夜间发热，食少无神。根据以上病情，已成为太少二阴虚寒重证，寒痰邪阴内壅，阳不足以运行，遂见以上症状。当即用四逆汤加肉桂、公丁香、法夏、茯苓（处方①）以扶阳抑阴治之。次日复诊，据病家自述："服药后，旋即呕吐不少涎痰，大便泄泻数次"。当视其发热、咳嗽、喘促等证已减轻十之六七，且能熟寐，面唇青黯之色稍退，唇亦较润，仍照原方将附片加为二两，去丁香，加苍术二钱（处方②）。第三日续诊，据病家云："服药后又吐涎痰2次，发热已退，小便较长，泄泻亦止，喘促已平，并能进稀粥"。当视其面唇青黯已退去十之八九，唇转红润，白苔已退其半，小便虽黄而长，神食亦较增，声音已恢复正常，尚微咳稍喘，以四逆汤加砂仁、法夏（处方③）连服2剂。第五日续诊，面色已转红润，舌苔全退，喘咳已愈，再以四逆汤加北口芪五钱、潞党参四钱、砂仁二钱（处方④），连服2剂，食增神健，诸病全瘳。

诊断：麻疹后转"肺炎"虚寒重证（太少二阴虚寒重证）。

辨证：寒痰邪阴内盛，阳不足以运行。

治法：扶阳抑阴，温化寒痰。

方剂：①四逆汤加肉桂、公丁香、法夏、茯苓；②前方附片加为二两，去丁香，加苍术二钱；③四逆汤去甘草加砂仁、法夏；④四逆汤加北口芪五钱、潞党参四钱、砂仁二钱（该处方中四逆汤之药物组成原书省略）。

药物：①附片一两二钱（36g），干姜五钱（15g），甘草二钱（6g），公丁香一钱（3g），法夏三钱（9g），茯苓五钱（15g），肉桂（剂量原书未注明）；②附片二两（60g），干姜五钱（15g），甘草二钱（6g），法夏三钱（9g），茯苓五钱（15g），苍术二钱（6g），肉桂（剂量原书未注明）；③附片二两（60g），干姜五钱（15g），砂仁二钱（6g），法夏三钱（9g）。

（乙）朱某之女，5岁，住昆明市晓东街。于1939年出麻疹，住某医院诊治，麻疹免后，转变"肺炎"，病势沉重，遂出院回家。延吴老诊视，其脉来沉弱，面色青黯，唇口淡红而焦，舌苔白厚而燥，不渴饮，夜发潮热，形神瘦弱，咳嗽气短而喘促，腹痛食少。根据以上病情，属于素禀不足，麻疹免后，正虚阳弱，寒湿内伏上逆于肺，阳不足以运行所致。法当温中扶阳、开提肺气、化痰止咳，以四逆二陈汤加味（处方①）主之。

次日复诊，喘咳已减轻，唇舌较润，面色青黯稍退，饮食略增，夜烧已退，照原方再服1剂。第三日续诊，喘咳止，精神饮食较增，白苔退去十之八九，唇舌已转红润，颜色青黯退去十之七八，续以四逆汤加砂仁、肉桂、茯苓（处方②）连进3剂，津液满口，食增神健，诸病痊愈，并复健康。

诊断：麻疹后转"肺炎"虚寒重证。

辨证：素禀不足，麻疹免后，正虚阳弱，寒湿内伏上逆于肺，阳不足以运行。

治法：温中扶阳，开提肺气，化痰止咳。

方剂：①四逆二陈汤加味；②四逆汤加砂仁、肉桂、茯苓。

药物：①附片一两五钱（45g），均姜五钱（15g），法夏三钱（9g），陈皮二钱（6g），茯苓四钱（12g），肉桂三钱（9g），砂仁二钱（6g），细辛一钱（3g），五味八分（2.5g），甘草二钱（6g）；②附片一两五钱（45g），均姜五钱（15g），肉桂二钱（6g），砂仁二钱（6g），茯苓四钱（12g），甘草二钱（6g）。

（丙）杨某，住昆明大绿水河，有一女生甫半岁。于1958年出麻疹，已灰，忽转"肺炎"，发热喘咳，喉间痰鸣，鼻翼扇动，面含青象，指纹青紫出二关，大便泻绿水，小便短赤。此系疹后元阳内虚，寒痰壅闭，肺肾之气不接，清肃不降而成是证，即以小青龙汤加附子（处方①）主之。服后旋即呕吐涎痰盏许。次日复诊，喘咳稍减，发热已退其半，再以四逆二陈汤加肉桂少佐麻绒，细辛（处方②）主之。服后，又吐不少涎痰，喘咳已去十之八九，鼻扇痰鸣已止，大便转黄而溏，小便已较长而淡黄，并略进稀粥，颜面指纹已转红活，仍照原方去麻辛、陈皮（处方③），连服2剂而愈。

诊断：麻疹后转"肺炎"虚寒重证。

辨证：出麻疹后，元阳内虚，寒痰壅闭，肺肾之气不接，清肃不降。

治法：扶阳抑阴，宣通肺肾，温化寒痰。

方剂：①小青龙汤加附子；②四逆二陈汤加肉桂、麻绒、细辛；③前方去麻绒、细辛、陈皮。

药物：①附片一两（30g），干姜四钱（12g），法夏二钱（6g），细辛一钱（3g），麻黄一钱（3g），五味五分（1.5g），桂尖三钱（9g），杭芍二钱（6g），甘草二钱（6g）；②附片一两五钱（45g），干姜四钱（12g），法夏二钱（6g），陈皮二钱（6g），茯苓四钱（12g），肉桂二钱（6g），甘草三钱（9g），炙麻绒一钱（3g），细辛八分（2.4g）；③附片一两五钱（45g），干姜四钱（12g），法夏二钱（6g），茯苓四钱（12g），肉桂二钱（6g），甘草三钱（9g）。

按语（原按）："肺炎"系西医病名，中医则应分为肺热、肺寒或肺燥等证。针对寒热虚实之病情实据，灵活处方治疗。如一见肺炎，不辨寒热，辄以清凉解毒之剂任意消炎，则贻误不浅矣。以上三例，均系体质虚寒，湿痰内盛而成肺炎寒极严重之证，故主以扶阳温化之剂，均奏全功。如系邪热肺燥之炎证，又当以养阴清肺生津润燥之剂治之，方能收效。

（16）疹后邪热灼肺治愈一例

王某之男孩，3岁，出麻疹免后，身热不退，喘咳痰滞，唇焦，舌苔白厚而燥，指纹紫红，脉洪数，壮热烦渴，小便短赤，鼻干，目多眵。此系疹后真阴内虚，邪热灼肺，津枯液燥，以人参白虎汤加味（处方①）主之。次日复诊，患儿脉静身凉，烦渴减，喘咳松，以生脉散加味（处方②）治之。第三日复诊，津液满口，喘咳已平，食量较佳，再以调补气血之剂（处方③），连服 2 剂而愈。

诊断：麻疹后邪热灼肺变证。

辨证：出麻疹后，真阴内虚，邪热灼肺，津枯液燥。

治法：清肺化痰，益气养阴。

方剂：①人参白虎汤加味；②生脉散加味；③自拟调补气血剂。

药物：①米洋参一钱半（4.5g），石膏四钱（12g），知母三钱（9g），甘草二钱（6g），寸冬三钱（9g），尖贝一钱（3g），五味五分（1.5g），粳米一撮；②米洋参二钱（6g），寸冬四钱（12g），五味八分（2.4g），甘草一钱（3g），生地三钱（9g），尖贝一钱半（4.5g），杭芍二钱（6g）；③黄芪六钱（18g），当归三钱（9g），生地二钱（6g），党参三钱（9g），元肉三钱（9g），炙草一钱（3g）。

按语（编者按）：出麻疹免后，身热不退，喘咳痰滞，唇焦，舌苔白厚而燥，指纹紫红，脉洪数，壮热烦渴，小便短赤，鼻干，目多眵。为疹后真阴内虚，邪热灼肺，以人参白虎汤加味清热益气生津，兼以化痰。服后脉静身凉，烦渴减，喘咳松，以生脉散加味增强益气养阴之力，再服调补气血之剂而愈。麻疹后期，吴老用麦冬、五味子、生地、杭芍，养阴而不滋腻留邪。

（17）麻疹后湿热下利治愈一例

王某之女，5 岁，麻疹免后，下利红白，腹痛里急后重，不思饮食。系麻疹后，湿热相阻遏所致，以槟芍顺气汤（处方①）主之。服后，大便畅利三四次。次日复诊，红白利已减十之八九，仍照上方加减（处方②）治之。第三诊利止食增，续以调补气血方（处方③），连服 2 剂而愈。

诊断：麻疹后湿热下利变证。

辨证：出麻疹后，湿热阻遏，下迫于肠。

治法：清热解毒，燥湿止利，调气和血。

方剂：①槟芍顺气汤；②芍药汤加减；③自拟调补气血剂。

药物：①杭芍四钱（12g），槟榔二钱（6g），枳壳二钱（6g），厚朴二钱（6g），木香一钱（3g），前仁二钱（6g），大黄二钱（6g），甘草一钱（3g）；②当归四钱（12g），杭芍四钱（12g），前仁二钱（6g），莱菔子一钱半（4.5g），椰片二钱（6g），黄芩一钱（3g），枳壳一钱（3g），甘草一钱（3g）；③党参四钱（12g），口芪四钱（12g），西砂一钱（3g），当归三钱（9g），黑姜二钱（6g），元肉三钱（9g）。

按语（编者按）：麻疹免后，湿热阻遏致下利红白，腹痛里急后重，不思饮食，以《温疫论》槟芍顺气汤清热解毒，行气通腑。服后大便畅利，红白利大减，再予芍药汤加减化裁清热燥湿，调和气血，续以调补气血而愈。

（18）疹后虚寒咳嗽治愈一例

张某之子，5岁，四川人，住昆明金碧路。出麻疹后，咳嗽已月余，面足浮肿，舌苔白滑，脉息缓弱，食少无神，夜则潮热，四肢厥冷。此系正虚阳弱，寒湿内伏，上逆于肺，以致久咳不止。法当扶阳温化，以四逆二陈汤少佐麻辛（处方①）主之。服后，呕吐不少涎痰，大便亦泄泻数次。第二日复诊，咳嗽较减，小便渐长，浮肿已消其半，当照原方去麻辛加肉桂二钱（处方②），连进2剂。夜间潮热退，咳嗽浮肿已愈十之八九，肢冷已回温，神食较佳，仍照原方去广皮加砂仁二钱，口芪四钱，白术二钱（处方③），连服三剂而愈。调养月余后，恢复健康。

诊断：疹后虚寒咳嗽变证。

辨证：正虚阳弱，寒湿内伏，上逆于肺。

治法：扶阳抑阴，温化寒湿。

方剂：①四逆二陈汤加麻绒、细辛；②前方去麻绒、细辛，加肉桂（即大回阳饮合二陈汤）；③前方去广皮，加砂仁、口芪、白术。

药物：①附片二两（60g），干姜五钱（15g），广皮二钱（6g），法夏三钱（9g），茯苓四钱（12g），炙麻绒一钱（3g），细辛一钱（3g），甘草二钱（6g）；②附片二两（60g），干姜五钱（15g），广皮二钱（6g），法夏三钱（9g），茯苓四钱（12g），甘草二钱（6g），肉桂二钱（6g）；③附片二两（60g），干姜五钱（15g），法夏三钱（9g），茯苓四钱（12g），甘草二钱（6g），肉桂二钱（6g），砂仁二钱（6g），口芪四钱（12g），白术二钱（6g）。

按语（编者按）：出麻疹后，正虚阳弱，寒湿内伏，上逆于肺，致久咳不止，先以四逆二陈汤少佐麻辛扶阳抑阴，温化寒湿。服后，呕吐涎痰，大便泄泻，咳减，小便渐长，浮肿消其半。寒湿邪气得除，遂加强温阳扶正药力，以原方去麻辛加肉桂，即大回阳饮合二陈汤。待咳嗽浮肿愈十之八九，肢冷回温，神食较佳，以温中益气扶正之法调理而愈。

（19）疹后阴虚阳燥治愈一例

王某之子，5岁，出麻疹后，邪热内伏，阴虚阳燥，发热八九日不退，脉息沉数，唇焦舌燥，渴思冷饮，虚烦不寐，大便不解已五六日，小便短赤。以温补之剂服之，病势更甚。此系少阴热化之证，拟以黄连阿胶鸡子黄汤（处方①）主之。次日再诊，患儿烦止得寐，身热退去十之八九，唇舌已回润，再以生脉散加味（处方②）治之。第三日复诊，患儿脉静身凉，津液满口，二便通利，续以前方去生地、玄参，加口芪六钱、当归三钱（处方③），补中益气，养阴生血，连服2剂，食增神健，诸病俱愈。

诊断：疹后阴虚阳燥变证（少阴热化证）。

辨证：出麻疹后，邪热内伏，阴虚阳燥，心肾不交。

治法：滋阴清热，交通心肾。

方剂：①黄连阿胶鸡子黄汤；②生脉散加味；③前方去生地、玄参，加口芪、当归。

药物：①黄连一钱半（4.5g），黄芩二钱（6g），杭芍四钱（12g），阿胶二钱（6g）（烊化兑入），鸡子黄1枚（搅化兑入）。待芩、连、芍三味煎汁少冷，兑入胶黄调匀；②米洋参一钱半（4.5g），寸冬三钱（9g），五味一钱（3g），甘草二钱（6g），生地二钱（6g），玄参二钱（6g）；③米洋参一钱半（4.5g），寸冬三钱（9g），五味一钱（3g），甘草二钱（6g），口芪六钱（18g），当归三钱（9g）。

按语（编者按）：出麻疹后，邪热内伏，阴虚阳燥，发热八九日不退，脉息沉数，唇焦舌燥，渴思冷饮，虚烦不寐，大便不解已五六日，小便短赤。以温补之剂服之，病势更甚。转为少阴热化之证，先拟黄连阿胶鸡子黄汤滋阴清热，交通心肾。再以生脉散加味益气养阴。续以补中益气，养阴生血，诸病俱愈。吴老精于辨证，治疗井然有序，层次分明。

（20）麻疹并寒疝治愈一例

段某，云南石屏人，住上海福煦路和合坊。其子约1岁，体质素弱，生后即有寒疝如鸭卵。1934年5月出麻疹，初起即发热涕清、咳嗽、大便泄泻，目赤流泪，面上隐隐微现疹点，色象淡红不鲜。此属元阳内虚，抵抗力弱之证，主以麻辛附子汤加味（处方①）治之。服后，麻疹虽已渐出，但色象黯淡不鲜，发迷嗜卧无神，继以四逆汤加麻辛（处方②）治之。服后麻疹已透达，色转红润，当照此方去麻黄加法夏三钱，肉桂二钱（处方③），连服 2 剂，麻疹已灰，脉静身凉。但疹后体质较弱，腹痛疝坠，大便泄泻，唇色淡红，仍以四逆汤加味（处方④）。连进数剂，寒疝全部收回，日复健康。

诊断：麻疹并寒疝。

辨证：体质素弱，麻毒犯肺，阳虚阴盛，寒气内结。

治法：扶阳透疹，温经散寒，理气止痛。

方剂：①麻辛附子汤加味；②四逆汤加麻辛；③前方去麻黄加法夏、肉桂；④四逆汤加味。

药物：①附片一两五钱（45g），麻黄一钱半（4.5g），细辛八分（2.4g），陈皮三钱（9g），法夏三钱（9g），生姜一两（30g）；②附片二两（60g），干姜八钱（24g），麻黄二钱（6g），细辛一钱（3g），甘草二钱（6g）；③附片二两（60g），干姜八钱（24g），细辛一钱（3g），甘草二钱（6g），法夏三钱（9g），肉桂二钱（6g）；④附片二两（60g），干姜一两（30g），肉桂二钱（6g），小茴一钱半（4.5g），荔枝核七个（捣），炙升麻二钱（6g），白术三钱（9g），口芪五钱（15g）。

按语（编者按）：体质素弱，生后即有寒疝。元阳内虚，感受麻毒时邪，先以麻辛附子汤加味扶阳透疹，温经散寒。继以四逆汤加麻辛增强温阳托毒之力，服后麻疹透达，色转红润，去麻黄之表散，加法夏、肉桂，连服 2 剂，麻疹已灰，脉静身凉。但疹后体质较弱，腹痛疝坠，大便泄泻，以四逆汤加小茴、荔枝核、炙升麻、白术、口芪散寒止痛，益气升阳。连进数剂，寒疝全部收回。

8. 征引麻疹误治案例

吴老编著《麻疹发微》旨在便利临床掌握，故偏重于辨证与治疗，附录以上较多验案，以供同道及后学参究。在验案之后，又征引夭折病例 8 则（14 例），以作误治之戒，读后颇有感悟。

（1）麻疹误服寒凉药死亡一例

吴老之三弟，体质素健。年五岁时，感染麻疹，正发热出疹之际，因流鼻血，值村邻请陈某医生治病，即便延之一诊。医断为心火旺盛，投以栀子、连翘、竹叶、灯心等苦寒之剂。斯时，吴老母亲谓竹叶、灯心药性太凉，恐药不对证，而吴老父亲则信医生主张，遂将此药煎服，不料服药 1 次后，其已出色红活之麻疹旋收，吴老母亲无医药常识，只知竹叶、灯心性寒凉，而不识栀翘等药苦寒更甚，仅将竹叶、灯心捡去，又煎服 1 次，致使病势更重。症见喘促声哑，鼻翼胸部均扇动，四肢厥冷，发热哼挣剉牙，腹痛泄泻。次晚夜半喘极，衰脱而逝，即"病家苦于不知医，医家苦于不知病"之后果。

吴老叹息："缘吾弟为一活泼健康之小儿，当麻疹正发泄外出之际，竟被误施苦寒之药两盏而夭折，殊堪永叹！当时余亦感染而出麻疹，并未服药，发热三日透出，平安无事。若误服苦寒之剂，亦不免变证危笃，安能寿享高龄而年逾七旬乎！"以自身经历告诫后学误用寒凉之弊，可谓痛心疾首。

（2）麻疹过服表散药死亡二例

1907 年春，值家乡麻疹流行，有同学董某者，已学医 3 年，经验尚属缺乏。当时药价颇廉，在外购买部分发表之剂，回家送诊送药。因边僻之乡，医药缺乏，多数病家都来就诊。有麻疹刚出之患儿，服发表药 1 剂或 2 剂即透出而愈。当时董医之二兄、三兄各有一子，约三四岁，亦感染出疹，因家中医药方便，任意取服。初服一二剂觉麻疹渐出，再服一二剂，仍出不透，遂加量升提发表。不料服五六剂后，不惟麻疹不出，发热亦不退，竟风动抽掣，相继夭亡。此后董某返城向吴老谈及："何以外人求诊给药一二剂即愈，家中小孩，反相继而亡？"吴老答曰："对外人不收诊费药费，服一二剂既已渐次透出，则患儿之父母不便再来求诊。未经过于表散，元气未伤，故透出后平安无事。君家中医药方便，任意发表，表散过甚，元气耗伤，无力托送麻疹之毒外出而反内攻，毒邪内壅，邪正相攻，正不胜邪，遂风动抽掣相继而亡。此由学医时间尚短，学识经验不足，不知辨证论治之原则，安能不误治变证最速之小儿麻疹哉。"于是伊始省悟过表之误。

吴老按：发表药之类，即升麻葛根汤加羌活、紫苏、荆芥、薄荷、防风、白芷、柴胡、或加麻黄、桂尖、银花、连翘、牛蒡子等。此类药物，只治标不固本，因小儿气血未充，脏腑柔嫩，身体脆弱，故用药不能过于克伐伤正，免损生生之气而致抽风夭亡也。

（3）麻疹误治转阴证夭亡二例

谈到这类误治夭亡病例，吴老说："余出师后，在四川会理县鹿厂街行医五年，因学识经验粗浅，凡诊视麻疹一证，既不敢用寒凉之药，更不敢施以温热之剂，只知用升提发表或稍加清凉解毒之法。虽治愈者亦多，但病情如有变化，即无法辨证论治，惟有束手待毙而已。"

本街王某之女，约五岁，体尚健壮。于1913年3月出麻疹，延某医诊视，其方用升麻葛根汤重加银花、栀子、连翘、玄参、大力子、生地等升提发表清热解毒之剂，随经数次复诊，均以上方加减治之。患儿始服疹已渐出，继则不易出透，数日后，忽见四肢厥逆，冷过肘膝，鼻翼扇动，声哑剉牙，痰鸣气喘，大便泄泻，后易数医无效，始延吴老诊视。见其症状危殆，未能主方。是晚夜半，大汗喘极，寒痰壅阻，虚脱而逝。

是年三月，有鹿厂观音桥郑某之第三子，年约三岁，亦出麻疹，延某医服发表寒凉药数剂。疹尚未出齐，忽而气喘鼻扇，声哑剉牙，四肢厥逆，延吴老诊视，病已危殆，未敢拟方。是晚夜半，大汗喘极，痰阻虚脱而逝。

吴老按：此两儿均系服发表清凉之剂过甚，而转变为阴盛逼阳虚脱之证。深惜当日无良医辨别阴阳，早施大量回阳救逆之剂，以致酿成不可救药之绝证，良可慨叹。

（4）麻疹误药夭亡二例

1917年3月，有李某者，住会理城内南街。有双胎二子约岁半，均出麻疹，延某医施以清凉解毒之剂，并加大黄。李亦略知医，当讯："出麻疹后，大黄合用否？"该医答曰："未出之前不能用，既出而后可以用。"不料其第一子服后，泄泻数次，是晚虚脱而逝。乃更医诊视第二子，其母煎药喂之。此子谓"药苦"，不肯服。伊母尚云"吃药当然苦"，又强灌之。有顷，患儿目上视，面青，吐沫而逝。斯时，因火炉上同煨两个药罐，一系以鸦片烟渣煮水作外洗之用，一系此子所服之药。李追问其妻，始知误灌鸦片烟水，此两子一被医生误药而亡，一为其母误毒身死，可不戒哉！

（5）麻疹误服寒凉死亡一例

束某，云南禄丰县人，有儿孙12人，均出麻疹，延当地中医何某诊视，三日内竟夭亡九人，真属骇人听闻，友人建议另换医诊治，束答曰："此乃天数使然，换医亦是死"，渠竟执迷不悟如此。观何医生所主之方药，始而表凉，继则养阴清热，如桑菊银翘散加石膏及养阴清肺汤等。故麻疹初发热现点时，服一二剂后，即凝毒内陷，证变声哑剉牙，喘挣不息，面唇青黑，痰阻衰脱而逝。若非误施寒凉，其死亡决不至如是之多而速也。《保赤三书》庄在田曰："人无误生之病，而有误人之医，医无误人之心，而有误人之技。"行斯道者，在辨证论治上，阴阳莫辨，虚实寒热不分，一遇麻疹流行，辄以清凉苦寒之剂投之，以致凝毒内陷，元气大伤，邪正相攻，正不胜邪，变证危笃，安有不死之理。似此误人之医，即应回头猛省，努力钻研，提高技术，方能为人民健康服务。

（6）麻疹误服石膏夭亡二例

刘某，男，年三十，云南大理人，住昆明市端仕街。某年来就诊时云："伊有一子5岁，一女3岁"，于1926年3月均出麻疹。延某医诊治，施以表凉之剂，每剂均有石膏，并加犀角。服一二剂后，子女相继夭亡。"言之尚感叹流泪，念余年后，渠又来就诊，尚谈及自两孩夭折后，至今并未生育而乏后嗣矣。可见治疗麻疹不辨寒热虚实，动辄用石膏之害。

（7）麻疹误服石膏等剂夭亡二例

李某，云南昆阳人，年二十七。于1927年3月与其妻来寓就诊谈及，因来昆明游览，值麻疹流行，长女5岁，感染出疹，即抱至东门街某医处就诊，服石膏、栀翘等3剂而夭亡，一子甫2岁，亦感染出疹，其妻主张易医，渠云或许是女孩命尽，仍请该医试试。不料抱去一试，仍服石膏、栀翘等药2剂，又转危而夭折。其夫妇竟因之争吵而患肝胃气痛病，此亦不辨寒热，误服寒凉而夭折之例证。

（8）麻疹食冷甜白酒夭亡二例

李某，男，年三十，住昆明市北后街，于1927年3月，其妻患病延吴老诊治，言及彼有一子4岁，一女2岁，均患麻疹。正发热外出之际，因食冷甜白酒（即糯米酒）较多，致麻疹旋收，症见声哑剑牙，喘咳痰涌，相继而亡。吴老思甜白酒之性，可能滋腻而寒凉，故服后促使麻疹旋收，疹毒内攻而转危亡。

（9）麻疹坏证夭亡一例（附麻疹顺证治愈四例）

吴某，四川人，住昆明市大西门小哑巷。有女孩四人，约3~4岁，于1927年3月初，均患麻疹。延吴老诊治，因皆系顺证，当即主用桂葛汤加荆防薄荷等药加减，服二三剂，均已顺利痊愈。伊另有一男孩，约岁半，继续感染麻疹。仍延吴老诊治，亦主用桂葛汤加薄荷、防风。服后其麻疹正发泄外出之际，患儿在房中以被盖卧，颇觉平安。后因其岳母赶来主张谓，你年近四旬，仅此一子，何以乱请中医诊治，应急速抱去医院诊视为幸。渠遂于匆忙中将患儿抱出房门一看，不料麻疹正出，一见凉风，即隐隐不明，遂急送法国医院诊治，回家后，麻疹反收回不现，喘挣不已。又慌忙抱往惠滇医院治疗。到抱回后，愈见沉重，始复延吴老诊视。此时，指纹黑透三关，面色青黯（阴象毕露），咳嗽痰声辘辘（寒痰内壅），喘挣鼻扇（肺肾之气不接），昏迷不省（阳神将脱），麻疹已收回。此种症状，危殆难挽，将辞不治，然渠求救甚切，不忍坐视，姑拟四逆汤回阳救逆尽心而已，但药尚未煎好，未曾服下，竟喘极痰涌，衰脱而逝。此因重男轻女，慌乱求医之误，而致促其夭折也。既后渠尚来舍间，向吴老道歉。并言及被其岳母督促主张，因仅一男孩，自己竟慌忙无主，遂致贻误，后悔莫及，实对不起医生，特来道歉，请为原谅云云。

（二）常用独特方剂及药物

1. 方剂

（1）四逆汤 - 通脉四逆汤 - 大回阳饮

①四逆汤

四逆汤来源于《伤寒论》，以治四肢厥冷而得名，为《伤寒论》回阳救逆之主方。原方以生附子大辛大热温扶阳气，祛散寒邪为主药，辅以干姜辛热温中逐寒，协助附子加强回阳之力，佐以甘草温补调中，共达回阳救逆之功。

四逆汤是吴老论述和运用最多的伤寒经方，为其治疗阳虚阴寒证的主要方剂。吴老谓："四逆，回阳之方也，以干姜温气，则上焦之阴寒散而外阳回矣。以附子温水，则下焦之阴寒散而内阳回矣。得甘草之和中，则姜附之力合，上下连成一气，而旭日当空，表里之阴霾自散"。指出四逆汤是脾肾先后天阳气兼顾之方，能治几百种寒湿或虚寒大病，因病加减，应用无穷，不但奇效，且有起死回生，却病延年之功。认为"世之患脾胃病，消化不良，或上吐下泻，以及痞满肿胀等证，虽属后天脾胃之疾，而先天心肾之衰弱，实为主要原因。但是，如只重视先天心肾，忘却后天脾胃，亦属片面看法"。强调对阳虚阴寒证的治疗，温扶先天心肾阳气与调补后天脾胃同等重要。

本方有回阳救逆之功，起死回生，易如反掌，实补火种之第一方，使用得当，因病加减，应用无穷，可治百病。《伤寒论》六经，可用于四经：太阳证用之以温经；太阴证用之以治寒湿；少阴证用之以救元阳；厥阴证用之以回厥逆。

对于运用四逆汤的体会，吴老引《医理真传·卷二·阳虚证问答》之论："四逆汤一方，乃回阳之主方也，世多畏惧，由其不知仲景立方之意也，夫此方既列于寒入少阴，病见爪甲青黑，腹痛下利，大汗淋漓，身重畏寒，脉微欲绝，四肢逆冷之候，全是一团阴气为病。此际若不以四逆回阳，一线之阳光即有欲绝之势，仲景于此专主回阳以祛阴，是的确不易之法。细思此方，既能回阳，则凡世之一切阳虚阴盛为病者，皆可服也，何必定要见以上病形而始放胆用之，未免不知几也。夫知几者，一见阳虚证而即以此方，在分量轻重上斟酌，预为防之，方不致酿成纯阴无阳之候也。酿成纯阴无阳之候，吾恐立方之意固善，而追之不及，反为庸庸者所怪也。怪者何？怪医生之误用姜、附，而不知用姜附之不早也"。吴老认为郑钦安此段论述极为精辟，既阐明一切阳虚阴盛之证皆可用四逆汤，又指出当用而用之不早，则恐追之不及。其临床指导意义颇大，切勿草草读过。这与《伤寒论》原文第 323 条："少阴病，脉沉者，急温之，宜四逆汤。"主张早期用药，不致酿成亡阳之患的预防治疗思想完全一致。由此可见，吴老擅长运用四逆汤，不仅将其用于阳虚阴盛证已成之后，更重要的是善于抓住时机，早期治疗。

②通脉四逆汤

通脉四逆汤与四逆汤药味相同，但重用生附子，倍用干姜，破阴散寒，回阳救逆之力更峻，用之可挽回欲越之浮阳，速破内盛之阴寒，使微而欲绝之脉逐渐恢复，四肢厥逆诸症得以改善，吴老谓"治阴盛格阳无脉之重证"，故名通脉四逆汤。

③大回阳饮

大回阳饮为吴老所创，即四逆汤加辛温气香之肉桂温肝暖血，引火归原，用处极广，为治阳气衰微，阴寒内盛之方，受到后世学者的称颂。吴老谓大回阳饮"能回阳救逆，强心固肾，温中疏肝，并治一切阳虚阴盛危急大证，有起死回生之功。至若平素阳虚人弱无神者，常服数剂，易复健康，有枯木逢春，却病延年之效"。临床中针对阳虚阴盛的病因病机，随证加减可治疗各种疾病。凡症见精神萎靡，倦怠乏力，畏寒肢冷，口淡不渴或渴喜热饮，舌淡或暗胖，苔白润，脉沉无力等一切阳衰之象，均可大胆运用本方加减，有外感者可加麻黄和细辛，苔腻者加茯苓，只要辨证准确，往往可获显效。

【典型病案】

①小儿伤寒病并肠出血危证

张某之子，8岁，云南省宾川县人。1945年4月，患伤寒病已10余日，住原昆华医院治疗，病势日趋严重，遂将病儿移回家中。4月23日，改延吴老诊视。面青唇白而焦，舌质红而润，无苔，脉象弦紧，按之则空虚无力，体温潮热，日轻夜重，神识昏愦，言语昏乱，腹胀如蛊，曾大便下血2次，小便短少而赤，形体瘦羸。此系患伤寒病，寒入阴分，致腹中阴霾四布，元阳大虚，已成危证，恐有生阳将脱之虞。当以扶阳抑阴治之。然温热之药服后，触动阴寒，必有吐泻之状，由于正气太虚，一线残阳将脱，唯恐吐泻之时，又易痰鸣气喘虚脱，思维再三，只有背城一战，方有挽回之机，犹豫迟疑，错过病机，则追之莫及矣。急以通脉四逆汤加上肉桂主之。

黑附片100g，干姜26g，生甘草10g，上肉桂10g（研末，泡水兑入），葱白2茎。

是晚七时，张君复来寓告知，服药2次，旋即呕吐涎水，继则泄泻黑粪，腹胀已消去其半，幸未气喘痰鸣，唯精神太弱。当即告之，已有转机，宜原方再进1剂。

24日晨复诊。昨日服药后吐泻，腹胀若失，弦紧脉象已平，潮热亦退。缘伤寒大病日久，元阳太耗，鼓胀虽消，而邪阴未净，阳神未充，散乱无主，尚见沉迷无神，时有烦乱说昏话。然病情已有转机，毋须置疑，仍以扶阳抑阴主之。

附片130g，干姜26g，上肉桂13g（研末，泡水兑入），西砂仁4g，茯神16g，炙远志3g，生甘草4g。

25日三诊。服昨方后已不再吐，大便溏泻3次，色已转黄，此系胃阳来复之兆。烦乱已平，神识亦清明，体温、脉搏已转正常。稍进食物，病势逐渐减退，大有转危为安之象，可期痊愈矣。唯阳神尚虚，邪阴未净，仍以扶阳扶正主之。

附片130g，干姜26g，上肉桂10g（研末，泡水兑入），西砂仁6g，法半夏6g，炙远志6g，炙冬花6g，茯神15g，甘草6g。

26日四诊。唇舌红润，脉较有神，精神较佳，饮食大增，已无他痛苦，继用黄芪四逆汤加味调理数剂而愈。

附片 130g，干姜 26g，上肉桂 10g（研末，泡水兑入），北口芪 15g，炙远志 6g，生甘草 6g。

②牙痛

严继林老师在"吴佩衡治疗阳虚阴寒证的学术经验"一文中记载了一例吴老为他医治门牙肿痛的病案："至今令我记忆犹新、终生难忘的是，我在昆明求学时，有一次门牙肿痛口唇牙龈高凸，恶寒特甚，头痛体困，手足逆冷，口不渴，唇龈虽高肿，但皮色青乌，舌苔白滑质青，脉沉细而紧。请吴老诊治，处予大剂四逆汤加味。附子 90g，干姜 45g，炙甘草 9g，肉桂 12g，麻黄 12g，北细辛 6g。

服后诸症旋即消失而愈。牙痛一症，方书多认为热证，特别是急性者，最易误诊，但吴老据十六字诀辨为阴证，而处予大辛大温、引火归原之剂取效，可谓胆识过人，令人折服。

③寒闭（误服蚕砂酒引发危证）

1924 年 2 月，曾治一奇证，颇险。有姚姓之女，年十八，因上年患白喉证服寒凉药过多以致信期不调，三五月一至，时时"发瘀"。此系阳虚血寒已极无疑。该女因天癸数月不至，用蚕砂二两泡酒服之，冀使通达，殊料服两小盏后，经亦未通，骤发危象。始延某医诊视，断言无救，未拟方而去。随即延吴老诊视之，六脉俱绝，唇爪俱黑，面目全身皆发青，牙关紧闭，用物拨开，见口舌亦青黑，四肢厥逆，不省人事，气喘欲脱。缘由体素虚寒，且服过量蚕砂酒，亦系寒凉之物，致成纯阴无阳之候，病情险恶。吴老始疑无救，然口中气息尚存，不忍坐视而归。若用他药，恐为时不及，急以上肉桂泡水灌之，偶咽下一二口，觉气稍平。又速频频灌喂，喘息渐定，稍识人事，目珠偶动，呼之乃应。继而复诊，脉仍不见应指。吴老思寻之，暴病无脉系闭，久病无脉乃绝。此乃暴病所致，肉桂强心温暖血分之寒，服之气机稍回，必有生机。约两小时方过，病者始能言语，言其周身麻木，腹中扭痛，忽而大泻酱黑稀便。再诊，脉隐隐欲现，色象稍转，气微喘，扶之以卧，试其舌，青黑冰指，乃以大剂回阳饮治之。

黄附片 60g，干姜 20g，上肉桂 20g（研末，泡水兑入），甘草 10g。

次日诊视，六脉俱回，轻取弦紧重按无力而空。唇舌青黑悉退，唯面部仍稍带青绿色，觉头晕，体痛，腹中冷痛，喜滚饮。此阳气尚虚，里寒未净，宜击鼓直追，方能定夺。继以上方加味治之，连服数剂，厥疾遂瘳。

天雄片 60g，干姜 12g，黑姜 12g，上肉桂心 10g（研末，泡水兑入），桂枝尖 12g，炒吴茱萸 6g，法半夏 12g，茯苓 15g，甘草 6g。

据《吴佩衡医案》所载及吴老经验介绍，其运用四逆汤主要有如下几十种加减法：

内科疾患方面：

①慢性咳喘：四逆汤合二陈汤、麻辛附子汤，名为四逆二陈麻辛汤，治一切新老咳嗽、哮喘咳嗽、咳痰清稀、白痰涎沫多者，其效颇宏。初咳用麻黄，久咳用炙麻绒。又：肺病久咳，始因风寒，久则伏肺，因手太阴肺是从湿（脾）化，本身不会燥化，故肺脏易受寒受湿，多见清涕、咳吐清痰或泡沫痰等阳虚肺寒证。若干咳无痰，唇口干，喜冷饮者，则属阴虚肺燥，但甚少见，可用二冬二母汤或养阴清肺汤之类。

②声音嘶哑：无燥热象者，多因肺气不足，风寒闭塞，或因寒痰阻滞，宜用四逆汤加麻黄、细辛，痰多加二陈汤、肉桂。三阴寒证者，常用大回阳饮加麻辛附子汤，或合二陈汤，药简效捷，功效显著。

③牙痛：三阴寒证，无外感者宜用四逆汤或大回阳饮；牙痛始因风寒侵袭，兼头痛、畏寒，舌白滑，宜用四逆汤加麻黄、细辛、肉桂（周身痛加桂枝）；虚阳上越者，用潜阳封髓丹（附子、龟板、黄柏、砂仁、甘草）加味而治，以引火归原。因齿为骨之余，内归属肾，肾阳弱，牙血管易阻塞而痛，与其他医家治牙痛之法迥然有别。

④风湿性关节疼痛：多由风寒湿邪杂合致病，使经络关节阳气阻遏不通，其疼痛或流走或固定，用四逆汤加肉桂、桂枝、细辛、苍术、薏苡仁、通草、石风丹、伸筋草等疏风除湿之品；风气偏重而游走性疼痛者，加红毛五加皮。初起兼头痛者加麻黄、羌活。膝关节疼痛加牛膝，腰背痛加狗脊或炙麻黄根。必要时加川乌、草乌，以增强祛风散寒除湿之力。细辛在本证中可用 9～15g，配附子不会发汗。忌用熟地黄、生地黄、当归、党参等滋腻滞塞之品。

⑤腰痛：腰为肾之府，肾为寒水之脏，足少阴属肾，肾虚阳弱则多见腰痛。兼见畏寒、四肢酸痛、不渴饮，用四逆汤加麻黄、细辛、桂枝、茯苓。若无外感表证，用四逆汤加细辛、桂枝、麻黄根。湿重腰坠重而痛者用肾着汤（茯苓、白术、干姜、甘草）。郑钦安治腰痛阴证，惯用麻黄细辛附子汤，或苓桂术甘汤，

而吴老常以此二方与四逆汤合用，取效更佳。

⑥胁痛：慢性肝炎，右胁疼痛、肝脏肿大、目睛发黄而晦暗、面色青黄，或无黄疸而证属阴寒者。法当温化寒湿，舒肝达木，宜大剂茵陈四逆汤加上肉桂、炒花椒、薏苡仁、败酱草、佛手等。

⑦肝硬化腹水：症见腹水鼓胀、小便短少、面足浮肿、四肢瘦削等。乃阴寒内盛、土湿木郁所致，治宜扶阳抑阴、舒肝利胆、健脾除湿。方用大剂茵陈四逆汤合五苓散加肉桂、吴茱萸、细辛、败酱草。继用茵陈四逆汤加肉桂、桂枝尖、吴茱萸、白术、茯苓、薏苡仁等扶阳温化之品。

其他原因所致腹水，属脾湿过重者，面青无神、口不渴，舌苔白滑，用大剂四逆汤加丁香、吴茱萸、花椒温化主之。属三焦水道冷凝不通者，可用大剂姜附五苓散利水。腹水肿胀严重者，可用十枣汤攻下。

⑧胸痹心痛：发作之时，心胸撮痛，憋气，甚则痛彻肩背，水米不下，痛急则面唇发青，冷汗淋漓，脉息迟弱，昏绝欲毙，危在旦夕。属下焦肝肾阴邪夹寒水上凌心肺之阳所致。治宜振奋心阳，使心气旺盛，则阴寒水邪自散。方用四逆汤合瓜蒌薤白汤加上肉桂、茯苓治之。

⑨虚寒胃痛或胃病虚寒证者：胃痛，寒证占十之八九。用四逆汤加肉桂。如小便不利加茯苓；腹胀加木香、香附。切忌滋补品。

⑩吐酸、嗳气、呕逆、腹胀、腹痛、大便稀溏，用四逆汤加肉桂、良姜、吴茱萸。腹胀剧加广木香；大便泄利加苍术。参吴老医案及临证处方，呕逆者可加法夏、丁香；食减者加砂仁；寒盛者加白胡椒；寒湿偏盛者加炒花椒。

⑪癥瘕积聚：早期为气块、血块、晚期为肿瘤。吴老常用四逆汤加肉桂、木香、台乌、香附；水气凝聚者加五苓散。

⑫低血压：多为阳气不足以运行血液上升而致，呈现头昏、目花或耳鸣，精神常感疲乏，宜四逆汤加肉桂。如无外感风寒，可加黄芪、当归、天麻更妙。令阳气充足，血液循环正常。

⑬高血压：审属阳气内虚者，用四逆汤加杜仲、天麻，头痛者加羌活、独活、白芷；失眠者加酸枣仁、远志。

⑭中风：多为平素阳虚而风邪直中，呈现半身不遂、口眼歪斜者，为太阳寒证，吴老常用四逆汤加天麻、羌活、桂枝、麻黄，散表祛风，或用四逆汤合三生

饮加味。处方：附子 150g，炙川乌 30g，炙草乌 30g，炙南星 20g，干姜 80g，甘草 10g，上肉桂 15g，细辛 6g，天麻 15g。小便不利加茯苓 30g；咳嗽加陈皮 10g，法夏 20g；手足不遂加桂枝尖 30g；脉弦紧加麻黄 10～20g，服一二剂后，去麻黄，原方连进为要。

⑮痿证：常用四逆汤加入通阳利湿之品，如苍术、桂枝、白术、薏苡仁、通草，亦可加入川乌、草乌、以除风邪。需要长期坚持服药，方能见效。

⑯阳痿早泄：四逆汤加肉桂、阳起石、益智仁等。

除上述内科病证之外，凡妇科、儿科病证，只要辨为三阴虚寒证者，吴老多用四逆汤加肉桂即大回阳饮加味，疗效卓著。均是独到而经得起验证和重复的宝贵经验。

妇科疾患方面：

①乳腺炎：外感风寒，乳房红肿胀痛，兼见恶寒、发热，苔白滑，不渴饮。用四逆汤加麻黄、细辛、生姜、桂枝、通草、香附，温经解表；表解后，肿痛未全消，用白通汤加通草，少佐细辛治之。

②妇女月经不调：多是气不纳血，血不归经。病因为外受风寒冷湿，内则悲郁气滞，故均可用四逆汤加吴茱萸、肉桂、桂枝、艾叶。

③妇女带证：多因脾湿肝寒，用四逆汤、白通汤或天雄散（天雄、桂枝、龙骨、白术）加薏苡仁以除湿。

④妇女血崩：多由气虚不能统摄血液，用四逆汤加炒艾叶；腹不痛者加阿胶、黄芪。干姜改用炮黑姜。

⑤妇女经闭：多为寒证，拟温中扶阳，以四逆汤主之。因肝郁者可加柴胡、香附；风寒所致者可加麻黄、细辛、桂枝、荆芥；咳嗽加二陈；体质较好者，可加红花、桃仁、苏木、鸡血藤等活血祛瘀。治疗原则是温经调经，忌用滋阴补血法。

⑥不孕证：治则为温经调血，四逆汤加味治之。

⑦习惯性流产：用四逆汤加黄芪、党参、白术、艾叶、阿胶。

⑧分娩困难，属产力不足者，用四逆汤加黄芪、党参、肉桂、当归。

⑨胎盘不下，轻者用肉桂 6～10g 泡水服之；重者用四逆汤。

⑩产褥热：可用麻辛附子汤，痰多者用四逆汤加麻黄、细辛。如恶热、渴饮

者禁用。

儿科疾患方面：

①小儿痘疮（指天花）：不外有余、不足二证。不足者，气之缩，多见于抵抗力薄弱者。如慢出下陷，平塌色嫩，二便自利，饮热目瞑，困倦无神之类，法宜补火，火即气也。宜四逆汤。

②小儿麻疹：吴老将其分为顺证、坏证、险证、逆证四种。其治疗经验可概括如下：

顺证：桂葛汤或升麻葛根汤加味；体弱者麻辛附子汤；热重者麻杏石甘汤，热甚者人参白虎汤。

误治而成坏证：用大回阳饮（即四逆汤加肉桂）。

险证：用大剂回阳之剂如四逆汤。

逆证：难于用药，大剂四逆汤、白通汤尚或可救。

③小儿瘰疬：为太阳寒证，为阴寒结核之阳虚证，用四逆汤加通草、桂枝、伸筋草。

（2）四逆合瓜蒌薤白汤

即四逆汤与瓜蒌薤白汤合方，用治胸痹心痛属阴证者。

【典型病案】

胸痹心痛案

杨某，年五十余，某年二月，患胸痹心痛证，曾服桂附理中汤，重用党参、于术并加当归，服后病未见减。每于发作之时，心胸撮痛，有如气结在胸，甚则痛彻肩背，水米不进。痛急则面唇发青，冷汗淋漓，脉息迟弱，昏绝欲毙，危在旦夕。此乃土虚无以制水，阳衰不能镇阴，致下焦肝肾阴邪夹寒水上凌心肺之阳而成是状。然寒水已犯中宫，骤以参术当归之峻补，有如高筑堤堰截堵水道，水邪无由所出之路，岸高浪急，阴气上游，势必凌心作痛。斯时不宜壅补过早，法当振奋心阳，使心气旺盛，则阴寒水邪自散矣。方用四逆汤合瓜蒌薤白汤加肉桂。

天雄片100g，干姜30g，薤白10g，瓜蒌实10g，公丁香10g，上肉桂（研末，泡水兑入）10g，甘草5g。

1剂痛减其半；2剂加茯苓30g以化气行水，则痛减七八分；3剂后胸痛若失。

（3）四逆二陈麻辛汤

即四逆汤合二陈汤加麻黄（或麻绒）、细辛，用治一切肺部痰饮阴证，如新老咳嗽、哮喘，咳痰清稀，白痰涎沫多者，吴老屡用有效。如果表证明显者，吴老用小青龙汤加附子，《吴佩衡医案》中有典型成功案例。

【典型病案】

见麻疹治验第（15）

麻疹后转"肺炎"虚寒重证治愈三例（第三例），第一诊用小青龙汤加附子，第二诊用四逆二陈麻辛汤。

（4）四逆苓桂丁椒汤

即四逆汤加茯苓、肉桂、丁香、白胡椒，用治一切脘腹阴寒疼痛。呕恶明显者再加半夏、砂仁等。

【典型病案】

脘腹痛案

张某之妻，年三十余，四川省会理县人。1924年6月患病，请西医治疗，病情日剧，就诊于吴老。吴老视之，舌苔白滑兼灰黑色，脉细迟欲绝，十余日来饮食不进，微喜滚饮，虽恶寒但不见发热，心痛彻背。时时感觉腹中有气上冲心胸，心中慌跳，复见呕吐，触之，腹内有癥坚痞块，痛不可当。缘由前医曾予腹部注射某药一针，其后针处硬结突起，继而扩展大如碗口。此乃肝肾阴邪为患，复因针处被寒，阴寒夹水邪上逆，凌心犯胃，如不急为驱除，缓则必殆无救。遂拟四逆苓桂丁椒汤治之。

附片130g，干姜60g，茯苓26g，公丁香13g，上肉桂13g（研末，泡水兑入），白胡椒6g（捣末，分次冲服），甘草6g。

服一剂则痛减其半，再剂则诸症渐退，痛止七八，稍进饮食。唯呕吐未止，此乃肝肾阴寒之邪未净，拟乌梅丸方治之。

附片130g，干姜60g，当归26g，上肉桂13g（研末，泡水兑入），

黄连13g，黄柏13g，北细辛6g，潞党参16g，川椒6g（炒去汗），乌梅3枚。

服一剂后，呕吐止。服二剂后，腹痛全瘳，腹内痞块渐散。继以回阳饮（即四逆汤加肉桂），兼吞服乌梅丸十余剂，始奏全功。

（5）四逆五苓散－四逆茵陈五苓散

即四逆汤合五苓散，用治肝肾病变所引起的腹水、水肿等证。值得注意的是，吴老用本方时，不用五苓散中的白术，可能是嫌其壅补，不利于水湿。

【典型病案】

①水肿（肝硬化腹水）

胡某，男，53岁，因患肝硬化腹水鼓胀，住昆明某医院，于1958年12月12日邀吴老会诊。询及由来，病者始因患红白痢证一月余，继后渐感腹胀，逐渐发展而成腹水肿胀之证。吴老视之，面色黄暗，神情淡漠，卧床不起，腹部鼓胀膨窿，已有腹水内积，肝脏肿大，触之稍硬，小腹坠胀，小便短少，饮食不进。脉象缓弱，舌苔白滑，舌质含青色。此系下痢日久脾肾阳虚，寒湿内停，肝气郁结而致肝脏肿大，肺肾气虚，不能行司通调水道、化气利水之职能，遂致寒水内停，日积月累而成腹水鼓胀证。法当温中扶阳化气逐水，拟四逆五苓散加减主之。

附片80g，干姜30g，上肉桂8g（研末，泡水兑入），败酱15g，猪苓15g，茯苓30g，甘草10g。

同时以大戟、芫花、甘遂各等量，研末和匀（即十枣汤粉剂），日服6～10g。服后次日，每日畅泻稀水大便数次。泻后腹水大减，精神稍欠，又继服上方，扶阳温化逐水。

1959年1月二诊。服上方3剂后，腹水已消去一半多，体重减轻20市斤。诊其脉来沉缓，右脉较弱，系脾湿阳虚脉象。左肝脉带弦，系肝寒郁结，寒水内停之象。舌质较转红润，白苔已退去其半，再照上方加减与服之。

附片80g，干姜40g，川椒6g（炒去汗），上肉桂10g（研末，泡水兑入），吴茱萸10g，茯苓30g，苍术15g，公丁香5g。

如前法再服十枣汤粉剂2天。

三诊。服药后昨日又水泻10多次，吐一两次，腹水消去十分之八，体重又减轻10市斤。患者面色已转为红润，精神不减，舌苔退，舌质亦转红活。小便清长，饮食转佳，已能下床行动，自行至厕所大小便。唯口中干，但思热饮而不多。系泻水之后，肾阳尚虚，津液不升所致。继以扶阳温化主之。

附片80g，干姜40g，砂仁10g，枳壳8g，上肉桂8g（研末，泡水兑入），猪苓 10g，茯苓 30g。

服此方 10 余剂后，腹水、肝肿全消，食量增加，即告痊愈。

按语（原按）：寒水内停为病之标，脾肾阳衰为病之本。标实本虚治以攻补相兼之法，皆相得宜。所治之法一如离照当空，一如凿渠引水，寒水坚冰何得不去焉！如不放胆用此峻猛之剂，姑息养奸，于此危证，终不免肿胀癃闭，衰竭而逝。

黄煌教授评析："本案虚实夹杂，故一面用四逆五苓散加味以温阳化水，一面用十枣汤攻下逐水，仅服 10 余剂就腹水、肝肿全消。"并称赞吴老："有胆有识，有法有方，不愧为现代经方大家。"

②肾水肿（慢性肾炎并腹水）

沈某，男，30 岁，浙江人，云南省下关市某机关干部。患"慢性肾炎"已一年余，当地诊治无效。后因发生腹水肿胀，体虚弱极而转送昆明某医院治疗，住院一周多，其效不显，于 1958 年 12 月 12 日邀吴老前往会诊。患者面部浮肿，目下浮起如卧蚕，面色苍白晦滞，口唇青乌，欲寐无神，神情倦怠已极，腹内水鼓作胀，其状如匏，下肢浮肿，胫跗以下，按之则凹陷而不易复起，身重卧床，难于转侧。问其所苦，但闻语声低弱，言及腹中撑胀，腰背酸胀痛楚不止，小腹亦坠胀作痛，口淡不思食，不渴饮，小便短少。察其舌脉，舌虽润而色淡夹青，苔滑而灰黑，脉象沉迟无力。此系脾肾阳虚，水寒土湿，寒水泛滥所致，法当扶阳温寒化气利水主之，方用四逆五苓散加减。

附片 100g，干姜 40g，花椒 7g（炒去汗），猪苓 15g，茯苓 30g，条桂 15g。

服四剂，小便遽转清长畅利，面足浮肿消退，腹水消去十之六七，体重减轻 21 市斤，腰背痛已大为减轻，仍有酸胀。稍能食，精神较增。舌苔灰黑已退，呈现白滑苔。脉转和缓，体尚弱。仍以扶阳温化主之。

附片 100g，干姜 50g，吴茱萸 10g，桂枝 30g，薏苡仁 10g，猪苓 10g，茯苓 30g。

连服四剂，腹水消去十之七八，面色亦转好，精神、饮食较增，舌质青色已退，淡红而润，苔薄白滑，脉和缓有神根。大病悉退，阳神尚虚，余邪未净，唯有增强心肾之阳，不变温化之法，始能效奏全功，照上方加减治之。

附片 150g，干姜 50g，上肉桂 10g（研末，泡水兑入），砂仁 10g，黑丑 20g，茯苓 50g，公丁 10g。

服 4 剂后，寒水邪阴消除殆尽，善后调理一周，病愈出院。

③阴瘅证（慢性胆汁性肝硬化）

方某，男，28 岁，未婚，河南省人，昆明军区某部战士。患者因肝脾肿大，全身发黄已八年，曾先后住昆明军区某医院及省市级医院治疗，效果不显著，继而出现腹水肿胀，腹围达 98cm，黄疸指数高达 100 单位，经军区医院行剖腹探查，取肝脏活体组织做病理检验，证实为"胆汁性肝硬化"。遂于 1959 年 7 月由市级某医院转来中医学院门诊部就诊。吴老见患者病体羸瘦，面色黄黯晦滞无光，巩膜深度黄染，周身皮肤亦呈深黯黄色，干枯瘙痒而留见抓痕。精神倦怠，声低息短，少气懒言，不思食，不渴饮。小便短少，色深黄如浓茶水，腹水鼓胀，四肢瘦削，颜面及足跗以下浮肿，两胁疼痛，尤以肝区为甚。扪之，肝肿大于右肋沿下约二横指，脾肿大于左肋沿下约三横指。脉沉取弦劲而紧，舌苔白滑厚腻而带黄色，少津。因阳虚水寒，肝气郁结不得温升，脾虚失其运化，湿浊阻遏中焦，胆液失其顺降，溢于肌肤，故全身发黄。阳虚则湿从寒化，水湿之邪泛滥于内，脾阳失其运化，日久则成为腹水肿胀之证。肤色黄黯不鲜，似阴黄之象。此病即所谓"阴瘅证"。法当扶阳抑阴，疏肝利胆，健脾除湿为治则。以四逆茵陈五苓散加减治之。

附片 100g，干姜 50g，肉桂 15g（研末，泡水兑入），吴茱萸 15g（炒），败酱草 15g，茵陈 30g，猪苓 15g，茯苓 50g，北细辛 8g，苍术 20g，甘草 8g。

二诊。服上方 10 余剂后，黄疸已退去十之八九，肝脾肿大已减小，小便色转清长，外肿内胀渐消，黄疸指数降至 20 单位，面部黄色减退，已渐现润红色，食欲增加，大便正常，精神转佳。然患病已久，肝肾极为虚寒，脾气尚弱，寒湿邪阴尚未肃清，宜再以扶阳温化主之。

附片 150g，干姜 80g，茵陈 80g，茯苓 30g，薏苡仁 20g，肉桂 15g（研末，泡水兑入），吴茱萸 10g，白术 20g，桂枝尖 30g，甘草 10g。

三诊。服上方 6 剂后，肝脾已不肿大，胁痛若失，小便清利如常，面脚浮肿及腹水鼓胀已全消退，饮食、精神倍增，皮肤及巩膜已不见发黄色。到市级某医院复查，黄疸指数已降至 3 单位。脉象和缓，舌苔白润，厚腻苔已全退。此水湿之邪已除，元阳尚虚，再拟扶阳温化之剂调理之，促其正气早复，以图巩固效果。

附片 150g，干姜 80g，砂仁 15g，郁金 10g，肉桂 15g（研末，泡水兑入），薏苡仁 30g，佛手 20g，甘草 10g。

服上方七八剂后，患者已基本恢复健康。一年后询访，肝脾肿痛及黄疸诸症均未再发作。

按语（原按）：以上病证，实由阳虚水寒，寒湿内滞，肝气郁结不舒所致。阳虚则水邪泛溢，肝郁则易克伐脾土，脾虚不能健运，湿从寒化，而至肝脾肿大、腹水、黄疸诸症丛生。余所拟用各方，旨在温暖肾寒、疏肝解郁，健运脾湿，化气行水。寒湿内滞之证，施以温化之剂，犹如春和日暖，冰雪消融，故能治之而愈。

（6）四逆当归补血汤

即四逆汤与当归补血汤合方，用治由阳虚不能摄血引起的出血诸证。吴老应用本方时，常加入阿胶、艾叶两味。其他如凡涉及厥阴者，用四逆汤必加吴茱萸，有黄疸者再加茵陈，均成定例。

【典型病案】

①妊娠胎漏（先兆流产）

范某之妻，年二十八，四川省会理县人。身孕六月，某日因家务不慎，忽而跌仆，遂漏下渐如崩状，腰及少腹坠痛难忍，卧床不起。因其夫公务未归，无资以疗，延至六七日，仍漏欲堕。吴老往诊之，气血大伤，胎恐难保，惟幸孕脉尚在，以大补气血，扶阳益气引血归经为治，纵虽胎堕，可保产母无损矣。拟方四逆当归补血汤加味治之。

附片 100g，北口芪 60g，当归身 24g，阿胶 12g（烊化兑入），炙艾叶 6g，炙甘草 10g，大枣 5 枚（烧黑存性）。

服一剂，漏止其半，再剂则全止，三剂霍然，胎亦保住，至足月而举一子，母子均安。

按语（原按）：附子补坎中一阳，助少火而生气，阳气上升，胎气始固。芪、术补中土之气，脾气健运，则能统摄血液以归其经，入当归、阿胶以资既伤之血。艾、附相伍，能温暖下元以止腰腹之疼痛。姜、枣烧黑取其温经止血，且烧黑变苦，得甘草之甘以济之，苦甘化阴，阴血得生。阳气温升，阴血能补，则胎不堕矣。

《内经》云："治病必求其本。"本固而标自立矣，若只以止血为主，而不急固其气，则气散不能速回，其血何由而止？

②半产血崩（流产失血）

方某夫人，年三十五，罗平县人，住云南省昆明市红栅子 10 号，素患半产。1923 年 5 月 12 日，孕五月又堕。初起腰腹坠痛，继则见红胎堕，血崩盈盆成块，小腹扭痛，心慌目眩，气喘欲脱，脉芤虚无力，两寸且短。唇淡红，舌苔白滑，舌质夹青乌。据其夫云，是晚曾昏绝二次。由于素患半产，肾气大亏，气虚下陷，无力摄血，阳气有随血下脱之势。以气生于肾，统于肺，今肺肾之气不相接，故气喘欲脱。拟四逆当归补血汤加枣艾治之。方中四逆汤扶阳收纳，启坎阳上升，佐以黄芪、当归，补中益气而生过伤之血，干姜、艾、枣制黑，能温血分之寒，引血归经。

黑附片 160g，炮黑姜 50g，炙甘草 24g，北口芪 60g，当归 26g，蕲艾 6g（炒黑存性），大枣 5 枚（烧黑存性）。

5 月 13 日服 1 剂后，血崩止，气喘平，病状已去六七，精神稍增。仍守原方，5 月 14 日次剂服完，证遂全瘳。

（7）吴萸四逆汤

药物组成：生附子一枚，干姜一两五钱，炙甘草二两，吴茱萸一两。

【典型病案】

寒湿胃痛

顾某，男，年四旬，云南省鲁甸县人，住上海马斯南路息庐三号。肾气虚，脾湿素重，时值酷暑炎热季节，常食西瓜凉饮，夜卧贪凉，复受冷风所袭，遂致脘腹疼痛不止，痛极则彻及心胸腰背、水米不下，汗出淋漓，辗转反侧睡卧不安，时时呻吟。吴老诊之，颜面青黯，舌苔白滑质含青色，脉来一息两至半，沉迟无力，手足厥冷。此乃肝肾之阴夹寒水脾湿凝聚三焦，凌心犯胃，阳不足以运行，而成是状。先以上肉桂 10g 研末泡水与服之。服后旋即呕吐涎沫碗许，此为寒湿外除佳兆，继以吴萸四逆汤加味治之。

附片 100g，干姜 30g，上肉桂 10g（研末，泡水兑入），公丁香 6g，白胡椒 6g（捣末，分次吞服），吴茱萸 10g，甘草 10g。

服 1 剂，涌吐酸苦涎水两大碗，痛减其半。再服一剂，又吐涎水两大碗，其痛大减，遂得安卧。次晚续诊，脉已一息四至，汗止厥回，诸痛俱瘥。继以桂附理中汤 2 剂调理而愈。

（8）白通汤

药物组成：葱白四茎，干姜一两，生附子一枚。

用于乳痈，腮腺炎，肿胀疼痛，但见面色㿠白，精神疲惫，脉沉细弱，舌质青、苔白，此乃寒邪失于宣散，郁闭阻滞经络，血气耗伤，正虚无力抗邪外出，用白通汤加味温阳通里，排脓消肿，散结。又如鼻塞不通，始因风寒，兼见头昏清涕，不渴饮，用本方和麻黄附子细辛汤温经通阳散寒皆显效。

【典型病案】

①乳痈

谢某，女，24 岁，江苏人，住昆明市光华街。产后六七日，因夜间起坐哺乳而受寒，次日即感不适，恶寒、发热、头身疼痛，左乳房局部硬结，肿胀疼痛。患者当即赴省级某医院诊治，服银翘散、荆防败毒散等方加减数剂，发热已退，仍有恶寒，左乳房硬结红肿不散，反见增大，疼痛加剧。一周后，创口溃破，流出少许黄色脓液及清淡血水，经西医外科引流消炎治疗，半月后破口逐渐闭合。但乳房肿块未消散，仍红肿疼痛，乳汁不通，眠食不佳。每日午后低热，懔懔恶寒，历时一月未愈。1963 年某日延吴老诊视，病如前述，但见患者面色㿠白，精神疲惫，脉沉细而弱，舌质含青色，苔白厚腻。此乃寒邪失于宣散，郁闭阻滞经脉血络，迁延未愈，血气耗伤，正气内虚，无力抗邪外出。局部虽成破口而脓根未除尽，创口虽敛而痛患未能全部消除，此即所谓养痈而遗患也。法当温通里阳，排脓消肿，散结通乳。方用白通汤加味。

附片 150g，干姜 15g，川芎 10g，当归 15g，桔梗 10g，皂刺 9g，赤芍 10g，通草 6g，细辛 5g，白术 12g，葱白 3 茎。

服二剂后，恶寒、低热已解，体温退至正常，左乳房红肿硬结渐消。惟乳头右下方复觉灼热、刺痛，局部发红，稍见突起。此系得阳药温运，气血渐复，血脉疏通，正气抗邪，已有托脓外出之势。脉沉细而较前和缓有力，舌质青色已退，舌心尚有腻苔。继以上方加香附 9g，连服 2 剂。腐败之血肉，已化脓成熟，局部皮肤透亮发红。服 3 剂后，脓包自行溃破，流出黄色脓液半盅多，疼痛顿减，红肿消退。再以温经扶阳调补气血之四逆当归补血汤加白术、杭芍、桂枝、川芎等连进四剂，脓尽肿消，创口愈合，病告痊瘥。

②麻疹误服表凉药转阴证一例

见"麻疹治验（7）"，用白通汤扶阳透疹而愈。

（9）潜阳封髓丹

即郑钦安所拟潜阳丹（西砂一两，姜汁炒，附子八钱，龟板二钱，甘草五钱）与封髓丹（黄柏一两，砂仁七钱，甘草三钱）合方，用治虚阳上浮所致五官阴火诸症，吴老颇为常用。

【典型病案】

①虚火牙痛案

孙某，男，38岁。始因受寒感冒，服银翘散1剂，夜晚旋即牙痛发作，痛引头额，持续不休，终夜眼不交睫，其势难忍。次日，牙龈亦肿痛，齿根浮动，龈满齿长，不能咬合。冷、热水饮入口，浸及齿冠，其痛尤剧。近日水米不进，时时呻吟。察其脉，虚数无力，舌尖色红，舌苔薄白而润，根部稍黄。右下牙龈赤肿，未见龋洞。此系表寒而误服清凉之剂，寒邪不散，凝滞经络，里阳受伤，相火不潜，虚火上浮所致。治宜宣散经络凝寒，引火归原，纳阳归肾。方用潜阳封髓丹加味。

附片45g，炙龟板9g，肉桂9g（研末，泡水兑入），砂仁9g，细辛5g，黄柏9g，白芷9g，露蜂房6g，生姜12g，甘草9g。

上方煎服1次，牙痛减轻，夜已能寐。继服2次则疼痛渐止。2剂尽，牙龈肿胀及疼痛全然消散而愈。

②牙龈出血

王某，男，年三十二，患龈缝出血已久，牙床破烂，龈肉萎缩，齿摇松动，且痛而痒，屡服滋阴降火之品罔效。吴老诊之，脉息沉弱无力，舌质淡，苔白滑，不思水饮。此系脾肾气虚，无力统摄血液以归其经。齿为骨之余，属肾，肾气虚则齿枯而动摇。脾主肌肉，开窍于口，脾气虚而不能生养肌肉，则龈肉破烂而萎缩。气者，阳也。血者，阴也。阳气虚则阴不能潜藏而上浮，阴血失守而妄行于血脉之外。法当扶阳以镇阴，固气以摄血，俾阴阳调和则血自归经而不外溢矣。拟方潜阳封髓丹加黑姜、肉桂治之。

附片 60g，西砂仁 20g（研），炮黑姜 26g，上肉桂 10g（研末，泡水兑入），焦黄柏 6g，炙甘草 10g，龟板 13g（酥，打碎）。

服 1 剂稍效，3 剂血全止，四剂后痛痒若失。连服 10 剂，牙肉已长丰满，诸症全瘳。

按语（原按）：附子、肉桂温补下焦命门真火，扶少火而生气，砂仁纳气归肾，龟板、黄柏敛阴以潜阳，黑姜、炙甘草温中益脾，伏火互根，并能引血归经，故此方能治之而愈。余遇此等病症，屡治屡效，如见脉数饮冷，阴虚有热者，又须禁服也。

潜阳封髓丹用于牙龈出血，主要由于虚阳上浮，阴血失荣，溢出脉外。兼见龈肉萎缩，齿摇松动，脉弱，舌质淡，苔白滑，不渴饮。

（10）麻黄细辛附子汤

除广用四逆外，吴老倡用麻黄细辛附子汤等助阳发散之剂治阳虚感冒，取其扶正祛邪、温经解表之功效。

本方原治太阳少阴两感证，以麻黄开腠理而解太阳之表寒，附子温少阴以壮命门之真阳，细辛通达表里，走少阴而出太阳，外助麻黄解表，内协附子温阳，三味合用，相得益彰，温阳促进解表，解表不伤阳气。吴老运用本方早已超出此范围，其经验是"凡身体不好，素禀不足，一旦感冒，多属少阴证，易从少阴寒化（体强者在太阳），脉沉细、沉弱，欲寐无神，怕冷，手足发凉，或有头痛如劈，宜用麻辛附子汤或桂甘姜枣麻辛附子汤。附子，大人用 2 两，体过虚者用 3 两……切勿加杭芍，本方是开门方，无闭门留寇之患，若开门不用麻、辛、桂，则附子无外祛风寒之力，故开门宜加之。"

在《吴佩衡医案》中，主以本方者共有 7 案，包括太阳少阴两感于寒证（重感冒）、少阴头痛、少阴咽痛、目赤肿痛、乳痈等，另有 2 案（麻疹危证、麻疹后转"肺炎"虚寒重证）虽未明言以本方加减，但所用的小青龙汤加附子，四逆二陈汤加丁香、肉桂、麻绒、细辛，实际上也包含了本方。阳虚明显者，直接用四逆汤加麻黄、细辛。每案均可见吴老伤寒功底之深。

【典型病案】

①目赤肿痛

张某，男，50 岁，始因风寒外感，发热，恶寒，头身疼痛，全身不适。次日，双目发赤，红肿疼痛，畏光而多眵。察其脉，沉细而紧，舌质淡，苔薄白而润。此乃风寒袭表，经脉血络受阻，凝滞不通所致。治以温经解表，散寒通络。方用加味麻黄附子细辛汤。

附片 30g，麻黄 6g，细辛 5g，桂枝 9g，防风 9g，橘络 5g，沙苑蒺藜 9g，甘草 6g，生姜 3 片。

煎服 1 次，温覆而卧，得微汗出。1 剂尽，则表证已解，目赤肿痛均已消退。惟阳神尚虚，头昏肢软，双目略感发胀。继以益气通络明目之剂治之。

北口芪 24g，细辛 3g，橘络 3g，沙苑蒺藜 6g，蝉蜕 5g，藁本 9g，女贞子 9g，益智仁 9g，茺蔚子 6g，干姜 9g，甘草 6g。

服上方 2 剂而痊。

②乳痈（乳腺炎）

尹某，女，25 岁，昆明人。1969 年春季，产后六日，因右侧乳房患"急性乳腺炎"赴某医院就诊，经用青霉素等针药治疗，病情不减，又改延中医外科诊治，认为系热毒所致，当即投以清热解毒之剂，外敷清热消肿软膏。连用五剂，诊治 10 余日，寒热不退，右侧乳房红肿疼痛反而日渐增剧，遂延吴老诊视。症见患者发热而恶寒，清晨体温 37.4℃，午后则升高至 39℃左右。头疼，全身酸痛，右侧乳房红肿灼热而硬，乳汁不通，痛彻腋下，呻吟不止。日不思饮食，夜不能入眠，精神疲惫，欲寐无神。脉沉细而紧，舌质淡而含青，苔白厚腻。此系产后气血俱虚，感受风寒外邪，致使经脉受阻，气血凝滞。后又误服清热苦寒之剂，伤正而益邪，遂致乳痈加剧。法当扶正祛邪，温经散寒，活络通乳。方用麻黄附子细辛汤加味。

附片 30g，麻黄 9g，细辛 5g，桂枝 15g，川芎 9g，通草 6g，王不留行 9g，炙香附 9g，生姜 15g，甘草 6g。

次日复诊。昨日连服上方 2 次，温覆而卧，数刻后则遍身漐漐汗出，入夜能安静熟寐，今晨已热退身凉，顿觉全身舒缓，头身疼痛已愈，右侧乳房红肿热痛减去其半，稍进稀粥与牛奶，痛苦呻吟之状已减，脉已不紧，沉细和缓。舌质青色已退而转淡红，苔薄白，根部尚腻。此乃证虽见效，然余邪未尽，气血未充，继以扶阳温化之法治之，方用茯苓桂枝汤加味。

茯苓 15g，桂枝 15g，川芎 9g，通草 6g，细辛 3g，炙香附 9g，薏苡仁 15g，附片 45g，生姜 15g。

连服 2 剂，右侧乳房红肿硬结全部消散，乳汁已通，眠食转佳。唯气血尚虚，以黄芪建中汤调理善后，连服四剂，诸症获愈。半月后，乳汁渐多，又能照常哺乳。

按语（编者按）：乳房红肿灼热疼痛，发热（体温 39℃），极易判为热证。但从恶寒，头疼，全身酸痛来看，兼有表证；精神疲惫，欲寐无神，脉沉细而紧，舌质淡而含青，苔白厚腻为少阴阳虚之征；加上因误服清热苦寒之剂致乳痈加剧，故投麻黄附子细辛汤温阳散寒通络，治疗全程未用一味清热苦寒药，识证精准，用药对证，疗效确切。

③少阴头痛

邓某，男，成年。初因受寒而起病，误服辛凉之剂，未效。病经 10 余日，头痛如斧劈，势不可忍，午后则恶寒体痛，脉沉弱无力，舌苔白滑而不渴饮。此乃寒客少阴，阻碍清阳不升，复以辛凉耗其真阳，正虚阳弱，阴寒遏滞经脉。头为诸阳之会，今为阴邪上僭攻于头，阳不足以运行，邪正相争，遂成是状。以辅正除邪之法，加味麻黄细辛附子汤治之。

附片 100g，干姜 36g，甘草 6g，麻黄 10g，细辛 5g，羌活 10g。

服 1 剂，痛减其半，再剂霍然而愈。

按语（原按）：少阴头痛，依本法治之其效如响。方内寓一四逆汤，能温扶阳气上交于头，麻黄、羌活、细辛祛客寒达于太阳，由膀胱而化，此乃温经散寒，辅正除邪之实效矣。六经病皆有头痛，遵仲景六经辨证方法施治，均能获效，出方有绳，庶不至误。

吴老所著《伤寒论讲义》论及麻黄细辛附子汤，云"在本论中，用本方者，仅此一证，因方中三味药品，其性较猛，业斯道者，若畏其猛而不敢用，舍此而另用他方，必治愈者少，治重者多，甚至变证莫测，而有生命之虞。盖附子无麻辛，则不能开腠理而解表邪，易致发热不退，反之，用麻辛无附子，则不能固肾阳，易致大汗虚脱，因此，本方组合，相互调协，对少阴经有表证者，服之其性纯而不烈，发汗而不伤正，稳妥之至，可谓尽美又尽善也，根据编者临床实践，如能掌握辨证论治规律，灵活运用，其适应范围实不只此一症而已。"

在《伤寒论讲义》中，吴老将自身临证运用麻黄细辛附子汤的经验做了归纳，供后学临床采用：

①治偏头风痛或头疼如斧劈，久治不愈精神缺乏者，属寒伏少阴，清阳不升，头部经络不通，以此方加天麻、羌活治之。若浊阴不降，上通于胃，心翻呕吐，再加干姜、吴萸、半夏，可服数剂，其效卓著。

②治鼻流清涕，喷嚏不止，或兼恶寒头痛者，亦系寒入少阴以此方加生姜治之，一剂立效。

③治涕稠，鼻阻已数月或数年之久，不闻香臭者，属风寒内伏，阻遏肺肾之气机不通，以此方加葱白、干姜、辛夷，连服数剂即愈。

④治目疾，凡目痛初起，多因外感风寒，凝滞目内血络不通，以致赤丝缕缕而肿痛，流泪多眵，涕清鼻阻，或则恶寒头痛体酸，甚则生翳，舌苔多白滑，不渴饮，即应以此方加生姜、桂枝、羌活，服一二剂，得微汗，立奏奇效，此证决非风火肝热所致，若照眼科专书通套之方，以平肝泻火，或滋阴补水，则病益增剧，易成瞽目，因此谚云："眼不医不瞎。"实为经验之言。予非专习眼科，但以六经辨证，每治必效，且常问瞽者，始患目疾时，所服何药，所点何药，即可证明，多为寒凉药物所误。至于肝热风火眼痛者，应见目眵稠黏、红肿痛甚，鼻阻涕稠，口苦咽干舌红而燥，多喜饮清凉，并无恶寒涕清体酸舌白滑不渴等情，则此方决不可用，又当泻肝火而清风热或滋阴补水以治之。

⑤治咽喉疼痛（即扁桃腺炎或喉头炎），凡咽喉疼痛初起，多见红肿，或恶寒头疼，舌苔白润，不渴饮，或痰涎清稀，属风寒闭束少阴经络不通，以此方加桔梗、甘草、生姜，甚则加肉桂，服一二剂，无不效如桴鼓，若误用苦寒清喉火之品，必致肿痛益甚而成喉蛾，壅阻不通，气机窒息，每有生命之虞。

⑥治骤患声哑失音，此证每因感冒寒入少阴，夹湿痰凝滞，壅闭声带发音不宣，以致突然声哑，其证必痰多恶寒体困，舌苔白滑，不渴饮，脉沉细，或沉紧，以此方加生姜桂枝半夏，服一二剂，得微汗，各证即可消失，声音恢复正常。

⑦治牙痛，凡牙痛龈肿，并见恶寒，困倦无神，或则涕清舌苔白滑，不渴饮者，亦系寒入少阴，盖牙属肾，肾属虚，寒邪凝滞牙龈，血络不通而肿痛作，甚则腮颊亦肿痛，此非实热邪火所致，即应以此方加生姜、肉桂、甘草服一二剂，得微汗，即愈，其效无比。

⑧治初犯腰痛。由于寒入少阴，阻滞腰背经络不通，以致腰痛如折，畏寒体困，甚至难以转侧，舌苔白滑，不渴饮，脉沉细，或沉紧，以此方加桂枝、生姜、茯苓、甘草，服一二剂得微汗即霍然而愈（此证可能为急性肾脏炎）。若误用寒凉或滋阴补水之剂，则易成腰背常痛之慢性肾脏炎。

⑨治风湿关节痛。凡身体较虚之人，易得潮湿，复受寒风袭入，以致风寒湿三邪阻遏经络关节不通而酸痛者，初起即以此方加桂枝、苍术、苡仁、羌独活、伸筋草、石风丹、五加皮、甘草等，灵活加减治之，连进数剂，无不奏效，若方中夹杂滋补清凉之剂，不但无效，且易酿成慢性关节炎，顽固费治。

⑩治妇人乳痈初起（即乳腺炎），每因产后乳妇气血较虚，抵抗力弱，易患此证，痛苦异常。本证良由哺乳时，乳房外露易受风寒而成，在初起时，乳房内肿硬作痛，畏寒肢体酸困，或则发热头体痛，舌苔白滑不渴饮，亦有涕清鼻阻者，若风寒较重，头疼体酸，或恶寒发热，肿痛较甚者，即以此方加桂枝、通草、生姜、甘草、香附，服一剂汗出表解肿消痛止，最多服两剂即愈。如表解乳痛止而肿硬未全消，再以白通汤加细辛、通草服一二剂，无不奏效，倘外敷清火消肿之药，内服苦寒泻火之剂，必至红肿溃脓，痛苦万状，抑且影响哺乳及母子健康。若已红肿有脓，服药不能消散，即请西医开刀排脓为妙。

⑪无论男妇老幼，感冒风寒（包括流感在内），或已发热，或未发热，必恶寒，头昏或昏痛，肢体酸困，脉沉细，舌苔薄白而润，不渴饮，或喜热饮不多，神倦欲寐，甚则头体皆痛，脉沉而紧，此为太阳少阴两感证，用此方酌予加减分两，以温经解表辅正除邪。其体痛者加桂枝，舌白或呕，加生姜、甘草，咳嗽加陈皮、半夏，服一剂得微汗即瘳。据《素问·热论》云："人之伤于寒也，则为病热，热虽甚不死，其两感于寒而病者，必不免于死。"但仲景以本方治太阳少阴两感于寒之证，不但必可免于死，而且疗效确捷，可收药到病除、覆杯而愈之效，屡治屡验。再者，对本证而用本方或他方，若杂以清凉之药，则引邪深入，或误加温补之剂，犹闭门逐寇，必致变证百出，且有生命之虞，正如热论所谓："其两感于寒而病者，必不免于死。"

⑫治产后伤寒（即产褥热）。因产后气血较亏，腠理疏泄，一旦受寒，则易入少阴，症见或已发热或未发热，恶寒无汗，头昏痛，肢体酸困，脉沉细，精神缺乏，甚则头体均痛，脉沉而紧，舌苔白滑，不渴饮，即渴而喜热饮不多，此亦

系太阳少阴两感证，即应以此方服一剂，汗出霍然而愈，如用药稍杂，则易变证危笃费治。

除以上 12 证外，麻辛附子汤之圆通应用，治效尚多。

再按本方之分两，以吴老之经验，麻黄、细辛、附子用量，视其人之老幼，身体之强弱，病邪之轻重，于临床时灵活掌握，变通加减，使之能多发汗，少发汗，微似汗出或不令汗出，或反收虚汗，有此五种之作用，均能奏效而不伤正也。

2. 药物——中药十大"主帅"

吴老所立中药十大"主帅"，均为《伤寒论》之常用药物。在《医药简述》中，吴老引用伤寒六经病证及伤寒经方，结合自身临证经验，对十大"主帅"的临床运用进行了精辟阐述，是对仲景之论的有益补充。

（1）附子

其母根名川乌，产于四川龙安县高寒山区。由农民每年秋后采回，移种江油与樟明两县，再由人工培养而成。冬月种植入土，到次年二月苗高近尺，始施肥，稍长即打台并割去旁枝小根，使其气坐根长，少生几枚，而附子生长较为肥壮，成熟体大。因该两县是黑油砂土，比较肥沃，其他各县土质则不适合，故附子为此两县特产，四川俗谚有"江油附子龙安种"之说，此为药物中比较特殊之种植法也。在六月至七八月之间，即可采收。其附子主根（川乌）新生二三枚者，名曰附子，独生一枚较长形者，名曰天雄，效力更大。新采收的附子，应先用盐胆水（即卤水）浸泡，以防止霉烂，浸数日后取出，再用清水漂洗，将胆水漂净，蒸去皮，切片制晒而成附子片（但亦有未去皮者）。其母根名四川乌头，体质已粗老而轻松，其效用只能祛风逐寒，不似附子体重粉质多而能回阳救逆也。上古及后汉张仲景，系用生附子与火炮附子两种，其量一枚至三枚，煎煮时，用水一斗，煮取三升，或五升，量已煮透，服之不麻口。后世因煎煮不得法，服后往往产生麻醉，始用种种制法而成熟附片，意在减少其麻醉之性。其实附子只在煮透，不在制透，故必煮到不麻口，服之方为安全。现在一般应用，除附片外，尚有一种生盐附子，效力更大。驱逐阴寒，回阳救逆，用生附子。温暖水寒，补命门真火，回阳生津，则用熟附片。其作用小有差别，临床时应分别使用。

吴老引《本经》、张隐庵、陈修园、吴绶、黄元御等昔贤之论证，认为附子对保障人类健康之功用极为宏伟，其主要方剂之组合，仅就张仲景《伤寒论》中最常用者述之：

四逆汤：甘草二两（炙），干姜一两五，附子一枚（生用去皮，破八片）。

上三味，哎咀，以水三升，煮取一升二合，去滓，分温再服。

此方以生附子、干姜彻上彻下，开辟群阴，迎阳归舍，交接十二经，为斩旗夺关之良将，而以甘草主之者，从容筹划自有将将之能。

治太阴伤寒，脉沉腹胀，自利不渴者，以寒水侮土，肝脾俱陷，土被木贼，是以腹胀下利。附子温补其肾水，干姜、甘草温补其脾土也。脾主四肢，脾土湿寒，不能温养四肢，则手足厥冷，四肢温暖为顺，厥冷为逆，方用甘草为君，姜附所以温中而回四肢厥逆，故以四逆名焉。

治少阴病膈上有寒饮干呕者，以其肾水上凌，火土俱败，寒饮泛溢，胃逆作呕，姜附草温补水土，而驱寒饮也。

治厥阴病，汗出，外热里寒，厥冷下利，腹内拘急，四肢疼痛者，以寒水侮土，木郁贼脾，微阳不归，表里疏泄，姜附草温补水土，以回阳气也。

此方，将干姜加倍为三两，名通脉四逆汤，治少阴下利清谷，手足厥逆，脉微欲绝者，以寒水侮土，木郁贼脾，是以下利，脾阳颓败，四肢失温，是以厥逆。经气虚微，是以脉微欲绝。姜甘附子温补里气，而益四肢之阳也。

郑钦安曰："按四逆汤一方，乃回阳之主方也，世多畏惧，由其不知仲景立方之意也。夫此方既列于寒入少阴，病见爪甲青黑，腹痛下利，大汗淋漓，身重畏寒，脉微欲绝，四肢逆冷之候，全是一团阴气为病，此际若不以四逆回阳，一线之阳光即有欲绝之势。仲景于此专主回阳以祛阴，是的确不易之法。细思此方，既能回阳，则凡世之一切阳虚阴盛为病者，皆可服也，何必定要见以上病形而始放胆用之，未免不知几也。夫知几者，一见阳虚症而即以此方，在分两轻重上斟酌，预为防之，方不致酿成纯阴无阳之候也。酿成纯阴无阳之候，吾恐立方之意固善，而追之不及……不知用姜附之不早也。仲景虽未一一指陈，凡属阳虚之人，亦当以此法投之，未为不可。所可奇者，姜、附、草三味，即能起死回生，实有令人难尽信者。余亦始怪之，而终信之。信者何？信仲景之用姜附而有深义也。故古人云：热不过附子。可知附子是一团烈火也。凡人一身全赖一团真火，真火欲绝，故病见纯阴。仲景深通造化之微，知附子之力能补先天欲绝之火种，用之以为君，又虑群阴阻塞不能直入根蒂，故佐以干姜之辛温而散，以为前驱，荡尽阴邪，迎阳归舍，火种复兴，而性命立复，故曰回阳。阳气既回，若无土覆之，光焰易熄，虽生不永，故继以甘草之甘，以缓其正气。缓者，即伏之之意也。真火伏藏，命根永固，又得重生也。"

观郑钦安先生此段按语，极为精辟，既指出一切阳虚阴盛之病皆可用此方，并说明当用而用之不早，则恐追之不及，其指导临床之意义颇大，切勿草草读过。至于以本方加减分两或药味而成之变方，在《伤寒论》中，总名之为四逆辈，兹抄录如下：

四逆辈（包括四逆汤、通脉四逆汤在内，共十方）

四逆汤：甘草二两（炙），干姜一两五，附子一枚（生用去皮，破八片）。

通脉四逆汤：生附子一枚，干姜三两，炙甘草二两。

通脉四逆猪胆汤：即通脉四逆汤加猪胆一合。

四逆人参汤：生附子一枚，干姜一两五钱，炙甘草二两，人参一两。

茯苓四逆汤：即四逆人参汤加茯苓六两。

吴萸四逆汤：生附子一枚，干姜一两五钱，炙甘草二两，吴萸一两。

干姜附子汤：生附子一枚，干姜一两。

白通汤：生附子一枚，干姜一两，葱白四茎。

白通加人尿猪胆汤：生附子一枚，干姜一两，葱白四茎，人尿（即童便）五合，猪胆汁一合。

甘草干姜汤：炮干姜二两，炙甘草四两。

附方，潜阳封髓丹：附子二两，西砂三钱，龟板四钱，黄柏二钱，甘草二钱（本方剂量为老旧称）。

承气，攻阳之方也；四逆，回阳之方也。以干姜温气，则上焦之阴寒散而外阳回矣。以附子温水，则下焦之阴寒散而内阳回矣。得甘草之和中，则姜附之力合，上下连成一气，而旭日当空，表里之阴霾自散。而误用汗、吐、下等法，或未经误治而病至阳亡，已现四肢厥逆者，即以此方主之，故名四逆汤也。加重干姜名通脉四逆汤，治阴盛格阳无脉之重证。加参则兼救真阴。加参苓名茯苓四逆汤，并可以救阴制水而交心肾。去甘草则名干姜附子汤，其热力愈强。去附子名甘草干姜汤，专回上中焦气分之阳。去甘草加葱白名白通汤，专交心肾之阳，以收水火既济之效。至于白通加猪胆汁人尿汤，以胆汁味苦入心，人尿味咸入肾，苦咸性寒之品能引阳入阴，而交通心肾之阴阳，故能阴阳并救也。通脉四逆加猪胆汤亦是此意，大补心肾之阴阳，有起死回生之功。加吴萸名吴萸四逆汤，其作用在于大温肝肾之阴寒，而降浊阴之气，治四逆阴盛格阳，阴盛之方也。阴消则阳自旺，而病自愈。至于在四逆汤中加参、苓、葱、胆、尿，是防止火热之药伤阴，且或升或降，阴阳并救者也。

自后汉以还，配有附子之方剂，实不可胜数，兹不过介绍其重要者而已。但是只要切实掌握此十方，且能圆通运用，即可治疗百数十种比较疑难之病，其功用亦不小矣。

（2）干姜

味辛性温，入足阳明胃、足太阴脾、足厥阴肝、手太阴肺经。能燥湿温中健胃，行郁降浊阴之气，补益火土，消纳饮食，暖脾胃而温手足，调阴阳而止呕吐，降浊逆而平咳嗽，提脱陷而止滑泻。《本经》："气味辛温无毒，主治胸满咳逆上气，温中，止血，止虚汗，逐风湿之痹证，肠澼下利日久，生者尤良。"能散风寒，和胃，止呕，其在方剂配伍中有：

①真武汤加减：下利者去芍药加干姜。《伤寒论》干姜附子汤：治太阳伤寒，下后复汗，昼日烦躁不得眠，夜而安静，不呕不渴，脉沉无表证，身无大热者，以火土俱败，寒水下旺，微阳拔根，不得安宁，故用干姜温中以回脾胃之阳，附子暖下以复肝肾之阳。

②柴胡桂姜汤：柴胡半斤，黄芩三两，甘草二两，桂枝三两，栝楼根四两，干姜二两，牡蛎二两（系汉代分两）。治少阳伤寒，汗后复下，胸胁满结，小便不利，渴而不呕，但头汗出，心烦，往来寒热（以汗下伤其中气，土败木郁，不能行水，故小便不利），胆胃上逆之证。可加常山四钱，草果三钱，榔片三钱，人弱者加附子二两（今制十六两为一斤之旧衡），治久疟特效。

③理中汤辈有七方。

④四逆汤辈有九方。

⑤泻心汤七方。此仅就长沙方而言，至于其他文献有干姜者，难以枚举。以

上23方作用之大，皆得干姜温中燥湿，健脾胃，助消化，止咳化痰，抑制水湿泛滥，大温肝脏郁滞，温而不燥，化湿生津，逐痰止咳，中宫虚寒，呕吐泄泻，水气肿胀等。得此加入方剂中，疗效甚高。生者温胃止呕，温散风寒尤良，但凡胃肠燥热，一切邪火阴虚等证禁忌。至于一切中焦虚寒之证，若畏干姜燥热辛辣，不敢使用，而以补中寒中之剂投之，不但无效，抑且轻者变重，重者易转危亡，故干姜为温脾湿胃寒之妙品也。

（3）肉桂

味甘辛，气香，性温，入足厥阴肝经，温肝暖血，破瘀消癥瘕，逐腰腿湿寒，驱腹胁疼痛，强心脏，温暖血分之寒湿。凡虚火上浮，有引火归原之效，如牙痛、咽痛、心胃痛、霍乱呕吐等证，服之颇效，加入姜附中，效力更大，有起死回生之功，阳虚肾寒，体素虚弱者，泡开水常服，能却病延年，愈服愈润，阴燥证服之，生津润燥，妙不可言。

肝属木而藏血，血秉木气，其性温暖，温气上升，阳和舒布，积而成热，则化心火。木之温者，阳之半升，火之热者，阳之全浮也。温气充足，则阳旺而人康；温气衰弱，则阴盛而人病。阳复则生，阴盛则死，生之与死，美恶不同，阳之与阴，贵贱自殊，蠢飞蠕动，尚知死生之美恶，下士庸工，不解阴阳之贵贱，千古祸源，积于贵阴贱阳之家矣。欲求长生，必扶阳气，扶阳之法，当于气血之中，培其根本，阳根微弱，方胎水木之中，只有不足，万无有余也（黄元御语）。肝脾疏发，温气升达，而化阳神，阳神司令，阴邪无权，却病延年之道，不外乎此。故常服肉桂即可以温肝暖血，强心健胃。至于女子月经不调，经来腰腹疼痛，崩漏带下，心腹疼痛，产后虚寒诸病证，以及种种虚寒不足之证，服之颇效。按肉桂是热带植物，出产于越南和我国广西等地，以味辛辣而甘，有油者佳（上好者更妙，中等者亦佳，普通桂效力固差，亦可用之）。体弱有孕，胎气不足，食少无神或胸胃时痛而加呕吐者，桂附姜三味，服之不但不会伤胎，而且安胎之至，无上妙品也。凡温病，暑病，阳明热燥证，又当禁忌。

肉桂皮厚油多，性味亦厚，守而不走，专温心肝脾血分之寒，去瘀生新。服时只宜泡水，不可入煎，多煎则气体及油质挥发失效矣。因粗皮厚防有孔雀屎，应削去粗皮为妙。桂子降寒气之力较肉桂性味为薄，亦可代肉桂用之，但不可代桂枝尖之作用。在云南红河、元阳一带发现的胶汁桂，虽有辛辣等味，性亦温，但泡水后，其汁胶黏，凝结成团，服后阻塞胃肠中，不易溶解，反使胸胃中填寒闷胀不舒，吴老屡试，认为不宜入药。

①夏季吃菌子中毒，呕吐或泄泻，用肉桂二三五钱，研细泡水，服之可解。

②无论真假霍乱，吐泻交作，腹中绞痛，医药不及时，急宜以肉桂三五钱研细泡水，服之颇效，有益无损，继则延医诊治，此乃急救之法也。

③如遇天时反常之际，人体抵抗力薄弱，常有发寒痧等证，如医药一时不便，此肉桂一二至三五钱研细泡水服之立效。世风有谓发痧忌服肉桂，因不识之谬论也。

④如到山岚烟瘴之地，常吃点肉桂末或泡水服之，可免瘴气及霍乱吐泻等病。

⑤如乘飞机车船，遇眩晕呕吐时，吃肉桂末五分至一钱立效。步行途程较远，口中含点肉桂，可以生津液，气不喘促，亦能止行程之渴。

⑥如附片未煮透服之被中毒麻醉不安者，即以好肉桂三五钱泡水服之，轻者立解，重者渐愈（切忌用冷水洗胃，每多促亡，已屡见屡闻，注意慎之为幸）。

⑦如中风不语，医药不及时，用好肉桂三四钱泡水喂之，立即有效，得吐痰涎更妙。暂时救急，有强心化痰之作用，继则方药治之。

煎服法上，吴佩衡指出肉桂"服时只宜泡水，不可入煎，多煎则气体及油质挥发失效矣"。认为肉桂有强心化痰之功，可用于暂时救急，如遇中风不语，阴极阳脱之证，它药治之为时不及，以上好肉桂三四钱（儿童减量）泡水灌喂，立即有效，得吐痰涎或神志转清，为下一步治疗赢取时间，继则用方药治疗。对于畏惧服用温热药的患者，常用肉桂泡水试服法。先以肉桂泡水让患者服用，确系阴寒证，患者必能耐受，再投以大剂量姜附剂便心中有数，反之则知辨证有误，亦不致造成严重后果。

⑧牙痛，咽痛，心胃痛，恶心呕逆，舌苔白润，不渴饮者，好肉桂二三钱泡水服颇效。

至于配有肉桂之方剂，如：

①桂附汤：附片二两，先煮熟透。肉桂三钱，研细泡水兑入。

本方以附子温肾水之寒，肉桂温肝木之郁，强心而暖血中之寒，服之能使水升火降，水火既济而交心肾，盖使肝木得温升而生心血，肝藏魂，心藏神，肝郁舒畅，心肾相交，神魂安谧，用治心脏病引起之怔忡惊悸失眠等证颇效，弱人常服，有却病延年之功。

②坎离丹：附片二两，肉桂五钱，蛤粉四钱，炙甘草三钱，桂圆肉八钱，生姜八钱。

本方治心病不安等证，效果极好。

③大回阳饮：附片二两，干姜一两，肉桂四钱，炙甘草三钱。

本方能回阳救逆，强心固肾，温中疏肝，并治一切阳虚阴盛危急大证，有起死回生之功。至若平素阳虚人弱无神者，常服数剂，易复健康，有枯木逢春，却病延年之效。

④桂附理中汤：人参三钱至一二两（可以党参代之），干姜一二两，白术五钱至一两，甘草三五钱，附片二至四两，肉桂三五钱。

本方大补先天心肾与后天脾肾之阳，用治久泻久痢，消化不良等肠胃病，效力颇高。

⑤阳八味地黄丸：熟地一两，茯苓五钱，枣皮三钱，怀山药五钱，粉丹三钱，泽泻三钱，附片二两，肉桂四钱。

本方能治肾脏阴阳两虚之证，但有风寒者忌服，阴盛阳衰之证慎服，如多服之，有肿胀及虚脱之虞。

肉桂对于一切寒湿虚寒证，益处太多，不再赘述。兹仅举以上五方及重要之效能，以供参考。（分、两用旧衡）。

（4）麻黄

味苦辛，气温无毒，其苗叶丛生，形似毛管，体质轻扬，入手太阴肺及足太阳膀胱经，入肺家而行气分，开毛孔而达皮部，善泄卫郁，专发寒邪，治伤寒之头痛，除风湿之身痛，疗寒湿之脚肿，风水可驱，溢饮能散，消咳逆肺胀，解惊悸心忡，其方剂有：

①麻黄汤：麻黄三两，桂枝二两，甘草一两，杏仁七十枚。

治太阳伤寒，头痛恶寒，无汗而喘，项背酸强，系寒伤肤表，闭其皮毛，卫气敛闭，是以无汗，肺气壅遏，是以发喘，寒邪郁闭，里束卫气不得外达，是以恶寒。甘草保其中气而生津液，桂枝温肝，助其疏泄，强心而通血脉，助太阳而化膀胱之气，足以卫外固表。麻黄通腠理，开玄府，而泄卫闭。杏仁利其肺气，降逆而止喘。方剂化合，专发寒伤太阳肤表之汗，一剂汗出，效如桴鼓。又麻黄汤，是辛温解表治寒伤太阳肤表，恶寒无汗头项强痛，脉浮紧之表实证（太阳病，或已发热，或未发热，必恶寒，体痛，呕逆，脉阴阳俱紧者，名为伤寒。此为狭义伤寒，麻黄汤证），服此汤一盏，多则二盏，盖卧，得汗而解，不能尽剂，更勿令其大汗淋漓而损津液也。正治之方，决勿夹杂其他药品，如果加入寒凉之剂，则引邪深入；加入补剂，犹闭门逐寇，必至传经变证，渐转危笃费治。

②麻杏石甘汤：麻黄四两，杏仁五十枚，石膏半斤，甘草二两（炙）。

治温病或暑病初起，发热而渴，不恶寒或微恶寒，头痛项背强。此系太阳有表邪，阳明有里热，用此辛凉解表之剂，一剂汗出立效。

③大青龙汤：麻黄六两，桂枝二两，甘草二两，杏仁四十枚，生姜三两，大枣十二枚，石膏二两（如鸡子大）。

治太阳中风，脉紧身痛，发热恶寒，烦躁，无汗，渴喜冷饮，此风寒闭束，敛闭卫气，寒风不能外泄，是以无汗，遏闭营血，内热郁隆，是以烦躁而加渴饮，病虽中风，而证同伤寒，桂枝汤不能发矣。甘枣补其中气，桂枝发其营郁，麻黄开其卫闭，杏姜利肺壅而降逆气，石膏清肺热而退烦躁，并止渴饮。服一剂汗出即愈。

④小青龙汤：麻黄三两，桂枝三两，芍药三两，甘草二两，五味半升，半夏三两，干姜二两，细辛三两。

治太阳伤寒心下有水气，干呕发热而咳，以水饮中阻，肺胃不降，浊气冲逆，故治呕咳，此方已屡试屡效。

⑤葛根汤：即桂葛汤加麻黄。

治太阳病项背强几几，恶风无汗之经腧病，及太阳刚痉病。

⑥麻黄附子细辛汤：麻黄二两，附子一枚，细辛二两。

治伤寒少阴病，始得之，身反发热脉沉者。脉沉而反发热，是里寒已作而表寒未退。少阴心肾两虚，寒邪在太阳，因肾气内虚，抵抗力弱，寒邪陷入少阴，而成太阳、少阴两感合病证。此方以麻黄开腠理散在表之寒，附子温里寒而暖肾水，再得细辛温散少阴经络之寒邪，使之由阴出阳，达于太阳，借麻黄之功达肤表得汗而解，为温经解表辅正除邪之良剂。

⑦麻黄附子甘草汤：麻黄二两，附子一枚，甘草二两。

治少阴病，得之二三日，无里证者，是寒邪在太阳之表，未入于少阴之里，脉见沉细，是肾阳内虚而里证未作。故不用细辛散里寒，只宜用麻黄以解表寒，附子重温其里，甘草培其中气，使表寒得汗而解，里不伤肾阳，亦助阳解表辅正除邪之意也。期间配伍及分量不同，和麻黄生用、炙用而作用不同，苗叶与根则药性又有悬殊。

此外还有麻黄汤去桂枝加薏苡仁，名麻杏苡甘汤，治风湿病；麻黄汤加白术，名麻黄加术汤，治表中寒湿之证；麻黄汤去桂枝，名杏子汤，治水肿在皮发汗之方，再去杏仁，名麻黄甘草汤，亦为治水肿发汗之方。

伤寒太阳表实证，服麻杏石甘汤，反引邪入三阴，则发热不退，变证莫测；温病服麻黄汤，则汗后伤阴，现壮热谵语；少阴证服麻黄汤，有汗漏不止，甚或大汗亡阳之虞。若服麻杏石甘汤，有真阳暴脱之险。《素问·热论》有"太阳少阴两感于寒者，必不免于死"之论。吴老言："据余粗浅经验，在辨证论治上，如能熟记六经，分经辨证，方药对证，可期一汗而愈。因此太阳、少阴两感于寒者，必可免于死矣。"

（5）桂枝

味甘辛，气香性温，入足厥阴行血分，走经络而达营郁，善解风邪，最调木气，升清阳脱陷，降浊阴冲逆，舒经脉之挛急，利关节壅阻，入肝胆而散遏抑，极止痛楚，通经络而开痹涩，甚去湿寒，能止奔豚，更安惊悸，并能化膀胱之气而利小便，四散通经络，走而不守。

桂枝一味，仲景用之最广，作用甚大，是领导辛甘化阳之上品良剂。《伤寒论》《金匮要略》方中用桂枝者，约为76方之多，其中以桂枝汤加减变化出28方，桂枝甘草汤加味配伍出11方。（时方尚不在其内）

桂枝汤（桂枝三两，芍药三两，甘草二两，生姜三两，大枣十二枚）为《伤寒论》首出方剂，治中风自汗脉浮缓，恶风头项强痛之证，是合桂枝甘草辛甘化阳，芍药桂枝汤苦甘化阴二方而成。观之桂枝与芍药，一扶阳，一救阴，两相对偶，凡阴阳升降表里气血诸方，莫不惟桂芍之力左右也。故能治阳浮之发热，阴弱之汗出，阴阳俱虚，营卫并病，再加入太阳经之主药生姜和大枣完成一家。本方之主证，凡二十三条，加减化裁，凡廿八种，变化无穷，治证最广，为伤寒之主方。如：桂枝甘草汤（桂枝四两，甘草二两）为辛甘化阳之方也。化阳即生热，生热即阳旺，气火上升皆谓之阳，化阳莫不以此方为主。太阳伤寒发汗过多，叉手自冒其心，心下悸动，欲得手按者，以汗后伤阳而为之治也。加麻黄杏仁，名麻黄汤，治伤寒无汗表实证，为引药出表发汗之方。

类方以化阳为主，扶阳、温气、逐水皆借桂枝之力，化阳之功，故能上升出表也。

桂枝汤加葛根以清肌热，恐项背强几几以化燥。桂枝加附子以固肾阳，恐汗多亡阳。桂枝汤去芍药，以去通下窍之力，使内陷胸满之表邪，得桂枝以通上窍之力，仍从表解。桂枝汤去芍药加附子，以温表虚之恶寒水冷。桂枝汤去桂加苓术以去上升之力，合真武以制水，为表里并治之方。加入葛根麻黄，名葛根汤，以治表实中风清热发汗，更加半夏，可降上逆之呕。

桂枝应用甚广，是温肝，强心，通经络，散寒，解肌表之上品良剂。但有些医家或病家常畏惧不用，认为"过热""过表""过燥"，即使用时仅二三钱而已。尚有用桂枝要去皮，每用桂枝木者。盖仲景用桂枝主要是嫩尖枝，性味较厚，于方剂配伍，效力乃显，凡粗枝有皮骨者去之，而非去桂枝之外皮也。去皮用木，已无辛甘温暖之性味，有何力量再化太阳之气哉！

吴老据实而论："以余粗浅经验，凡风、寒、湿三邪阻遏，人身关节经络不通，周身气机不畅，血络运行受障碍，温经散寒，条达肝郁不疏等，用之其效宏伟。桂枝不是发表药，更不是发汗药，而是强心化阳生热之药，医者能明其功效，则经方之义，思过半矣。但是，温病与暑病及一切热盛之证，须当忌服，否则桂枝下咽有阳盛则毙之戒。"

（6）细辛

《本经》："气味辛温无毒，主咳逆上气，头痛脑动，百节拘挛，风湿痹痛，死肌，久服明目，利九窍，轻身长年。"张隐庵曰："细辛气味辛温，一茎直上，其色赤黑，禀少阴泉下之水阴而上交于太阳之药也。少阴为水脏，太阳为水腑，水气相通于皮毛，内合于肺，若循行失职，则病咳逆上气，而细辛能治之。太阳之气主皮毛，少阴之气主骨髓，少阴之气不合于太阳，则风湿相侵，痹于筋骨，则为百节拘挛，痹于腠理，则为死肌，而细辛皆能治之。其所以能治之者，以气胜之也。久服明目利九窍者，水精之气，濡于空窍也，九窍利，则轻身而延年矣。"

又曰："宋朝元祐陈承谓：细辛单用不可过一钱，多则气闭不通而死。近医多以此语忌用，而不知辛香之药，岂能闭气，上品无毒之药，何不可多用。方书之言，类此者不少，学者不善详察而遵信之，岐黄之门，终身不能入矣。"

按细辛味辛温，入手太阴肺、足少阴肾经，敛降冲逆而止咳，驱寒湿而荡浊，最清气道，兼通水源，凡风寒入肺，湿痰、水饮上逆于肺，使肺气不利，清肃不降，咳嗽痰多而清稀，无论男妇老幼，凡散风寒，化痰止咳，方剂中加入一、二、三、五钱，奏效迅速，真良剂也。如风寒湿三邪，阻塞关节经络不通而疼痛，得细辛一、三、五钱，加入方剂中，效果更好，服之决不令产生发汗闭气等副作用。除燥咳、火咳二症而外（即干咳无痰或咳痰稠黏，咽干口燥，喜饮清凉等），用细辛开提肺气，干姜温肺化痰，五味收敛肺肾之逆气，三味化合，一开一合，治疗一切肺寒咳嗽，其效甚佳。如小青龙汤治太阳伤寒，心下有水气干呕发热而咳或喘促者，方中用细辛、干姜、五味，温肺降逆以止咳嗽。喘咳寒重人无神者，加附子；心中烦，渴饮水者，加石膏，一寒一温，均有特效。又如四逆二陈麻辛汤，治疗一切新老咳嗽，哮喘咳嗽，咳痰清稀，白痰涎沫多者，其效颇宏，皆得细辛之力不小也。

总之，细辛这味药，温散三阴经之风寒湿三邪，通关节利九窍，配合姜附中，纳阳归肾，温暖子宫，止咳化痰，开提肺气并治慢性偏头风疼，鼻塞不通（鼻膜炎久治不愈）等。用途太多，不可胜数，其分量由一钱至二三钱或至一两，都不至出大汗，如能在辨证论治当中掌握八纲八法，用之得当，诚良剂也。

（7）石膏

味辛气寒，入手太阴肺及足阳明胃经，能清金而止燥渴，泻热而除烦躁，辛凉解肌，凉肺生水，清热灭火而救焚。如邪火重，亢阳灼阴而伤肾水，肺为水之上源，金生水，肺胃燥极，水源涸竭，得石膏之寒凉色白而入肺胃，使肺胃之燥热清凉而降敛。秋金降敛而生水，犹热极生阴，沛然下雨，何燥热之有乎？石膏配伍之主要方剂，如：

《伤寒论》白虎汤：石膏一斤，知母六两，甘草二两，粳米六两。

治伤寒阳明经证及温暑等热证，如脉洪大，壮热烦渴饮冷，舌白而生芒刺，邪热蒸蒸，但头汗出者，服之汗出热退，渴止津生，脉静身凉。

此外，麻杏石甘汤、大青龙汤以麻黄发汗解表寒，清里热则用石膏之力，其肺胃之燥热得清，故汗后病退，而不伤阴也。人参白虎汤治暑热证，竹叶石膏汤治热甚灼阴之痉挛证，亦以石膏之清肺救燥而奏效。凡瘟疫流行，多传阳明为热燥证，而石膏为主要之品。邪热亢甚，有亡阴之虞，得石膏加入方剂之中，有起死回生之效，真上品之良剂也。但只宜于邪热阳燥证，若虚热阴燥证服之，犹如雪上加霜，不但无效，抑且病变增剧而有生命之虞也。

石膏辛凉之性，最清心肺之热而除烦躁，泻郁热而止燥渴，惟甚寒脾胃，中脘阳虚者禁服。其主治之作用可疗热狂，治火嗽，止烦喘，清燥渴，收热汗，清热痰；并能止邪热内逼之鼻衄，除邪热牙痛，调胃热口疮，理喉咽作痛，清邪热乳痈，解火灼，疗金疮。

（8）大黄

色黄根粗，有黏液，味苦，性寒，入足阳明胃、足太阳脾经、足厥阴肝经，泻热行瘀，决壅开塞，下阳明之燥结，除太阴之湿蒸，通经脉而破癥瘕，消痈毒而排脓血。《本经·下品》："大黄，味苦，寒。主下瘀血，血闭，寒热，破癥瘕积聚，留饮宿食，荡涤肠胃，推陈致新，通利水谷，调中化食，安和五脏。"张隐庵曰："大黄味苦气寒，色黄臭香，乃肃清中土之剂也。其性走而不守。"最滑润肠胃而通便结。其方剂如：

①《伤寒论》大承气汤：大黄四两，芒硝一两，枳实五枚，厚朴半斤。

治阳明腑证，胃肠燥结便难，阳明三急下与少阴三急下等证，并治下痢红白腹痛里急后重。

②小承气汤：大黄四两，厚朴二两，枳实三枚。

治阳明腑热方作，大黄泻其燥热，枳朴开其郁滞，微和胃气而下小结也。

③调胃承气汤：大黄四两，芒硝半斤，炙甘草二两。只下胃热而无燥结，故不用枳朴之推荡。

④大陷胸汤：大黄六两，芒硝一斤，甘遂一钱匕。

治太阳中风，下早而为结胸，因表阳亦陷，阴阳拒隔，结于胸中，寒热逼蒸，化生水气，硬满疼痛，烦躁懊恼。硝黄泻其郁热，甘遂排其水饮也。

《伤寒论》有三阳下法。

本太阳经证误发大汗利小便，伤其津液，病情转属阳明，灼伤脾阴，而成太阳阳明脾约证，以麻仁丸润下之。

⑤麻仁丸：火麻仁二升，大黄一斤，厚朴一斤，枳实半斤（炒），芍药半斤，

杏仁一斤（去皮尖，研作脂）。

本阳明经证，误发汗利小便，伤其津液，病邪转入阳明腑而成为正阳阳明腑证，宜大承气汤下之。（方在上）

本少阳经证，误发汗利小便，伤其津液，病邪转属阳明而成为少阳阳明腑证，以大柴胡汤主之。

⑥大柴胡汤：柴胡半斤，黄芩三两，芍药三两，半夏半斤，大黄二两，枳实四两，生姜五两，大枣十二枚。

阳明证有三下法。大承气汤结热皆下，其性猛烈；小承气汤微和胃而下小结，其性较轻；调胃承气汤只下胃肠之热，而无结粪，其性和缓。

阳明有三急下证，少阴亦有三急下证，厥阴证尚有热深厥深之应下证，均以大承气汤急下。因阳明燥急邪热之证，亢阳灼阴，肾水涸竭，急下以救真阴，缓则亡阴而逝。

按阳明证，当下不下为失下，不当下而下之为误下，失下误下，均能变证危笃。阳明之阳亢而伤阴者，阳未盛而下早，则亡其阳，阳已亢而下迟，则亡其阴，故有缓攻之法，又有急下之条。

少阴急下三证。土胜之极，则成下证。少阴证若得之二三日，口燥咽干者，是土燥而水亏，失期不下，水涸则死，当急下之，宜大承气汤。若自利清水，其色纯清，心下疼痛，口中干燥者，是土燥水亏，伤及肾阴，当急下之，宜大承气汤。六七日腹胀不大便者，是土燥水亏，伤其脾阴，当急下之，宜大承气汤。

少阴病，水旺火熄，土败人亡，故少阴（寒水）宜负，而阳明（燥土）宜胜，但少阴不可太负，阳明不可太胜，太胜则燥土克水，津液消亡，亦成死证，故当急下，此即阳明之急下三证也。以阳明而伤少阴，故病在阳明，亦在少阴，两经并载，实非少阴之本病也。

太阴阳明合病，湿从燥化，湿热内逼，下痢红白，腹痛里急后重者，宜大承气汤下之。痢疾当大下，下之则畅通而痢止，通因通用，痛则不通，通则不痛之义也。还有枳芍顺气汤，痢疾初起之痢红白，腹痛里急后重，甚则噤口不食，服之下通立效，亦是大黄之功也。

枳芍顺气汤：大黄三至五钱，枳实三至四钱，厚朴三至四钱，黄芩三钱，杭白芍八钱，槟片三钱，广木香一至二钱，甘草二钱（旧衡）。

可加入车前仁二三钱尤良；痢疾较重者，加芒硝三钱，更易畅通，最为速效；红痢多者，加黄连一、二钱。若畏惧不敢用上方等凉下，缓则变剧而有生命之虞也。大黄之功，专下燥结之证，属邪热燥结，咸宜加入方剂中，奏效迅速。至于阴燥便结者，又当温下之。如《金匮要略》大黄附子汤或温脾汤，大黄通其结，姜附温其寒，大黄走而不守，使下通后毫不伤中损正也。

大黄附子汤：大黄三两，附子三枚炮用，细辛二两（这是金匮原方分量）。

温脾汤：又名双龙汤，即四逆汤加芒硝大黄，附片二至三两，干姜一两，甘草三钱，大黄三钱，芒硝三钱（旧衡）。

若大便燥结不通，其人体素虚寒，并无邪热渴饮等证足征，始可用此温下之方，如口燥渴喜冷饮有邪热者，忌用此法为幸。大黄之用途颇多，不能尽述，凡属阴盛阳衰，肠胃虚寒等证，须当慎用。

（9）芒硝

又名玄明粉（芒硝用萝卜升过，名玄明粉，比芒硝洁白），味咸苦，性寒。咸能软坚，润下作咸，故加入承气汤中，能软坚硬结粪，润滑大便之燥结。凡邪热壮火食气，亢阳灼阴之证，最能生津补水，大黄苦寒泻火，滋阴润燥，二味同用，有滋阴补水之功，起死回生之效。凡慢性病及一切虚寒、寒湿病，决不可加入，慎用为幸。

又性味咸苦大寒，下清血分，泻火救焚，软坚破积，利水道而通淋漓，利谷道而开结闭，热结瘀蒸，非此不退，宿疾老血，非此不消，寒泻之力，诸药不及。方剂配伍，灵活掌握运用，经方时方，方书记载周详。因时间关系，不能尽述，只略介绍其主要作用，聊供参考。

（10）黄连

味极苦，性大寒，专入手少阴心经，清心退热，泻火除烦，凉心寒肾，苦燥泻火，但不似大黄之能生津润燥，润滑大便也。黄连的主要方剂：

①《伤寒论》黄连汤：黄连三两，桂枝三两，甘草三两，生姜三两，人参三两，半夏半升，大枣十二枚。

本方治太阴伤寒，胸中有热，胃中有寒气上逆，腹中痛欲呕吐者，以中气虚寒，君火不降，胸中有热，而至腹痛、心烦、呕吐等证。姜夏等温中止呕，黄连清心君之火而泻热烦也。

②黄连阿胶鸡子黄汤：黄连四两，黄芩一两，杭白芍药二两，阿胶三两，鸡子黄二枚。

用水五升，煎取二升，去渣，阿胶烊化（以水蒸化），鸡子黄搅入，温分三服。治少阴病之热化证，心烦不得卧，脉沉而细数。君火上亢，则心烦而不得卧。缘坎水根于离阴，燥土克水，消耗心液，神志不清，是以生烦。黄连清心君之火而除烦，芩芍清少阴相火而泻热，阿胶、鸡子黄补脾精而滋燥土，鸡子黄补离中之气，阿胶补坎中之精而交心肾之阴。温证热甚灼阴，身热不退，虚烦不得卧，服之则安静烦止，脉静身凉，效如桴鼓。还有五泻心汤，葛根黄连黄芩汤，白头翁汤，乌梅丸方，时方之黄连解毒汤、犀角黄连汤、三黄石膏汤等方剂中，都以黄连为主要作用而清心君之火也。

③干姜芩连人参汤：干姜、黄连、黄芩、人参各三两。

本方治厥阴证，吐下后，食入即吐。厥阴病，本自寒下，医复吐下之，寒格更逆吐下，以中气虚寒脾陷为利，相火升火而生上热，芩连清泻君相之火以除烦热，参姜温补脾胃之气以止吐利也。

④白头翁汤：黄连、黄柏、秦皮、白头翁各三两。

本方治厥阴下痢后重，渴饮水者。

⑤乌梅丸方：治厥阴证，蛔厥吐蛔，心中疼热，皆用黄连以清心君之火，顺接阴阳而止心中疼热。

用黄连的方剂尚多，方书中记载可查，不再多述。

仲景用黄连清上诸方，多与温中暖下之药并用，此一定之法也。凡泻火清心之药必用黄连，但中病即止，不可过剂，过则中下寒生，上热愈甚，庸工不解，以为久服黄连，反从火化，真可笑也。在邪热重，心火旺时，服之固效；若阴寒盛，虚火浮，君火不降，上热下寒者慎用。真阳素虚体弱无神者禁用。否则，服之则虚火愈浮，而至龙雷上奔，阳飞离根而死矣。

学术思想

川派中医药名家系列丛书

吴佩衡

（一）法尊伤寒，阳气为本

1. 以"扶阳"为治伤寒之本

四川气候天阴多雾，多雨潮湿，湿盛则阳微。"扶阳气"的基本思想贯穿于《伤寒论》始终，温法为《伤寒论》的重要治疗方法，故有"伤寒法在救阳"之说。《伤寒论》在四川广为流传，对扶阳学派的形成有重大影响。扶阳学派特别强调阳气的作用，认为"阳者阴之根""阳主而阴从""阳统乎阴"。阳病易治，阴病难疗，阴病不仅多见，且易失治而转危亡，阳气足则能化生津液，气血。扶阳学派医家从"阳主阴从""以火立极"的角度解读《伤寒论》，继承了《伤寒论》重阳扶阳之精髓，对《伤寒论》的探讨研究与创新发挥心得独到，于临证中擅用伤寒温阳经方温扶阳气，治疗各种阳虚阴盛证。如清末四川名医、伤寒学家、扶阳学派创始人郑钦安提出"万病不离伤寒""学者欲入精微，即在伤寒六经提纲病情、方法上探求，不必他书上追索"，擅长使用四逆汤、白通汤、甘草干姜汤、吴茱萸汤等伤寒经方来治疗多种阳虚病证。《伤寒恒论》是郑钦安研究《伤寒论》的代表作，该书将仲景原文与临床实践紧密结合，释方辨脉，指导辨证治疗，独具创见，颇切实际。郑钦安认为阳气有上中下部位之分，上焦有心肺之阳，中焦有脾胃之阳，下焦有肝肾之阳，而"下阳为上、中二阳之根"，即下焦肾阳是上焦中焦阳气之根，可见在诸种阳气中，郑钦安格外强调肾阳的作用，指出"人身立命全在坎中一阳"，"坎中一阳"即肾阳，肾阳为人身阳气之本，立命之根。这是扶阳学派学术思想的核心，也是郑钦安倡用附子、四逆辈温扶肾阳的理论根基。

吴老为四川会理人，18岁拜当地名医彭恩溥先生为师，20岁左右曾听学于卢铸之先生的"扶阳医坛"，深研《伤寒论》和郑钦安著作，尊崇《伤寒论》和郑钦安温扶阳气的观点，谙熟阴阳八卦、坎离水火、心肾交济之理，宗郑氏"人身一团血肉之躯，阴也；全赖一团真气运于其中而立命"之说。特别强调阳气在人体生命过程中的首要作用。其理论及立法施治、垂方用药风格与仲景、钦安一脉相承。吴老多年潜心于《伤寒论》的研究，深得仲景医理、方术要旨，以"扶阳"为治伤寒之本，对《伤寒论》的研究除贯穿在其自编的《伤寒论讲义》《伤寒论条解》《伤寒与瘟疫之分辨》《伤寒论新注》中外，还体现在《吴佩衡医案》《医药简述》《麻疹发微》等著作中。

有"关东火神"之称的张存悌先生经过多年系统研究吴老学术思想后得出结论："吴佩衡先生乃是温阳经典大家，是火神派的一面旗帜"，其温阳大法是中医学中重阳扶阳理论精华之集大成者。2009 年在云南昆明举办的"著名中医学家吴佩衡学术思想研讨暨纪念吴佩衡诞辰 120 周年大会"上，张存悌先生在他的题为《一代名医火神宗师》的演讲中称颂吴佩衡先生："佩衡公是我心中的一尊偶像，他一生追求真理，钻研岐黄，毕生为中医奔波抗争，培育桃李，为中医事业做出不可磨灭的贡献，从而也造就了他一代名医的地位。就学术而言，他是现代伤寒大家，更是火神派宗师。"

在《医药简述》中，吴老指出："少阴君火位居于上，而源于坎中之阳。""命门真火乃生命之根，潜藏暖水"是"人身最宝贵之主要生命线"，是生命活动之"原动力"，是人身立命之本。对于保存阳气的意义有深刻认识："真阳之火能生气，邪热之火能伤气；邪热之火必须消灭，真阳之火则决不可损也。只有真气运行不息，才能生化无穷，机体才有生命活动"。并依据《内经》"阳生阴长，阳杀阴藏"等阴阳互根的基本理论，提出在疾病后期，出现阳虚或阴阳俱虚的情况时，须以"回阳"为第一要义。在三阴病的虚证、寒证中，往往以阳气的盛衰存亡来决定病势进退及预后的判断。"阳回即生，阳亡则死"这是吴老在辨证施治中始终强调的问题，格外重视阳气的重要作用及先天心肾和后天脾胃之相互关系。并在数十年执教从医的过程中不断推陈出新，在理论上有新的建树，在实践探索中有新的突破，学术见解及临证用药独具特色，在云南医学界中成为颇具影响力的吴氏流派。

2. 慎用寒凉，谨防伤阳

吴老对滥用误用苦寒药致阳气损伤的弊端有着真实而深刻的体会，在其著作中，多处记载误用寒凉药的危害。对中药十大主帅中的四味寒凉之品：石膏、大黄、芒硝、黄连，吴老虽然在临证中常用，但必定分清寒热虚实，辨证使用。例如吴老指出："石膏辛凉之性，最清心肺之热而除烦躁，泻郁热而止燥渴，惟甚寒脾胃，中脘阳虚者禁服"；"大黄之用途颇多，不能尽述，凡属阴盛阳衰、肠胃虚寒等证，须当慎用"；谈到芒硝的使用，吴老强调"凡慢性病及一切虚寒、寒湿病，决不可加入，慎用为幸"；对于黄连的用法，吴老结合《伤寒论》讲得尤为清楚："仲景用黄连清上诸方，多与温中暖下之药并用，此一定之法也。凡泻火清心之药必用黄连，但中病即止，不可过剂，过则中下寒生，上热愈甚，庸工不解，以为久服黄连，反从火化，真可笑也。在邪热重，心火旺时，服之固效；若阴寒盛，虚火浮，君火不降，上热下寒者慎用。真阳素虚体弱无神者禁用。否则，服之则虚火愈浮，而至龙雷上奔，阳飞离根而死矣。"

吴老治疗小儿麻疹经验甚为独特，除采用一般的升提透疹及清热解毒法外，指出小儿非纯阳而是稚阳之体，不宜过于表散，更不宜动辄使用耗散元阳之气的清凉苦寒药，必须辨其寒热虚实而随证处方施治。根据吴老实践经验，凡证情确属虚寒或因疹毒内陷而转为阴证的麻疹患儿，只有放胆使用四逆辈、白通汤、麻辛附子汤或小青龙汤加附子等，才可挽回颓绝。正如吴老在"麻疹误服表凉药转阴证一例"按语中所言："体弱发迷无神，疹出性慢，色象不鲜，服白通汤一二剂，即能使疹子出齐，平安而愈。此种治法，在麻疹方书上，虽不易见，但麻疹既不得发越外出而现阴盛阳衰之象，投以白通汤扶助心肾之阳，故疗效甚速。倘再误施寒凉，则正愈虚而阳愈弱，无力托毒外出，反而内攻，必致衰脱。"从《麻疹发微》所附验案可以看出，按照吴老的理论与方法以大剂热药用于治疗小儿麻疹，轻证即应时而愈，重证亦收效很大，开创了以温热重剂治疗麻疹的崭新思路和方法。

吴老在《麻疹发微》中反复强调不可滥用寒凉，于临证用药颇有指导意义。引原文数段证之："麻疹初起，正向外发越之病情，切勿视为热证而骤施寒凉之品，使疹毒内陷，滞其外达之机，以促其夭折。"

"如已患麻疹，无论其顺证与险证，于正当发越外出之时，设遽用寒凉，过表或滋腻壅补之剂，损耗元气，凝毒内陷，必致无力托毒外出而麻疹旋收。遂见声哑刿牙，咳嗽痰阻……此已危象毕露，是为误治之坏证，实系虚寒已极，决非热甚灼阴之证可比。病变至此，若再误以为热证，续以清凉苦寒之剂投之，则一误再误，有如雪上加霜，实难挽矣。"

"顺证可不必服药。若病家延诊，医者处方施治，必须慎用寒凉及过表之剂，以免变证莫测。"

总结"麻疹误服石膏夭亡二例"时吴老指出："可见治疗麻疹不辨寒热虚实，动辄用石膏之害。"在"麻疹误服石膏等剂夭亡二例"又告诫："此亦不辨寒热，误服寒凉而夭折之例证。"

在分析"麻疹误治转阴证夭亡二例"时，吴老感叹："此两儿均系服发表清凉之剂过甚，而转变为阴盛逼阳虚脱之证。深惜当日无良医辨别阴阳，早施大量回阳救逆之剂，以致酿成不可救药之绝证。"

在"麻疹误服寒凉死亡一例"中，吴老强调辨证的重要，并对医生提出了严格要求："在辨证论治上，阴阳莫辨，虚实寒热不分，一遇麻疹流行，辄以清凉苦寒之剂投之，以致凝毒内陷，元气大伤，邪正相攻，正不胜邪，变证危笃，安有不死之理。似此误人之医，即应回头猛省，努力钻研，提高技术，方能为人民健康服务。"

即使因病情需要，确要用到生石膏、生地、麦冬、玄参等寒凉之物，吴老也格外小心。例如在麻疹的治疗中，不按法辨证施治，则疹后即有可能发生后遗症，对属阴虚肺燥之后遗症，吴老指出"脉来数急，身热烦渴饮冷而微喘者，可加生石膏三五钱"，随即又强调"但此证颇少，必须审查有燥热实据者，方可用之，务希慎用为幸"。若麻疹疹后，出现心肾阴虚，邪热内盛之少阴热证，吴老用滋阴清热药亦非常谨慎，提出"应以黄连阿胶鸡子黄汤主之。如热甚大渴饮冷者，加生石膏三五钱，麦冬三钱，生地、玄参各二钱，但必有此确切症状，方可酌用，万勿轻试。"

对于麻疹疹后之"扫毒"，吴老认为不能盲从习俗，他指出："更有麻疹疹后，一般习俗辄喜扫毒，每因服扫毒药后，又增他病者，亦复不少。盖麻疹既已出透落屑，脉静身凉，病状已退，决无余毒内伏之理。斯时气血已亏，元阳不足，正待调补善后而复健康。凡扫毒之药，多系清凉苦寒之品，服之必寒中败胃，大伤正气，强者尚无大碍，而弱者服扫毒药后，不特无益抑且有损，易增他病，难复健康。"反对盲目跟风，滥用苦寒伤阳。

除慎用寒凉外，吴老还指出治疗麻疹不宜过于表散："按发表药之类，即升麻葛根汤加羌活、紫苏、荆芥、薄荷、防风、白芷、柴胡，或加麻黄、桂尖、银花、连翘、牛蒡子等。此类药物，只治标不固本，因小儿气血未充，脏腑柔嫩，身体脆弱，故用药不能过于克伐伤正，免损生生之气而致抽风夭亡也。"因发汗不当容易伤阳，过用发散药物恐造成损伤阳气的不良后果。

在60余年的临床生涯中，吴老尊《伤寒论》"温扶阳气"大法，治疗阳虚阴寒证，始终抓住温扶先天心肾阳气这一主要环节，立法论治首重温阳，擅用《伤寒论》扶阳抑阴的四逆诸方（包括四逆汤、通脉四逆汤、通脉四逆加猪胆汁汤、白通汤、附子汤、真武汤、茯苓四逆汤、干姜附子汤等方），以温热大剂力挽重证和治疗沉寒痼疾，在危笃之际化险为夷。吴老不仅从理论上主张以"扶阳"为治伤寒阴证之本，而且以他毕生丰富的临床经验验证了这一要义。

就《吴佩衡医案》中所载：阴证误下救逆案、伤寒病少阴阴极似阳证、半产血崩、麻疹危证扶阳救逆案、小儿伤寒病并肠出血危证等案例，充分展示了吴老在诊治疾病的过程中，活法圆通，得心应手，以"扶阳"为治疗之本，令众多危重患者起死回生。

【典型病案】

石淋（肾结石虚寒证型）

黄某，男，44岁，湖北人，昆明海口某厂军事代表。患者以腰痛数年而住入昆明军区某医院治疗，经X线摄片检查，发现右肾肾盂有十粒结石影像，小如花椒，大至蚕豆，诊断为"肾结石"，因身体虚弱不能耐受外科手术，遂于1958年11月出院延吴老诊治。言及患腰痛已久，时有所发，痛如绞作，延及腰腹，下引宗筋，痛甚则神怯而畏寒肢冷。小腹胀痛，小便短涩。饮食欠佳，精神缺乏。舌苔白滑而厚腻，脉沉迟无力。此因肾脏寒极，寒湿不化，内结成石，以温肾扶阳温化之法主之，投以四逆汤加味。

附片60g，杜仲10g，桂枝30g，干姜40g，茯苓30g，上肉桂10g（研末，泡水兑入），北细辛6g，甘草6g。

服药11剂后，相继经尿道排出结石4粒，其中曾有1粒较大者，排出时嵌于尿道口，尿线中断，其痛非常，经医生用镊子夹出，宛如细包谷粒大小，至使尿道口略为出血。经X线复查，尚余下6粒结石，但影像均较前为小，原大如蚕豆者已不复见。此乃温化之剂所致也。唯因肾寒日久，腰尚冷痛，结石未全化解排尽，其法不变，继以扶阳温化主之。

附片 100g，干姜 50g，狗脊 10g，北细辛 6g，薏苡仁 30g，桂枝 30g，上肉桂 10g（研末，泡水兑入），甘草 10g。

因服药有效，信心不移，连服不断则病情大减，食增神健，体质大为好转，于 1959 年 1 月开始恢复工作，前后相继数十余剂，腰痛已不复作，于 1959 年 3 月前来复诊，带来 X 线复查照片，十粒结石已消去九粒，仅剩下一粒，影像亦较前缩小。再以上方加减，不离强心温肾，调补气血之原则。数月后，最后一粒结石亦随尿排出，自此恢复健康，照常工作。

张存悌先生高度评价此案治法之高明："见石不治石，而能成功排石，靠的是'治之但扶其真元'，从扶阳入手，用大剂四逆汤加味，生动的体现了扶阳理论的威力。全案始终未用一味排石药，竟能愈此结石重症，令人敬佩。"

黄煌教授评析："目前中医药治疗肾结石，大多为金钱草、海金沙、鸡内金等利水通淋之品，平心而论，效果平平。本案独独未用利水药，而据脉症断为寒湿不化，投温化之剂，竟也使结石自动排出。不治人的病而治病的人，中医的整体观念、辨证论治的特色，在本案有充分的体现。"

（二）扶阳固本，擅用姜附

1. 运用附子的特点

四川盛产中药，川产道地药材久负盛名，回阳救逆、破阴除寒的附子作为川产道地药材的代表，为四川中医治疗疾病提供了优良的药材。《伤寒论》治疗虚寒证以"温扶阳气"为大法，在重用大剂温热药中又以附子为主药。郑钦安把握《伤寒论》之精髓，提出了中医扶阳理论，著《医理真传》《医法圆通》《伤寒恒论》为奠基之作，开创了以擅用附子温阳为典型用药风格的扶阳学派。

郑钦安在温阳方药的应用上积累了丰富的经验，指出"扶阳二字，包括上、中、下。如桂枝、参、芪扶上之阳，姜、蔻、西砂扶中之阳，天雄、附子、硫黄扶下之阳。"（《医理真传·辨认一切阳虚证法》）认为"补坎阳之药，以附子为主"，为扶阳之首药，用于补肾阳；干姜为补脾阳主药，桂枝为补心肺阳气主药，肉桂用以补下焦阳气，吴茱萸为补厥阴阳气主药。组方原则均以温补脏腑阳气为主。又云："有当轻清以扶阳者，大、小建中之类是也；有当温养以扶阳者，甘草干姜汤、理中汤之类是也；有当辛温、辛热以扶阳者，四逆、白通之类是也。此皆治阳虚之要诀也。"（《医理真传·辨认一切阳虚证法》）经云："气不足便是寒。"究不足之原，因房劳过度者，则损肾阳；因饮食不节者，则损脾阳；因用心过度者，则损心阳……在上者，仲景用桂枝以扶心阳；在中者，仲景用建中、理中以扶脾阳；在下者，仲景用四逆、白通以救肾阳"（《医理真传·钦安用药金针》）。

吴老的学术思想源于《黄帝内经》重视人体阳气的理论，法自《伤寒论》三阴寒化证温阳扶正思想，作为扶阳学派最重要的传人之一，吴老传承、发扬了郑钦安学说之精华，精于《伤寒论》的研究运用，认为阳气乃人身立命之本，主张对于阳虚阴寒证的治疗，必须抓住温扶先天心肾阳气这一重要环节，立法论治首重温阳，特别对证属三阴寒化重证的不同病种，擅长以大剂量附子组方救逆，被同道公推为云南省经方学理开创人。吴老运用附子胆识过人，剂量超常，举世罕见，对疑难重证，失治、误治病例，每以大剂附子力挽沉疴，世誉"吴附子"，名闻天下。

附子为"百药之长"，辛甘大热之品，惟大热，具回阳温里之效；惟辛甘，才有发散及温补之功，药性刚燥，走而不守，行十二经，通达上下，可升可降，可表可里；在上能助心阳以通脉，在中能温煦脾胃以健运，在下能助肾阳益火之源以消阴霾，在表能助卫气除风寒，在里温脏腑去冷湿。具有回阳救逆，温肾助阳，温中止痛，祛除阴寒湿邪及补阳止泄、逐水等功效。危、急重证多能力挽狂澜；施于慢性顽疾，亦能起沉疴于须臾，但附子属有毒之品，须掌握剂量、炮制、煎法，合理配伍，辨证施治，即可大胆应用。

吴老认为附子对保障人类健康之功用极为宏伟，将附子作为"回阳救逆第一品药"列于中药十大"主帅"之首，精研而广用之。指出附子"为温燥脾湿，温暖肾水之良剂也"，"附子补坎中一阳，助少火而生气"，"驱逐阴寒，回阳救逆，可用生附子。用之以温暖水寒，补命门真火，回阳生津，则用熟附片。其作用小有差别，临床时应分别使用"。临证运用附子经验丰富，独具特色。对阴寒重证敢于大剂量使用附子，炉火纯青，驾轻就熟。

吴老除对《伤寒论》潜心研究，确有心得外，受张隐庵、黄元御、陈修园，尤其是郑钦安学术思想之影响亦大，并通过长期临床实践在附子的运用上形成了自身特有的风格。由吴老原著，吴生元、吴元坤先生整理出版的《吴佩衡医案》

一书，是研究与学习吴老应用附子经验的重要资料，附子作为吴老治疗阳虚阴寒证的主药，在其医案处方中使用频数极高，《吴佩衡医案》中，阳虚阴寒证涉及内外妇儿五官各科多个病种，均用附子，用量远超其他药物。对于孕妇患阴证，亦大量投用附子，胆识远超常人。

吴老对于附子的运用具有以下特点：

（1）辨证使用

吴老常以附子为主药，以四逆汤为主方，以至有人误以为吴老专喜用附子，似乎处方不辨证。为此，曾有学者问过吴老，吴老答："不是我偏用附子，而是这些被介绍来的病人，多是患的'附子病（虚寒证）'，不用四逆汤不行。"

吴老在《医药简述》中明确强调，临证时使用附子，"应分清虚实寒热，当用则用，有是病用是药，定能指下生春，活人无量，切勿以人命为儿戏也"。其善用附子，重在辨证，广泛应用但绝不滥用，主要将附子运用于阳气大虚，阴寒内盛之证。

据《吴佩衡医案》及相关著述所载，吴老多年临证体验使用附子之指征是：但凡面色淡白无华（或兼夹青色），倦怠无神，少气懒言，力不从心，动则心慌气短，自汗食少，畏食酸冷，溺清便溏，诸寒引痛，易感风寒，甚或形寒怕冷，手足厥逆，畏寒踡卧，喜暖向阳，多重衣被，口润不渴或渴喜热饮而不多，舌质淡（或兼夹青色），舌苔白滑或白腻，脉象多见沉、迟、细、弱、虚、紧等，或指纹青黑透关等阳虚阴盛之证，都可以用附子进行治疗。

若症状表现看似有热，如目赤，唇肿而焦，赤足露身，烦躁不眠，神昏谵语，身热似火，溺赤便结等，但口润不渴或只欲少量滚饮，口气不蒸手，脉虽浮而虚大无力，或舌苔白腻，实为阴寒盛极，将真阳逼越于外之真寒假热证，亦可用附子治之。此外尚有素禀体弱，正气常虚，感邪之后，外托无力；或阴寒邪气太重，伤及阳气者，皆可用之。其中最重要的指征是：身寒肢冷，溺清便溏，口润不渴，或渴喜滚饮而不多，口气不蒸手，唇淡白或发青，舌质淡或夹青色，苔白或滑腻而润，脉沉取无力，或沉、紧、弱者，均为附子之适应证候。另有辨识寒证之十六字诀："身重恶寒，目瞑嗜卧，声低息短，少气懒言"亦为附子适应指征。

【典型病案】

半产血崩（流产失血）

方某夫人，年三十五，罗平县人，住云南省昆明市红栅子 10 号，素患半产。1923 年 5 月 12 日，孕五月又堕。初起腰腹坠痛，继则见红胎堕，血崩盈盆成块，小腹扭痛，心慌目眩，气喘欲脱，脉芤虚无力、两寸且短。唇淡红，舌苔白滑，舌质夹青乌。据其夫云，是晚曾昏厥二次。由于素患半产，肾气大亏，气虚下陷，无力摄血，阳气有随血下脱之势，以气生于肾，统于肺，今肺肾之气不相接，故气喘欲脱。拟四逆当归补血汤加枣艾治之。方中四逆汤扶阳收纳，启坎阳上升，佐以黄芪、当归，补中益气而生过伤之血，干姜、艾、枣制黑，能温血分之寒，引血归经。

黑附片 160g，炮黑姜 50g，炙甘草 24g，北口芪 60g，当归 26g，蕲艾 6g（炒黑存性），大枣 5 枚（烧黑存性）。

5 月 13 日服 1 剂后，血崩止，气喘平，病状已去六七，精神稍增。仍守原方，14 日次剂服完，证遂全瘳。

按语（编者按）： 本案吴老以扶阳固脱法治疗血崩，读后颇受启发：①血证并非绝对禁用热药，更不忌用附子。习惯所云："血遇寒便凝，得温则行"，仅指一般情况而言，如阳虚不摄而致出血则另当别论。②血脱而兼有阳虚之象者，先顾根本，以回阳为主。③本案除黑姜外，不专用止血药物，此为治病求本，而非见血止血。④在回阳的基础上，配合当归补血汤补气生血，黄芪用至 60g，当归 26g，令气旺血生，2 剂而愈。

（2）广泛使用

编者统计，《吴佩衡医案》一书，共收集医案 85 例，其中使用附子（包括天雄）的医案共计 55 例，占 64.7%，即医案所载其诊治的患者当中，有约 6 成以上的病人（包括各年龄段不同疾病的患者）使用了附子或天雄，同时这也证明了医案中过半数的病人为三阴虚寒病证。在这 55 例应用附子或天雄的医案中，病种涉及内科、妇科、儿科、外科及皮肤科、五官科。

① 内科病证：主要涉及重感冒（太少两感）、疟疾、伤寒病少阴寒化证、伤寒病少阴阴极似阳证、伤寒病少阴阴盛格阳证、少阴头痛、少阴咽痛、胁痛、阴瘅证（慢性胆汁性肝硬化）、肝水肿（肝硬化腹水）、胸痹心痛、寒湿胃痛、虚

寒胃痛、脘腹痛、气虚便秘、蛔厥腹痛（胆道蛔虫证）、痰饮咳嗽、哮喘、虚劳咳嗽、肾水肿（慢性肾炎并腹水）、石淋（肾结石虚寒证型）、厥阴病缩睾证、寒闭、风湿关节痹痛、脱发等。

②妇产科病证：主要涉及产后失血、经闭、经行血崩、先兆流产、产后失血、乳痈等。

③儿科病证：主要涉及小儿急慢惊风、肺炎、童子痨、痄腮、麻疹、小儿伤寒病并肠出血危证等。

④外科及皮肤科病证：主要涉及下肢瘀血阻滞疼痛（慢性血栓性静脉炎）、阴疽核肿、丹痧症并多发性脓疽、湿疹等。

⑤五官科病证：主要涉及虚火牙痛、牙龈出血、目赤肿痛、衄血等。

【典型病案】

孕妇哮喘案

郑某，女，25岁，已婚，云南人，患慢性哮喘病已14年，现身孕4月余。询其病史，始因年幼体弱，感风寒而起病，药、食调理不当，风寒内伏，夹湿痰上逆于肺，经常喘咳，值天寒时令尤甚，迄今病已多年，转成慢性哮喘。症见咳嗽短气而喘，痰多色白，咽喉不利，时发喘息哮鸣。面色淡而少华，目眶、口唇含青乌色。胸中闷胀，少气懒言，咳声低弱，咳时则由胸部牵引小腹作痛。舌苔白滑厚腻，舌质含青色，脉现弦滑，沉取则弱而无力，辨为风寒伏于肺胃，久咳肺肾气虚，阳不足以运行，寒湿痰饮阻遏而成是证。法当开提肺寒，补肾纳气，温化痰湿，方用小青龙汤加附片，附片起手即用100g。

处方：附片100g，杭白芍10g，麻黄10g，北细辛6g，干姜30g，桂枝20g，五味子5g，法半夏10g，甘草10g。

2剂后，胸闷气短、咳喘各症均减。继用四逆、二陈合方加麻、辛、桂。附片增至200g，服后喘咳皆减轻。共服30余剂，哮喘咳嗽日渐平息痊愈。身孕无恙，至足月顺产一子，母子均健康。

按语（原按）：昔有谓妇人身孕，乌、附、半夏皆所禁用，其实不然。盖乌、附、半夏，生者具有毒性，固不能服，只要炮制煎煮得法，去除毒性，因病施用，孕妇服之亦无妨碍。妇人怀孕，身为疾病所缠，易伤胎气而不固。因证立方用药，务使邪去而正安，此实为安胎、固胎之要义。《内经》云："妇人重身，毒之何如……有故无殒，亦无殒也。"此乃有是病而用是药，所谓有病则病当之，故孕妇无殒，胎亦无殒也。余临证数十年，思循经旨，多有所验，深感得益不少。

可见，吴老在准确辨证的前提下，将附子广泛用于临床各科病证。附子一般为孕妇所忌用或慎用，本案附片用至200g而身孕无恙，哮喘咳嗽日渐平息痊愈。恰如郑钦安《医法圆通·胎前忌服药品解》所论："近来有妊之妇，多有忌服药品。如半夏、大黄、巴豆、丑牛、槟榔、大戟、芫花、甘遂、麝香、三棱、莪术、附子、红花、三七之类，称为堕胎之品。凡有胎者，切不可服。今人死死记着，毫不敢易。予以为皆可服也，不必忌虑，总在看病之若何。如病果当服，半夏、大黄、附子一切药品，皆是安胎。病不当服，即参、茸、胶、桂亦能堕胎。"

（3）重剂使用

吴老不仅常用附子，而且善用大剂量，前提必须是辨证准确，处方对证。他认为："病至危笃之时，处方用药非大剂不能奏效。若病重药轻，犹兵不胜敌，不能克服。因此，处方用药应当随其病变而有不同。惟临床辨证，务须察明阴阳、表里、虚实、寒热，然后再针对证候之实据而下药。只要诊断确切，处方对证，药量充足，即能克敌制胜，转危为安。古有"病大药大，病毒药毒"之说，故面临危重证候勿须畏惧药"毒"而改投以轻剂。否则，杯水车薪敷衍塞责，贻误病机，则危殆难挽矣。"（《吴佩衡医案》厥阴证——耐药性金黄葡萄球菌性急性严重型肺脓疡按语）

编者统计，在《吴佩衡医案》中，制附子共使用151次，用量在10～450g之间，频数最高用量为100g；制天雄共使用6次，用量在60～150g之间，频数最高用量为60g。

其中制附子最大用量450g，使用2次，出现在1则医案的2张复诊处方中：虚寒胃痛案（第四诊、第五诊）。患者，男，年四旬余。患心胃痛证已20余年，初诊舌淡苔白滑腻，脉沉迟。病机为病久阳虚，真火内衰，阴寒内结，脾阳不运，无力以制水邪，肝郁不疏，夹寒水上逆犯胃凌心。初诊制附子使用100g；二诊制附子增至150g；三诊制附子增至200g；四诊及五诊制附子均增至450g。其中白附片由200g增至300g，另加入生盐附子150g，共450g（吴老认为生盐附子药力更大，在《医药简述》中讲到"除附片外，尚有一种生盐附子，效力更大"）。方中扶阳要药姜桂附（干姜、肉桂、制附子）三味同用，温通散寒，补火生土。连服数剂，阴寒溃退，元阳渐复。

制天雄最大用量150g，使用1次，出现在1则经行血崩及口鼻出血不止案的初诊处方中：患者，女，35岁。素患经痛不调，服破气行瘀方药十余年，攻破太过，致气血大伤，后因打骂小孩生气动怒，忽然经行血崩不止，经某医院诊治，子宫出血仍未止，又增鼻衄及牙龈出血，再经某中医治疗，上下出血更甚，气短欲脱，遂转由吴老急诊。初诊唇舌淡白，苔白滑，六脉芤虚，重按若无。病机为气血两亏，阳不守阴，血不归经，游溢妄行。用黑天雄150g，与炮黑姜、肉桂、桂枝同用，扶阳收纳，固气止血。服药后出血减少，二诊将天雄换为附片200g，继续以温经散寒之法治之。

《吴佩衡医案》中，凡阳虚外感，用附子扶阳固表，用量在15～50g之间。脾肾阳虚，用附子温肾益脾，轻证起始用量20～60g，起效后可增至100～150g；重证起始用量100g，起效后可增至130～450g。阳虚阴盛病证，以附子回阳散寒，起始用量26～60g，起效后可增至100～200g。大病退后，一般以100g调理善后。阴盛格阳，元阳将脱危证，起始用量即250g，复诊增至400g，以300g调理善后。新生儿虚阳浮越所致目赤肿痛，用附子回阳收纳，用量10g。肝郁寒凝，经脉不通，用附子温经散寒，起始用量在30～60g之间，起效后可增至100g。阳虚不固所致衄血，咯血，牙龈出血，用附子温扶阳气，用量30～60g，血止后加大至150～200g。阳虚不固之先兆流产，用附子扶阳固气，起始用量即100g。阳虚血寒闭经，或风湿关节痹痛，用附子温阳散寒止痛，起始用量为60～100g。

天雄温肾较附子为优。治疗阳虚阴盛，寒水凌心之胸痹心痛，以天雄温振阳气，散寒止痛，用量为100g。治疗阳衰欲脱急危重证先以天雄扶阳固脱，用至150g，阳气回复后再换用附子温阳散寒。治疗阳虚血寒闭经，用附子60g回阳后，脉轻取弦紧，重按无力而空，阳虚里寒仍重，将附子60g换为天雄60g，加强温里逐寒之力。阴盛格阳，寒水上逆，用天雄60g温补命门三焦。

吴老不仅对成年患者使用大剂量附子，而且对婴幼儿童也敢于突破常规，投以较大剂量。如1例2个月小儿患急惊风，附子用20g，对于2个月大的小儿而言，20g的附子剂量，早已超乎一般人的想象与胆识。又如治省立昆华医院院长秦某的独子（13岁）的伤寒重症案，初诊方即用250g，后加至每剂400g，昼夜连进 2 剂，合起来就是 800g，共计服用 12 天左右，终于挽回厥脱重症，令人钦佩。小儿伤寒肠出血案，8 岁男孩，附子用至 100g，渐加到 130g，服用 1 周左右病愈。吴老治疗此类小儿病证，不仅起手附子剂量大，而且服药时间较长，总量加在一起则更为惊人，凸显"吴附子"治病特色。

【典型病案】

童子痨案

张某之子，8 岁。禀赋不足，形体羸弱。受寒起病，脉来浮滑，兼有紧象，指纹色淡而青，舌苔白滑，质含青色。涕清，咳嗽而加痰涌。发热、恶寒，头昏痛，喜热饮。缘由风寒表邪，引动内停之寒湿水饮，肺气不利，阻遏太阳经气出入之机，拟小青龙汤加附子助阳解表化饮除痰。附片用至 30g，服后得微汗，身热始退，表邪已解，寒痰未净，守原方去杭芍、麻绒加茯苓 10g，白术 12g，连进 2 剂，饮食已如常。惟仍涕清痰多，面浮，午后潮热，自汗，腹中时而隐痛。未料病家对吴老信任不专，另延中医数人诊视，有云"误服附子，中毒难解"，有云"系湿热阻遏中焦"，处方均以清热利湿反见病重，又改延某西医诊治，断言"误服姜附，已将肺液烧干"（试问：涕为肺之液，如果肺液已经烧干，焉能涕清如水），予"保肺药水"服用。服后顷刻，出现风动之状，双目上视，唇缩而青，肢厥抽搐，汗出欲绝，命在旦夕。又急促吴老诊视，详细讲述误治经过，吴老不忍坐视待毙，主以大剂加味四逆汤治之。附片用至 100g，连服 2 次，风状减，不再抽搐。原方加黄芪、白术、茯苓连进 10 余剂，始奏全功。

本案 8 岁小儿前后共服附片 10 余市斤，并无中毒反应，且患儿病愈之后，身体健康，体质丰盛胜于病前，多年无恙。

（4）阳回之前，少夹滋补

观吴老各案，使用附子治疗阳虚重证、急证之时一般很少兼夹阴药、补药，认为"扶阳祛寒，宜温不宜补，温则气血流通，补则寒湿易滞"。这实际上源于《伤寒论》回阳救逆诸方的制方之意，也深受郑钦安学术影响，《医法圆通·用药须知·阳虚一切病证忌滋阴也》中就强调了这一点："凡阳虚之人，多属气衰血盛，无论发何疾病，多缘阴邪为殃，切不可再滋其阴。若更滋其阴，则阴愈盛而阳愈消，每每酿出真阳外越之候，不可不知。"

吴老参透经典，临证用药精专，法度严谨。如张景岳所制回阳饮，系四逆汤加人参，郑钦安虽认为人参属阴药，"用为补阳回阳，大悖经旨"，其于临证中偶或用之。而吴老所创大回阳饮，治一切阳虚阴盛危急之证，为四逆汤加肉桂，不用人参。对此，吴老引《神农本草经》之言，在其所著《伤寒论讲义》中的茯苓四逆汤证（汗下后阴阳两虚证）按语中讲得非常清楚："本条因误汗下伤阴阳之气而损津液，故于茯苓四逆汤中配人参，颇为对证。据《神农本草经》云：'人参味甘苦，性微寒，主补五脏之阴……'故能养阴生津而益肺气，实非回阳之品。如用于感冒重证及寒风入肺等疾患，犹如闭门逐寇，必致影响病变。仲景在治疗太阳证和肺寒咳嗽时，不用参者，是恐惟寒补阴之剂，壅闭客邪不解，反而使病增剧。又在阴盛阳衰，真阳将脱之时，仲景在主用回阳救逆驱寒等方中（如姜附汤、四逆汤、通脉四逆汤、白通汤等），绝不加此阴柔之品，恐缓姜附之功，不能回阳。"可见吴老认为人参为养阴之品，妨碍姜附回阳，指出人参的使用应该是在"汗吐下后，伤阴而损津液者，始加人参于各方中，以养阴生津补虚而扶正"。因此临证治疗阳虚阴寒证，在阳气回复之前，很少用人参一类滋补药品。

同时吴老也客观分析了人参广受医家欢迎的原因，"自张景岳、薛立斋等倡人参、白术补阳，熟地、秦归补阴之说，后世医者多宗之，有的医生入门诊视病人，不究病之当服与否，一见病人精神缺乏，入手即开人参。如病之当服，服后果有起死回生之效，参价虽昂，亦觉可喜；如不当服，服后而病反增剧，甚或促其死亡，在经济力薄弱之家，人死之后还要负人参之债。所以在徐灵胎所著的《人参论》中谓'人参杀人，甚于盗贼'，此说颇有参考价值。"（见《徐氏医书八种》《医学源流》）

【典型病案】

风湿关节痹痛案

田某妻，年三十余，某年9月，患风湿痹证，右手关节疼痛发麻，自觉骨间灼热，但又见寒生畏。病已十余日，曾服四逆汤加白术、当归等剂未效，疼痛忽轻忽重，固着肩肘，痛甚不休。吴老审病查方，认为乃风寒湿邪杂合而至，阻遏经脉，阳不足以运行通利关节，不通则痛。虽应用姜附之辛温以化散寒湿，然杂以归、术之壅补滋腻，犹如闭门留寇，遂使邪气难化。因照前方去归、术加入桂枝、细辛、茯苓治之，处方：

附片60g，干姜15g，桂枝24g，细辛5g，茯苓24g，甘草10g。

一剂显效，二剂霍然。

仅仅归、术之取舍即令疗效有如此差异，充分展现了吴老用药精专，用附子不夹阴药、补药的学术观点。

（5）阳复之际，滋阴扶正

郑钦安在《医法圆通·服药须知》中谈到"阳复之际，滋阴善后"的问题："凡服此等热药，总要服至周身、腹中发热难安时，然后与以一剂滋阴，此乃全身阴邪化去，真阳已复。即与以一剂滋阴之品，以敛其所复之阳，阳得阴敛，而阳有所依，自然互根相济而体健身轻矣。"

如前所论"阳回之前，少夹滋补"中提到人参为养阴之药，在治疗阳虚重证、急证之时，极少使用。但吴老治疗阳虚阴盛证，并非一概不用人参，而是遵循郑钦安"阳复之际，滋阴善后"之法，当用则用。阳虚阴盛证患者在服用大剂温阳药后，阳气得以恢复，而营阴尚虚，形神较弱，则需稍佐滋阴或益气扶正，此时吴老再以四逆加人参汤益气生津，以求阴阳重归于平衡，或使用人参、黄芪、桂圆肉等补益药调理善后。

如阴证误下救逆案中阴证误下，逼阳暴脱，服大剂回阳饮（附片 130g，干姜 50g，上肉桂 13g，甘草 10g）后，阳气已回，营阴尚虚，继以四逆汤加人参连进 4 剂而愈。吴老注："方中加人参者，取其益气生津养阴以配阳也。"

伤寒病少阴寒化证案中病邪深入少阴，阳虚阴盛，一线生阳有将脱之势，病势垂危，以通脉四逆汤、大回阳饮等大剂连进后病已痊愈，精神饮食均佳，但形神尚弱，拟四逆汤加味 1 剂，继以黄芪建中汤、桂附理中汤及归脾养心汤等善后调理十余日，精神渐复，此后健康，体质恢复如常。

伤寒病少阴阴极似阳证案中阴寒盛极，逼阳外浮，以大剂白通汤、四逆汤治疗后，大病悉退，但阳神尚虚，拟大回阳饮加黄芪、桂圆肉补益气血调治 1 剂，继以黄芪建中汤加桂附 1 剂及大回阳饮加细辛、陈皮、法夏 1 剂调理，再以四逆汤加参、芪善后，服五六剂而愈。

小儿伤寒病并肠出血危证中元阳大虚，已成危证，服通脉四逆汤、大回阳饮数剂后，脉较有神，精神较佳，饮食大增，继用黄芪四逆汤加味温阳扶正，调理数剂而愈。

在治疗妇科病证中，吴老也多以附子与补益药如当归、黄芪、阿胶等同用。

如治疗阳虚冲任不固之经行血崩，用大回阳饮加人参（吉林红参）扶阳固气，再以四逆当归补血汤（即四逆汤与当归补血汤合方）调补气血。治疗妊娠胎漏（先兆流产）、半产血崩（流产失血）均用四逆当归补血汤，以大剂量附片与黄芪、当归同用，扶阳益气，引血归经。

2. 附子常用功效及配伍

吴老临证运用附子，配伍具有法度。如谓附片无姜不热，无桂不燥。配干姜可荡全身之寒邪；配肉桂除能散寒外，还可化气除湿；配甘草可扶脾阳。此外，配姜、桂、草既能加强附子回阳救逆、扶正祛邪之功效，又能制约附子毒性。

临证中常以附子加入辛温发散剂中温经解表、扶正祛邪，治疗阳虚外感；以附子与补气药同用，追复散失之元阳；与补血药同用，取阳生阴长，滋不足之真阴；与温里药同用，增强扶阳散寒之效，祛在里之寒湿。

吴老对于附子的运用，既有丰富经验，更有独到创见。如运用四逆二陈麻辛汤治疗寒湿痰饮咳嗽、运用吴萸四逆汤治疗虚寒胃痛及血寒气滞的妇科疾病等，不仅能促使人体由于各种原因导致的"阳虚""阴寒"病证得以恢复，而且用于治疗沉寒痼冷或某些阳虚急危重证则更显化险为夷之功。归纳《吴佩衡医案》所载，吴老常用附子的配伍及作用如下：

（1）助阳祛邪

用于治疗太阳少阴两感于寒证（重感冒）、少阴头痛、少阴咽痛、丹痧证并多发性脓疽、童子痨、乳痈、麻疹危证等病证。其中凡阳虚外寒、病在太阳者，多以四逆汤加麻黄、细辛，或加桂枝，或桂芍同用；寒湿者，常配以半夏、茯苓；乳痈者，多伍以麻黄、细辛、香附、川芎、通草、王不留行等。

（2）助阳散寒止痛

用于治疗如寒疝、胸痹心痛、寒湿胃痛、脘腹痛、虚寒胃痛等病证。其中，寒在上焦心阳不振者，常在四逆汤基础上加肉桂（即大回阳饮）以助心阳，并佐以薤白或葱白；寒在中焦者，多配以干姜、公丁香、白胡椒；肝寒者，必用吴茱萸。

（3）温化寒湿（痰饮）

用于治疗如伤寒病少阴寒化证、痰饮咳嗽、痰喘咳嗽兼气虚便秘、哮喘、虚劳咳嗽、慢惊、胁痛、阴瘅症、石淋、麻疹合并"肺炎"之虚寒重证、麻疹危候等病证。其中寒饮多者，配合法夏、细辛、五味子；兼喘者，多加麻黄、细辛；内湿太盛、脾阳不足者，常伍干姜、白术、茯苓、猪苓；黄疸者，必用茵陈。

（4）温肾助阳，化气行水

用于治疗如肝病水肿、肾病水肿病证，必伍用肉桂或桂枝温阳助膀胱气化以行水，五苓散为常用配伍方剂。肝病水肿兼肝寒者，加吴茱萸温肝。

（5）助阳散寒，温通经脉

用于治疗如厥阴病缩睾症、经闭、阴疽核肿、下肢瘀血阻滞疼痛、风湿关节痹痛等病证。温通经脉，一般加用桂枝、细辛；病厥阴经脉者，则以吴茱萸为引；经闭瘀阻者，加桃仁；冲任虚者，加归、芍、丹参等。

（6）引火归原

用于治疗如虚火牙痛、牙龈出血、小儿目赤等病证，皆用附片引火归原，配以上肉桂、砂仁、龟板、黄柏等敛阴潜阳。

（7）回阳救逆，用以挽救欲脱之阳气

用于治疗如阴证误下救逆、伤寒少阴阴极似阳证、伤寒少阴阴盛格阳证、小儿伤寒并肠出血危症、厥阴证、寒闭、经行血崩及口鼻出血不止、妊娠胎漏、半产血崩、产后失血、衄血、麻疹误服寒凉药转阴证等病证，均用大剂量附片配大量干姜、上肉桂，佐以葱白通阳。兼见气脱者，加黄芪、人参益气摄纳；兼血虚者，配当归补血汤益气生血，以收阳生阴长之效，戒用滋腻之品；而出血者，则多用炮姜、炒艾等止血温经。

（8）补肾益精

如补精血治疗脱发时不用姜桂温燥之品，而配归、地、首乌之类阴药，于阴中求阳，并佐以鹿胶血肉有情之品以收双补之效。

（9）温阳益气通腑

如治气虚便秘用温下法佐以杏仁开提肺气、润降大肠之结，明党参健脾升清，厚朴降浊通滞。

（10）温阳安蛔

如治疗蛔厥腹痛者，加乌梅、细辛、川椒、黄柏、黄连，酸苦辛并用则蛔自安伏，寒热调和而痛自止。

3. 附子煎煮法

吴老应用附子剂量超常，惊世骇俗，在附子的煎煮方法上，同样有其独到之处。关于附子、天雄、乌头的煎煮法，吴老在《吴佩衡医案》《医药简述》《麻疹发微》中均强调必须久煎。

《吴佩衡医案》原版前言中特别注明："医案中凡用附片、天雄片、川乌者，都须先经开水煮透，使其中不耐热的乌头碱类有毒成分分解去毒。用量 15 ~ 60g，必须先用开水煮沸 2 ~ 3 小时。用量增加，则须相应延长煮沸时间，以保证用药安全。"有时为了抢救重症，需大剂投以附子，则药壶连续置于炉上不停火，久煎附子，随煎随服。

吴老在《医药简述·中药十大主帅》中也指出："上古及后汉张仲景，系用生附子与火炮附子两种，其量一枚至三枚。煎煮时，用水一斗，煮取三升或五升，量已煮透，服之不麻口。后世因煎煮不得法，服后往往产生麻醉，使用种种制法而成熟附子，意在减少其麻醉之性。其实附子只在煮透，不在制透，故必煮到不麻口，服之方为安全。"

在《麻疹发微》附记中，因患者多为婴幼孩童，吴老更加强调久煎，不能稍有疏忽，并交代了服用含有附片之方剂的药后忌口和解毒方法："尤须注意者，凡有附片之方剂，必先用较大之煮药器，加多量开水，以猛火将附片煮熟。剂量五钱至二两者，煮沸 2 ~ 3 小时，如加量则应增加煮沸时间。若久煮水已减少，可酌加开水。煮熟后，先由大人代试尝药液少许，总以不麻口为度，而免服后中毒。试尝后在半小时内，如已不麻口，再加入余药继续煮 10 ~ 20 分钟即可服用。若煮不熟透，必致中毒。如中毒过甚，即有生命危险，故不能稍有疏忽，此其一。服药后 3 ~ 4 小时内，必须忌食生冷水果，并避风雨，此其二。若煮不熟，或服药后食生冷水果，或冒风雨而发生中毒者，宜用红糖同生姜煎汤，或用肉桂一二钱去粗皮研细泡开水服之，中毒轻者，其毒渐解，此其三。总而言之，认真煮透，以免中毒，是为切要。"

以上资料记载均说明，吴老提倡"附子只在煮透，不在制透，必煮至不麻口为度，服之方安全"。可以说，吴老的煎煮法远优于当时附子的传统炮制法。

传统工艺加工的川产附子工艺繁杂，以减毒为目标的传统炮制工艺流程是将成熟附子块根（"泥附子"）采集后，先行洗净，把洗净泥附子放于胆巴水（$MgCl_2$溶液）中浸泡数日，取出附子再用浸泡液（俗称"老水"）煮至透心，将透心附子用清水浸漂数日后剥去表皮，把去皮附子再度用清水漂洗后开片，最终将附子初饮片再经清、漂、蒸、晒后晾干入药，即市售之"附片"。

传统工艺加工所采用的反复多次的浸、泡、漂、蒸等工艺流程的目的在于减毒，去除或降低乌头碱含量，虽然强调了用药的安全性，然而过度炮制却存在浪费的弊端，不可避免地导致其他有效生物碱、总生物碱的流失，使得附子回阳救逆等诸多功效大为降低。

云贵一带引种附子以后，由于炮制不规范，曾经出现过不少意外中毒的情况。自吴老善用大剂量附子并倡导开水先煎之法后，医家都以其法煎煮附子，避免中毒发生。

4. 研制"附子膏"

20世纪60年代初，由于云南省药用川附片供应短缺，严重影响了中药附片的配伍应用，给中医临床造成了不便，故代之而取的是各地区自产的附子，如保山附子、丽江附子等品种。当时以云南省保山产附子市售最为普遍。由于保山产附子属当地野生附子引种，再因加工工艺欠稳定，临床常因煎煮不透而频发"附子中毒"病例，引起了社会的关注。作为云南中医学院首任院长的吴老，积多年应用附子的临床经验及深厚的中医理论功底，在"附子一药不在于制透而在于煮透"的理念指导下，云南中医学院将滇西保山产地购进的保山附子洗净加水蒸制，将蒸制后的滤液浓缩成褐黑色稠膏状体——附子浸膏，简称"附子膏"。再经过吴老自身及家人的试用，观察安全后始用于临床。依据临床需要，取附子膏适量代附片用于配方或直接温水调服，经临床大样本的使用观察，既服用安全又较好地保留了附子的临床药效。证明"附子膏"具备了安全、稳定、有效的优势，深受广大患者欢迎，创造了良好的社会经济效益。吴老坚持真理，敢于实践的敬业精神，为业内人士所敬重。

5. 运用干姜、生姜、炮姜、姜炭的特点

编者统计，纵观《吴佩衡医案》，吴老用姜的种类包括干姜、生姜、炮姜、姜

炭（凡医案中出现的炮姜炭、炮黑姜、黑姜，均统一为姜炭）。干姜共使用124次，用量在9～150g之间，频数最高用量为30g；生姜共使用29次，用量在2片（约6g）～30g之间，频数最高用量为10g；炮姜共使用6次，用量在6～12g之间，频数最高用量为10g；姜炭共使用17次，用量在6～50g之间，频数最高用量为15g。

姜的鲜品、干品、炮制品均可入药且临床应用不同，生姜、干姜、炮姜、姜炭实为一物多用。姜由于加工炮制的不同，药性得以改变，如《本草求真》谓："干姜，其味本辛，炮制则苦。"炮制后性味功效有所差异，使临床适用范围更加广泛。

（1）生姜、干姜、炮姜、姜炭的常用功效

①生姜为姜科多年生草本植物姜的新鲜根茎，采挖后洗去杂质，切片生用。生姜始载于《名医别录》："生姜味辛，微温。主治伤寒头痛，鼻塞，咳逆上气，止呕吐。"生姜味辛，性微温。入肺、脾、胃经。有发汗解表，温中止呕，温肺止咳，散寒除湿，引药归经，解毒等功效。入肺经能温肺散寒，宣畅肺气，祛痰止咳，常用于风寒咳嗽、寒痰咳嗽等证。入脾胃二经，能温胃祛湿，化饮宽中，降逆止呕。能解半夏、天南星及鱼蟹、鸟兽肉毒，故半夏、南星多以姜制。

②干姜为姜科多年生草本植物姜的干燥根茎，始载于《神农本草经》。其《中品》谓："干姜，味辛，温。主胸满，咳逆上气，温中止血，出汗，逐风湿痹，肠澼下痢。生者尤良。久服去臭气，通神明。"

干姜性味辛，热，归脾、胃、心、肺经。功能温中，回阳，温肺化饮。善温脾胃之阳以除里寒，为温暖中焦之要药。凡阴寒内盛，阳衰欲脱，脾胃虚寒，呕吐泄泻，脘腹冷痛等皆可用之。因其有温化寒饮的作用，故又可治寒饮犯肺之喘咳、痰多清稀、形寒背冷等症。

③炮姜和姜炭为功效不同的2个干姜炮制品种，其炮制的火候、标准不同。炮姜最早记载于《金匮要略》。至宋代《太平圣惠方》中所载干姜除"炮"外，又出一"炮炭"，即姜炭，故此可以认为姜炭从宋代开始为干姜的又一炮制品。

炮姜多利用辅料，炮制时间短，注重药物的膨胀度，意在除去部分挥发油，偏于温中。姜炭炮制火力大，制品炭化多，注重药物之颜色，意在炒炭存性，偏于止血。不同的炮制方法决定药物不同的功效与主治，这是炮姜与姜炭的根本区别。

《得配本草》载："入温中药，炮用。入止血药，炒炭用。"炮用即炮姜，指干姜经炮黄鼓起，降低了辛辣刺激性，偏于温中散寒。炮姜苦、辛温，归脾、肝经，温中散寒，温经止血。其辛燥之性较干姜弱，温里之力不如干姜迅猛，但作用缓和持久，长于温中散寒止痛、止虚寒腹泻及虚寒性出血。炒炭用即指姜炭，一部分干姜经武火炒黑变炭增加了吸附性，偏于止血，用于吐衄崩漏、便血等阳虚失血诸证。姜炭苦、涩、温，其辛味消失，守而不走，温经作用弱于炮姜，而固涩止血之力强于炮姜，长于温经止血，可用于各种虚寒性出血且出血较急、出血量较多者。姜炭温涩，能温脾止泻，用于阳虚泄泻。

（2）《吴佩衡医案》干姜、生姜、炮姜、姜炭用量分析

①干姜最大用量150g，使用4次，分别出现在2则医案的4张复诊处方中。

虚寒胃痛案（第四诊、第五诊）。患者，男，年四旬余。患心胃痛证已20余年，初诊舌淡苔白滑腻，脉沉迟。病机为病久阳虚，真火内衰，阴寒内结，脾阳不运，无力以制水邪，肝郁不疏，夹寒水上逆犯胃凌心。初诊干姜使用30g，方中干姜、桂枝、制附子同用；二诊干姜增至60g，桂枝改为肉桂，重在温里；三诊干姜用量不变；四诊及五诊干姜均增至150g，且干姜、肉桂、制附子同用，加强温中散寒之力。

伤寒病少阴阴极似阳证（二）案（第三诊、第四诊）。患儿，男，13岁。患伤寒重证，发热不退20余日，晨轻夜重，面色青黯，两颧微发红。小便短赤，大便数日不通。初诊舌苔黑燥，脉浮而空，重按无力。病机为少阴阴盛格阳，心肾不交。初诊干姜使用50g，方中干姜、肉桂、制附子同用；二诊干姜减至30g，加入葱白取白通汤之义交通心肾；三诊及四诊用大剂四逆汤加强回阳，干姜均增至150g，且干姜、肉桂、制附子同用。

《吴佩衡医案》中，凡阳虚阴盛，脾阳不运，用干姜温阳散寒。初诊一般用12～50g，以30g居多；病情更重者，初诊即用60g，80g。起效后，若病重药轻，一般在初诊用量基础上加倍使用，如由初诊30g增为60g，或由初诊50g增至100g甚至150g。阳气恢复，阴邪消去大半后，再减为初诊用量。至寒邪消退，一般以30g温阳扶正善后。若起效后病情较为稳定，可小剂量（通常为10g）缓慢增加，或初诊、复诊均维持恒定用量不变。阳虚阴盛证病情虽重，若患者为3～9岁小儿，干姜用量也不宜过大，初诊用15～24g，起效后视病情轻重程度而用量加倍或维持初诊用量不变。

寒饮犯肺，用干姜温肺化饮，初诊用量一般为 15~30g。起效后，复诊用量一般在初诊基础上小剂量（通常为 10g）增加，最大可达到 50g。根据病情轻重程度的不同，如兼脾肾阳虚，表现为苔白滑厚腻、脉沉迟无力或脉虽弦滑甚至弦紧但沉取弱而无力者，用量则相应加大。

气血亏虚，阳不摄血，如产后失血、咯血，崩漏等阳不摄血之出血证，用干姜温阳止血。若出血未止，干姜均小剂量使用，推其用意，是因干姜辛燥，恐其动血耗血，出血时不宜用大剂量，一般用 10~15g。常用方法先以姜炭止血，待出血减少，或血止后再用干姜，用量可从 10g 增至 60g。此外，阳虚血寒所致闭经，干姜亦不用大剂量，一般用 15~20g。

其他如阳虚外感、体虚出麻疹，或阳虚风寒湿痹者，干姜用量为 9~15g。

②生姜最大用量 30g，使用 2 次，出现在 2 则医案的 2 张复诊处方中。

伤寒病少阴阴极似阳证案（第七诊）（同干姜案）。患儿，男，13 岁。病机为少阴阴盛格阳，心肾不交。前六诊均使用干姜，至七诊时白滑苔已退尽，神识清明，食量较增，脉静身凉，大病已退，阳神尚虚，形体瘦弱，动则虚汗出，取黄芪建中汤之义加桂附调理，改干姜 80g 为生姜 30g。较干姜之辛热峻猛而言，生姜辛而微温，更适于调理，方中生姜、桂枝、肉桂、制附子同用，与饴糖、黄芪、大枣、白芍相配，调和营卫，温阳补虚。

虚劳咳嗽案（第七诊）。患者，男，25 岁。患虚劳咳嗽，午后恶寒，发热如潮，自汗、盗汗，夜间尤甚，痰嗽不爽，咳声嘶嘎，咯血盈碗，气短而喘，精神疲惫，初诊舌根白腻，脉虚数无力。病机为真阳亏虚，阴寒痰浊上逆犯肺。前六诊使用干姜或（和）炮姜温阳化饮，温经止血。至七诊时诸症悉除，唯元气未充，以黄芪建中汤加味调理善后，改干姜 60g 为生姜 30g，方中生姜、桂枝、制附子同用，与饴糖、黄芪、大枣、白芍、党参、白术相配，调和营卫，温中补虚。

《吴佩衡医案》中，凡外感风寒，用生姜解表祛邪，用量在 6~15g 之间，一般多用 10g。

生姜最大用量为 30g，用于阳虚重证，大病已退，以生姜之通阳行散配合桂、附温阳补虚善后。

③炮姜最大用量12g，使用1次。出现在丹痧证并多发性脓疽案的第三诊处方中。患儿，男，3岁，1937年3月出丹痧。初起发热、咳嗽、目赤多泪，咽痛不思饮食，面赤而颈项隐隐现点疹，细密而皮肤泛红，色象不鲜，气吸迫促，沉迷无神。苔薄白稍糙，脉浮紧，指纹色赤偏黯，素禀体弱，正虚外托无力，拟桂葛汤稍加薄荷、防风，服后疹渐出而色不鲜；二诊以桂甘姜枣麻辛附子汤扶阳透表，服后疹毒外出；之后忽于耳下、两腋下、两胯缝处反复起肿硬包块，经多处开刀放脓，体质虚弱已极，病机为正虚，生肌托毒无力，三诊时以四逆汤加味治之，炮姜用12g，其辛燥之性较干姜减，而温中之力缓和持久，与制附子、黄芪、败酱草、薏苡仁、桔梗同用，扶阳温化，生肌托毒。

《吴佩衡医案》中，阳虚患者为小儿（2个月~3岁）时，吴佩衡以炮姜温阳散寒，用量为6~12g，炮姜较之干姜效力缓和，适用于小儿稚阴稚阳之体。

④姜炭（炮黑姜）最大用量50g，使用1次。出现在半产血崩案的初诊处方中。患者，女，35岁。素患半产，孕5月又堕，初起腰腹坠痛，继则见红胎堕，血崩盈盆成块，小腹扭痛，心慌目眩，气喘欲脱。舌苔白滑，舌质夹青乌，脉茫虚无力，两寸短。病机为肾气大亏，气不摄血，阳随血脱。拟四逆当归补血汤加枣艾治之，姜炭用50g，与黑附子、黄芪、当归、蕲艾（炒黑存性）、大枣（烧黑存性）同用，扶阳收纳，温血分之寒，引血归经。

《吴佩衡医案》中凡阳虚不摄血所致虚寒性出血，如衄血、牙龈出血、产后失血、崩漏、咯血等，用姜炭温经止血，用量一般为6~15g，常用15g，重证可用至30g，出血减少后用量酌减。危重证如流产失血，阳随血脱，最大量用至50g。

（三）精辨寒热，独具特色

1. 深研伤寒，精于辨证

作为辨证论治的经典之作，《伤寒论》创立了以阴阳为纲，融理、法、方、药为一体的六经辨证论治体系，具有极高的临床实用价值。吴老深研《伤寒论》，医学造诣高深，辨证水平一流，是一位既有创见又有胆识的临床大家，善于运用《伤寒论》六经辨证法则及扶阳学派宗师郑钦安学术思想，精于辨证论治，且多有创新和突破。

　　吴老特别强调辨证论治的重要性，这在其著作中随处可见。例如在《医药简述》中谈及中药十大"主帅"的临床运用时，吴老指出："据余数十年经验，如能掌握其性能，与其他药物配伍得当，且不违背辨证论治之精神，在临床工作中不但治一般常见疾病效若桴鼓，并且治大多数疑难重证及顽固沉疴亦无不应手奏效。"对于附子的使用，吴老明确强调"应分清虚实寒热，当用则用，有是病用是药，定能指下生春，活人无量，切勿以人命为儿戏也"。

　　《麻疹发微》一书将吴老的辨证论治思想展现得淋漓尽致，在《麻疹发微》自叙中，吴老就指明了治病不辨证所造成的危害："麻疹之辨证和治疗，据古医籍所载，多谓其病因为'胎毒即火毒'，而以清火解毒，或养阴凉血之法治之。如《麻瘄必读》谓其证多实热而无寒，故治以清火滋阴为主。其他各著，大抵与此说相同。过去少数医者多固执旧论，不辨虚实寒热，致使小儿之死于此者比比皆是。"并且点出了认真钻研《伤寒论》等中医经典的重要意义，他说："余初知医时，仍袭用旧法。治疗麻疹轻证，亦多获效；但遇变证危笃时，即感束手无策。随即努力钻研中医学经典著作，始知万病不离六经，根据六经及八纲、八法，辨证论治，数十年来，以经方为主，时方为辅，在六经原则下分析应变，随证施治，屡见奇效。于是深知往昔拘守陈法，不能应变之非，言之尚有遗憾。"

　　对于麻疹的治疗，吴老的体会尤为深刻："麻疹之病因，既非胎毒，更非火毒，而为天行疠气。其辨证应分顺、险、坏、逆等四证，治疗之法不宜墨守成规，偏重寒凉之剂，而应分析寒热虚实，辨证论治。""余诊治麻疹一证，既未敢过于表散，亦未敢骤施苦寒清凉与攻下之剂，而切实掌握辨证论治之精神，无不立见奇效。"

　　在麻疹案例的按语中，吴老亦多次强调辨证论治的重要性。如"病后体弱出麻疹变证严重治愈一例"按语："此等病证，若认为阳毒热重，以清热解毒之品投之，势必变证危笃。虽有识者用温热药以补救之，但如剂量过轻，或配伍不当，亦难生效。故应辨别阴阳，分析虚实寒热，随证施治，则可免误治也。"

　　"麻疹危证治愈验案二例"按语："按以上二例，一由被烫伤后，一因患利疾后，正气尚未复元，均感染麻疹，反复变证而至危笃。经细审病情，掌握仲景立法立方，分析阴阳表里虚实寒热，对证施治，方免错误。如施以清热解毒之剂，则万无生理。"

"麻疹后转'肺炎'虚寒重证治愈三例"按语："肺炎系西医病名，中医则应分为肺热、肺寒或肺燥等证。针对寒热虚实之病情实据，灵活处方治疗。如一见肺炎，不辨寒热，辄以清凉解毒之剂任意消炎，则贻误不浅矣。以上三例，均系体质虚寒，湿痰内盛而成肺炎寒极严重之证，故主以扶阳温化之剂，均奏全功。如系邪热肺燥之炎证，又当以养阴清肺生津润燥之剂治之，方能收效。"

在谈到治疗麻疹及麻疹后遗症时指出："治疗麻疹，如不按法辨证施治，则疹后即有可能发现以下之后遗症（包括湿热下利、阴虚肺燥、阳明燥热、少阴热证、虚寒咳嗽、痄腮、中耳炎、寒湿目疾、虚寒泻利9种）……以上九条后遗症，在临床时，务须分清寒热虚实，灵活处方施治，庶免贻误。"

麻疹疹后，吴老指出："如发现其他病状者，又须按照病情，分辨寒热虚实，处方施治。有是病，用是药，决不可只知'扫毒'，而不知辨证论治也。"

在《伤寒论讲义》中，论及麻黄细辛附子汤的临床运用时，吴老指出，在《伤寒论》原书中仅太阳少阴两感一证使用麻黄细辛附子汤，而根据他自身临床实践体会："如能掌握辨证论治规律，灵活运用，其适应范围，实不只此一证而已。"称吴老为"精于辨证之伤寒大家"，可谓实至名归，当之无愧。

2. 明辨阴阳，十六字诀

郑钦安最为独特的学术思想是对阴证中的难点——真寒假热（即阴火）的辨识。四川地区由于地域气候、生活饮食习惯等原因，真寒假热证患者数量众多。单纯的阴证辨认并不难，难的是郑钦安对阴寒偏盛所致虚阳上浮、外越、下陷所引起的种种假热之象，其称之为"阴火"者，有着相当深刻的认识。郑钦安有一句名言"总之众人皆云是火，我不敢即云是火"，就是指阴火，即阴证所生之火，又称"假火"，本质是阴寒偏盛导致虚阳上浮、外越、下陷而引起的各种"肿痛火形"，其实是假象，常见的如慢性咽炎、口腔溃疡、牙龈肿痛、舌疮、口臭、头痛、颧红、目赤、耳鸣（以上各症即俗话所谓"上火"）以及内伤发热、皮肤包块红斑、足心发热如焚等都是极为常见的病证，看似火热之象，其实是真寒假热亦即阴火，极易被误认作火证和阴虚火旺，俗医治以滋阴泻火之法，"实不啻雪地加霜"。郑钦安在"阳主阴从"的主导思想影响下，独具眼力，指出这是"阳虚"所致。如午后夜间面赤，或发热，或午后身热，这些通世皆认为阴虚证而治之无效，郑钦安却认为："况午后正阴盛时，阳气欲下潜藏于阴中，而阴盛不纳，逼阳于外，元气升多降少，故或现面赤，或现夜烧，此皆阴盛之候也。"而午后发热，或夜间发热，"多属阴盛隔阳于外，阳气不得潜藏，阳浮于外，故见身热"，采用回阳收纳，白通汤治之，并以大量篇幅阐明"阴火"的假象与本质，窥破阴霾，指点迷津，确为真知灼见。如《医理真传》"钦安用药金针"所言："予考究多年，用药有一点真机，与众不同。无论一切上中下诸病，不问男妇老幼，但见舌青，满口津液，脉息无神，其人安静，唇口淡白，口不渴，即渴而喜热饮，二便自利者，即外现大热，身疼头痛，目肿，口疮，一切诸症，一概不究，用药专在这先天立极之真种子上治之，百发百中。若见舌苔干黄，津液枯槁，口渴饮冷，脉息有神，其人烦躁，即身冷如冰，一概不究，专在这先天立极之元阴上求之，百发百中。"

吴老传承郑钦安理论，强调阴阳学说为中医理论的精髓，善于在"阴阳上探求至理"，指出："识病之要在于识证，识证之要在于明辨阴阳，唯辨证确凿，方能对证下药，得心应手。""识别阴阳为治病之定法，守约之功也。"一贯强调务须体会《素问·阴阳应象大论》"治病必求其本"之精神，认真辨别阴阳。这与郑钦安阴阳为纲，统分万病的思想同出一辙。郑钦安所总结出的"阴阳辨诀""用药真机"，是辨认阴阳的宝贵经验，吴老学而承之，临证之际，识别真假，总结出寒热辨证的基本纲领"十六字诀"。

"十六字诀"即热（阳）证为"身轻恶热，张目不眠，声音洪亮，口臭气粗"；寒（阴）证为"身重恶寒，目瞑嗜卧，声低息短，少气懒言"。真热证兼见烦渴喜冷饮，口气蒸手；真寒证兼见口润不渴或渴喜热饮而不多，口气不蒸手。以审察口气蒸手与否加强辨别寒热真假，系吴老多年临床实践经验。掌握阴阳辨证的十六字诀，就不会在复杂多变的症状面前无所适从，更不会被寒热虚实的真假所迷惑。正如吴老所说："万病有虚实寒热，临证之际务必本此原则，庶不致贻误"。特别是对于三阴证的辨识，在危重之际，吴老善于抓住三阴证的本质与规律，识别真寒假热，胸中自有诀窍。

如吴老对多种出血病证从阳虚失于固摄着眼，以扶阳止血为法，皆收止血愈病佳效，其使用温热重剂治疗小儿麻疹更是颇具创见。

3. 辨假识真，起死回生

在《吴佩衡医案》中有阳极似阴（真热假寒）、阴极似阳（真寒假热）、阴阳错杂多个案例，吴老以"十六字诀"为纲，在错综复杂的病情中，辨假识真，起死回生，从而演绎出许多回阳救逆、急下存阴的精彩案例。

如同为衄血，吴老精辨寒热，成竹在胸，临证不乱，治疗依证而行，因人制宜，各不相同，不愧为辨证论治之大家。举典型案例证之。

（1）衄血之辨证

①热证之衄血

瘟疫病燥热内结证　谢某之妻，车姓，年十八，住四川省会理县南街。于1920年3月，感瘟疫病邪，发病已二日，起始则见发热而渴，恶热而不寒，头痛体痛，脉浮弦而数，唇赤面垢，舌白如积粉。病虽初起，但邪不在经，若发汗，则既伤表气又易耗损津液，势必热邪愈炽。此乃瘟疫之邪蟠踞募原，有入里化燥伤津之势，宜输转募原之邪，使之达表而解，以达原饮加石膏主之。

槟榔10g，厚朴10g，草果10g，知母12g，杭白芍12g，黄芩10g，甘草6g，生石膏15g（碎，布包）。

服1剂后，证情稍减，惟大便已三日燥结不通，于是续前方加大黄12g，嘱即服。因患者之父略知医理，认为该女素体虚弱，恐不能耐受寒下之剂，竟私自将大黄、石膏减去未用。隔日延吴老再诊，见患者舌苔转黄而燥，胃实胸满，拒按呼痛，烦渴饮冷，小便短赤，大便仍燥结，壮热未解，时发谵语。此系邪已入腑，燥热结滞，非清热泻下不能力挽危绝。当即拟白虎加承气汤合方1剂。其父仍有难色，不敢与服。

随后，患者忽鼻衄不止，色鲜红而量较多，稍顷，衄血即凝而成块。病家惶恐，另延中医彭某诊视，断为阳虚亡血之证，且谓如系热证，鼻衄流出之后，必不致凝结成块，主以四逆汤。

病家疑虑，踌躇无决，仍不敢与服之。又复求询，吴老据理解释，力说病家：此为邪热亢极灼阴之证，急宜大剂凉下以救真阴，缓则真阴灼尽，危殆难治。又告之，使用姜附之剂为自己所擅长，尚不敢以温热之剂妄投，当此证情，苦寒泻下犹恐不及，倘若误服温热之剂，犹如火上浇油，危亡立至，病家始而信服，遂拟方清热凉下治之。煎汤日夜连进之后，鼻衄方止，神识转清，身热退去六七。次日照原方再服 1 剂，服后则二便通畅，脉静身凉。

按语（编者按）：此案之鼻衄，诚如郑钦安在《医法圆通·卷三·辨认邪盛热炽血伤病情》"鼻血如注"一篇谈道："病人发热烦躁，二便不利，口臭气粗，忽见鼻血如注，发热更甚者。此由邪火太甚，逼血妄行也。法宜清热攻下，苟血出而热退便通，又是解病佳兆。"吴老深谙此理，辨假识真，准确无误。

②先热后寒之衄血

李某，十四岁，素患鼻衄，无他痛苦，故未用药石调理之。某日，感客邪，身热恶寒，头疼体痛，喜冷饮，脉浮而细数，主以麻杏石甘汤一剂霍然。异日外出，适值阴雨天寒，又复感冒而病，发热恶寒，头昏疼，肢体酸痛，不渴饮，脉反沉细而弱，主以麻黄细辛附子汤加桂尖、生姜一剂。服后汗出热退。次晨忽又鼻衄不止，用物塞鼻孔则血由口中溢出，似有不可止之状。头晕，腹痛，面色淡而无华，形弱神疲，复诊其脉迟缓而弱。此乃气血素亏，阴阳不相为守也。血虚散漫妄行，气虚则无力统摄血液，易致离经外溢。表邪虽解、气血尚虚，主以四逆当归补血汤。

附片 50g，炮黑姜 15g，砂仁 6g，大枣 3 枚（烧黑存性），北口芪 15g，当归 10g。

1 剂衄血立止，再剂霍然。是夜因大便用力，起身时忽而气喘咬牙，昏厥欲绝，唇青，面色灰白，脉细迟无力，扶之使卧，稍定，乃以四逆汤加上肉桂治之，连进 4 剂而痊。

按语（编者按）：此案患者素患鼻衄，《伤寒论》称之为"衄家"。患者前后两次出现鼻衄，而病机不同。第一次为感受外邪后，身热恶寒，头疼体痛，喜冷饮，脉浮而细数，以麻杏石甘汤 1 剂治愈，推知应属于肺热所致之鼻衄。

第二次为阴雨天寒感受寒湿外邪，以麻黄细辛附子汤加桂尖、生姜温阳解表，汗出热退而次晨忽又鼻衄不止，头晕，腹痛，面色淡而无华，形弱神疲，脉迟缓而弱，此非表邪不尽借鼻血外出之"红汗"，而是气血素亏，阳不摄血，阴阳不相为守，血虚散漫妄行，气虚则无力统摄血液，致离经外溢，吴老以四逆当归补血汤温阳益气，引血归经，2 剂治愈。继以大回阳饮扶阳固本善后。

③阳虚重证之衄血

秦某，男，六旬有四，广西人，住上海新闸路。素多痰湿，患痰饮咳嗽多年。昨日因咳嗽气急上气，忽而鼻衄不止，用物堵塞鼻孔则血由口中吐出。经注射止血针药，血未能止住。曾昏厥一次，喂服白兰地酒少许始回苏。1933 年 7 月 11 日延吴老诊视，患者面色惨淡，鼻衄不止，口角亦见血迹，冷汗淋漓，沉迷无神，气息低弱而呈奄奄一息之状。脉来芤虚欲散，重按无根，二三至则一止，已现代象。掰开口视其舌，质淡夹青而少血色。此证良由气虚不摄血，阳虚不守阴，以致阴血散漫不归于经。复因咳嗽气动，挣破血络而成衄。察其脉症，病势颇危，有阳气欲随阴血外脱之势，急宜扶阳收纳，如得血汗均止，始有生机。以参附汤加味急救。

高丽参 10g，附片 30g，炮黑姜 6g，甘草 3g，大枣 2 枚（烧黑存性）。

服 1 剂则效，衄血减，神气转佳。再剂则血汗均已得止。次日又照服 1 剂，13 日复诊，神识已清醒，不再衄血。唇舌已转红，脉缓弱较有神，但五六至，间仍有止歇，依原方增量加北口芪扶阳固气。

高丽参 10g，附片 60g，炮黑姜 15g，北口芪 24g，甘草 10g，大枣 2 枚（烧黑存性）。

连服 2 剂，饮食、精神均有恢复，面唇舌色已红润、脉缓和有神，惟尚有咳嗽，痰中夹少许黑血，此乃离经之瘀血随痰咯出之故。原方去参、芪，加入法半夏 10g，茯苓 15g，砂仁 3g，3 剂而痊。此后多年，未见再衄。

按语（编者按）：此案患者患痰饮咳嗽多年，因咳嗽气急上气，忽致鼻衄不止，脉来芤虚欲散，重按无根，且现代象，舌质淡青少血色，察其脉症，病势颇危，为气虚不摄血，阳虚不守阴，以致阴血散漫不归于经，复因咳嗽气动，挣破血络而衄。有阳气欲随阴血外脱之势，急宜扶阳收纳，如得血汗均止，始有生机。以参附汤加味急救。服 3 剂后神识清醒，衄血止。唇舌转红，脉缓弱较有神，但仍有止歇，原方姜附增量，加北口芪扶阳固气。因素多痰湿，后去参、芪加入法半夏、茯苓、砂仁健脾化湿调理善后，多年未再衄。

吴老医案中另有服用温热药后出现鼻衄，属于正常祛邪反应，将在"药后反应"一节予以探讨。

（2）急下存阴——阳极似阴（真热假寒）案

瘟疫病热深厥深阳极似阴证

马某，男，30岁，成都人，住四川省会理县北街。1920年3月患瘟疫病已七八日，延吴老诊视，见其张目仰卧，烦躁谵语，头汗如洗，问其所苦不能答，脉象沉伏欲绝，四肢厥逆，遍身肤冷。唇焦齿枯，舌干苔黑，起刺如铁钉，口臭气粗。以手试之则口气蒸手，小便短赤点滴，大便燥结已数日未通。查其前服之方，系以羌活、紫苏、荆芥、薄荷、山楂、神曲、枳实、厚朴、栀子、黄连、升麻、麻黄及葛根等药连进四剂，辛散发表过甚，真阴被劫，疫邪内壅与阳明燥气相合，复感少阴君火，热化太过，逼其真阴外越，遂成此热深厥深阳极似阴之证，苟不急为扑灭，待至真阴灼尽，必殆无救，拟下方治之。

大黄26g（泡水兑入），生石膏30g，枳实15g，厚朴15g，芒硝10g，知母12g，生地黄60g，黄连10g。

服1剂，病情如故。服2剂后大便始通，脉息沉而虚数，但仍神识朦胧，问不能答。照方再服2剂，连下恶臭酱黑粪便，臭不可当，其后口津略生。又照原方再服2剂，大便始渐转黄而溏，舌钉渐软，唯舌中部黑苔钉刺尚硬，唇齿稍润，略识人事，始知其证索饮而渴。进食稀粥少许，照前方去枳实、厚朴，加天冬、麦冬各15g，沙参20g，生地黄12g，甘草6g，将大黄分量减半。连进4剂后，人事清醒，津液回生，苔皮渐退而唇舌已润，唯仍喜冷饮。继以生脉散加味，连服3剂而愈。

人参15g，麦冬15g，当归10g，生地黄15g，杭白芍15g，五味子3g，生石膏10g，黄连5g，甘草6g。

按语（原按）： 阳明急下之证，患者已严重昏愦不省人事，不能询及渴饮与否，如症见壮热面赤，口气蒸手，唇舌焦燥，鼻如烟熏等则实热证情已具，即当急下，切勿迟疑，以免贻误病机，证变难挽。

（3）回阳救逆——阴极似阳（真寒假热）案

①伤寒病少阴阴极似阳证

杨某，男，31岁，云南省姚安县人。1923年3月，已病20日。始因微感风寒，身热头痛，连进某医方药10余剂，每剂皆以苦寒凉下并重加犀角、羚羊角、黄连等，愈进愈剧，犹不自反，殆至危在旦夕，始延吴老诊视。斯时病者目赤，唇肿而焦，赤足露身，烦躁不眠，神昏谵语，身热似火，渴喜滚烫水饮，小便短赤，大便已数日不解，食物不进，脉浮虚欲散，此乃风寒误治之变证。缘由误服苦寒凉下太过，已将真阳逼越于外而成阴极似阳之症，外虽现一派热象，是为假热，而内则寒冷已极，是为真寒。如确系阳证，内热熏蒸，应见大渴饮冷，岂有尚喜滚饮乎？况脉来虚浮欲散，是为元阳有将脱之兆，苦寒凉下，不可再服，惟有大剂回阳收纳，或可挽回生机。病象如此，甚为危笃。急拟白通汤加上肉桂一剂治之。

附片 60g，干姜 26g，上肉桂 10g（研末，泡水兑入），葱白 4 茎。

拟方之后，病家云及是晚因无人主持，未敢煎服。次晨，又急来延诊，吴老仍执前方不变，并告以先用上肉桂泡水试服，若能耐受，则照方煎服，舍此别无良法。病家乃以上肉桂水与服之。服后旋即呕吐涎痰碗许，人事稍清，自云内心爽快，遂进上方。服一剂后，病情较减，即现出恶寒肢冷之象。午后再诊，身热约退一二，已不作烦躁谵语之状，且得熟寐片刻，乃以四逆汤加上肉桂主之。

附片 100g，干姜 36g，甘草 12g，上肉桂 10g（研末，泡水兑入）。

服上方后，身热退去四五，脉稍有神，小便赤而长，略进稀粥。再剂则热退七八，大便始通，色黑而硬，惟咳嗽痰多，痰中兼带有血。病家另延数医诊视，皆云热证，出方总不离苦寒凉下之法。由于前医所误之鉴，又未敢轻试。后因病人吃梨一个，当晚忽发狂打人，身热大作，有如前状，又急邀吴老诊治，始言吃梨之事。吴老视之，舌白而滑，仍喜滚饮，此阳神尚虚，阴寒未净，急欲扶阳犹不及，反与滋阴清凉之水果，又增里寒，病遂加重。即告以禁服生酸水果冷物及清凉苦寒之药为幸，吴老仍主以大剂回阳祛寒之剂治之。照第二方加倍分量，并加茯苓 30g，半夏 16g，北细辛 4g，早晚各服 1 剂，共连服 6 剂。三日后再诊，身热已不作，咳痰渐愈，饮食增加，小便淡黄而长，大便转黄而溏。又照方去半夏、细辛，加砂仁、白术、黄芪，每日 1 剂，连进 10 余剂，诸病俱愈。后体健胜于前。

按语（原按）：凡病有真热证与真寒证之分，又有真热假寒证与真寒假热证之别。然真者易识，而假者难辨。《内经》曰："治病必求于本。"即凡病当须辨明阴阳之意也。

②寒病少阴阴盛格阳证

马某之子，13 岁，住昆明市。1945 年 11 月 22 日，患伤寒病已廿余日，医者诊治未愈，寒邪引入阴分，格拒真阳浮越于外，致身热夜重，体温超过 40℃，反不恶寒，两颧发赤，唇焦而起血壳，头昏不食，欲寐无神，饮水不多，心烦胸闷，胃逆欲呕，小便短赤，大便数日不通，白痦遍体如麻，脉沉而紧，舌苔白腻。此阳虚阴盛之象，法当扶阳温化，破阴回阳主之。

附片 26g，干姜 10g，上肉桂 3g（研末，泡水兑入），茯苓 10g，葱白 4 茎。

23 日复诊：服昨方后呕吐涎水数碗，属温药运行，病除之兆。仍身热头昏无神，不渴饮，此伤寒寒极之证，阴寒内盛，阳不胜阴，决无热证，治法不变。

附片 50g，干姜 13g，上肉桂 3g（研末，泡水兑入），茯苓 10g，麦芽 6g，葱白 4 茎。

24 日三诊：舌苔白腻而润，脉较和缓，昨夜曾大便一次，色黑，初硬而后溏，此里寒内重，阳气尚虚，阳不潜藏，仍潮热，晨轻夜重，头昏欲寐无神，以大剂扶阳抑阴主之。

附片 60g，干姜 13g，上肉桂 5g（研末，泡水兑入），茯苓 10g，西砂仁 3g，公丁香 1.3g，甘草 3g。

25 日四诊：今晨诊脉，一息五至，状若平脉，舌苔白滑尚厚腻，体温稍降至 39.5℃，昨夜又解大便 1 次，心烦胸闷稍减，已得熟寐。惟病久里寒尚重，隔拒真阳，浮游于外而潮热，颧赤，多虚汗，头昏无神。此乃中阳不运，阴寒阻遏，胸腹胀闷仍不能食，热饮仅三四口而已，势必驱尽里寒邪阴，真阳始得返归其舍，潮热诸症，焉有不退之理乎！

附片 100g，干姜 16g，上肉桂 5g（研末，泡水兑入），茯神 10g，甘草 10g。

26 日五诊：服昨方 2 次，于夜晚服药后，反见心中烦躁不安，此乃重剂温药，逐动阴寒，药力与病邪相攻之象。待至清晨，得天阳以助，遂见宁静得寐。刻诊，体温降至 38.7℃，呼吸平和，脉搏一息五至，舌苔仍白腻而滑润。胃寒日久，仍不思饮食，痰多而夹黑血，属寒痰瘀血化行溃退，非热甚灼阴可比。所喜者，两颧赤色减退，白痦渐靥，体温已有下降，为病退佳兆。此病虚寒已极，决无热象足征，吴老乃抱定宗旨，仍以扶阳温化辅正主之。

附片 180g，干姜 16g，上肉桂 5g（研末，泡水兑入），甘草 10g。

30 日六诊：昨前三日，病家曾请西医诊治，医者以病情危重又无特效药而告退，又复延吴老以求尽力挽救之。刻诊脉缓弱无力，舌苔白润，小便已较清长，夜间仍有潮热，病者虚弱已极。此三阴虚寒之证，病情日久，阳神极虚，缓迫延误，恐有虚脱亡阳之虞，仍以扶阳抑阴，强心辅正主之。

附片 130g，干姜 16g，上肉桂 6g（研末，泡水兑入），西砂仁 5g，公丁香 3g，甘草 10g。

12 月 1 日七诊：体温已降至 37℃，脉象缓弱，一息四至，面颧赤色全退，现出虚寒病容，晦暗无华，昨夜得汗，身热退后，反畏寒，属阴退阳回，阳气虽已来复，尚虚弱而无力以卫外所致。昨夜大便 1 次，色酱黑而溏，虽唇焦有黑血壳，然始终不见渴饮，此三阴寒极之证，阳神太亏，仍以扶阳扶正主之。

附片 130g，干姜 20g，上肉桂 5g（研末，泡水兑入），西砂仁 10g，茯神 10g，薏苡仁 20g，甘草 10g。

2 日八诊：今晨诊视，体温 37.2℃，脉象缓弱，一息四至，舌白润，各节病情均见好转，口淡无味，不思饮食。此乃病久中宫太寒，脾胃阳虚，司运失权，俟邪阴逐尽，中阳来复，则渐可思食矣。仍以扶阳扶正主之。

附片 130g，干姜 25g，上肉桂 6g（研末，泡水兑入），西砂仁 10g，老白豆蔻 3g，炙甘草 10g。

3 日九诊：体温 37.8℃，脉和缓，唇上黑血壳已脱去，舌苔较退，唇舌均转红润，不渴饮，胃气渐复，刻有思饮之意，入夜微有咳声。乃里寒尚未肃清，元阳仍虚，仍以扶阳辅正主之，稍佐治咳，切忌过早施用滋补之剂。

附片 130g，干姜 25g，上肉桂 6g（研末，泡水兑入），西砂仁 5g，法半夏 10g，炙冬花 5g，吴茱萸 6g，炙甘草 10g。

4 日十诊：体温降至 36.7℃，咳已止，阳神尚虚，照昨方再进 1 剂。

5 日十一诊：脉缓弱，苔已退，唇舌红润，不渴饮，小便清长，晨间体温 36.5℃，惟睡眠少，胃口不开，头上时有冷汗，阳神太亏，继以扶阳健胃，养心安神主之。

附片 160g，干姜 65g，西砂仁 6g（捣），上肉桂 5g（研末，泡水兑入），老白豆蔻 3g（捣），炙远志 6g，朱衣茯神 10g，炒酸枣仁 10g，琥珀 3g（研末，兑服），甘草 6g。

6 日十二诊：脉象、体温已正常，唇舌红润，昨日已进饮食，睡眠转佳，阳神尚虚，仍以扶阳辅正主之。

附片130g，干姜20g，上肉桂5g（研末，泡水兑入），西砂仁6g，明党参20g，甘草6g。

7日十三诊：脉、舌，体温均如常，二便通畅，饮食、精神转佳，大病已退，渐加调补，可期痊愈。遂拟扶阳建中调理善后，数剂而后恢复健康。

附片100g，干姜16g，西砂仁6g（捣），老白豆蔻3g（捣），上肉桂10g（研末，泡水兑入），北口芪20g，明党参20g，炙甘草6g。

按语（编者按）：本案为典型真寒假热证。身热夜重，反不恶寒（格阳），两颧发赤（戴阳），唇焦起血壳，心烦，小便短赤，大便数日不通，此为假热之象。头昏不食，欲寐无神，饮水不多，脉沉而紧，舌苔白腻，为真寒之象。服用白通、四逆辈等破阴回阳之剂，出现呕吐涎水（阳药运行，病除之兆）、大便初硬后溏（脾阳虚之本质表现）、心中烦躁不安（重剂温药，逐动阴寒，药力与病邪相攻之象），均为服用温热药之祛邪反应。

至七诊时，假热症状消退，现出虚寒病容，晦暗无华，反畏寒（阴退阳回，阳气虽已来复，尚虚弱而无力以卫外），治以扶阳扶正为主。

八诊病情好转，口淡无味，不思饮食。为病久脾胃阳虚，司运失权，加老白豆蔻温中化湿。

九诊胃气渐复，入夜微有咳声。为里寒尚未肃清，元阳仍虚，吴老强调"仍以扶阳辅正主之，稍佐治咳，切忌过早施用滋补之剂"。阳回之前，少夹滋补，治以扶阳健胃、养心安神。至十三诊时，饮食、精神转佳，大病已退，渐加调补，拟扶阳建中调理善后而愈。

③见"体弱出麻疹转阴证又一例"。以四逆辈温中回阳救逆治愈麻疹真寒假热证。

（四）善遣峻药，活用经方

1. 立"中药十大主帅"

①附子　②干姜　③肉桂　④麻黄　⑤桂枝

⑥细辛　⑦石膏　⑧大黄　⑨芒硝　⑩黄连

吴老深研经典，博览诸贤，所著《医药简述》，医、药思想并茂，论述深入浅出，尤对附子、干姜、肉桂、麻黄、桂枝、细辛、石膏、大黄、芒硝、黄连等10味药品的性味、功效及临床运用阐述精辟，药海浩瀚而独重此十味，可见中药十大"主帅"是吴老在总结前人用药经验的基础上结合自己临床实践的成果，也是吴老学术思想的体现。吴老指出："此十味药品，余暂以十大'主帅'名之，是形容其作用之大也。由于少数医家，以为此等药物，性能猛烈，而不多使用，即使偶然用之，而用量较轻，虽对一般轻浅之病亦多获效，但对于严重病患及沉疴痼疾，则疗效不显。据余数十年经验，如能掌握其性能，与其他药物配伍得当，且不违背辨证论治之精神，在临床工作中，不但治一般常见疾病效若桴鼓，并且治大多数疑难重证及顽固沉疴，亦无不应手奏效。"

疾病阴阳之偏须赖药物阴阳之偏以正之。轻者投以微，重者投以甚，偏热者莫过姜附肉桂，偏寒者莫过硝黄石膏。附子、干姜、肉桂、细辛、麻黄、桂枝趋阳之极；石膏、大黄、芒硝、黄连造阴之端，虽百药皆具阴阳二性，然无出其右者，能谙此峻烈之品，则平和之辈自能洞澈。有非常之医而后可使非常之药，有非常之药而后可疗非常之病。对吴老而言，诸阳之不足皆可赖姜、附、肉桂"扶阳抑阴，益火之源以消阴翳，补少火而生气"；诸热之伤阴则可求硝、黄、石膏"扶阴抑阳，壮水之主以制阳光，即泻壮火以免食气"，四逆、承气"为先后天并重之方"，能"起死回生""应用无穷"。阴证阳证无论微甚，均可于十大"主帅"中求之。正如吴老所说："至若此等药品组合之方剂，实不胜枚举，简言之，左有青龙，右有白虎，前有承气与泻心，后有四逆与真武。"故吴老于临证"针对不同病情，灵活运用，加减化裁，即可以东挡西杀，南征北剿，而收战无不胜，攻无不克之效"。

吴老重视祛邪，认为"扶阳祛寒，宜温而不宜补，温则气血流通，补则寒湿易滞"。"攻之即所以补之"是吴老恪守的法则，尝引陈修园云"以毒药攻邪，是回生妙手，后人立补等法，是模棱巧术"，认为祛邪即是扶正，攘外即所以安内，因此所论中药十大"主帅"均为攻坚摧固之药，而非滋补之品。对于表证，守《内经》"其在皮者，汗而发之"之训，把住"太阳"一关，"采用桂枝汤、麻黄汤、麻杏甘石汤或麻辛附子汤分别施治，对症下药，往往一汗而解"。对于温热证和里寒证，悉本《内经》"亢则害，承乃制，制则生化"及"壮火食气，少火生气"之旨立法处方。认为"邪热之壮火必须消灭，真阳之少火，决不可损"。当"壮火食气"伤阴耗液时，"无粮之师，贵在速战"，以承气釜底抽薪"急下存阴"，以白虎之甘寒"养阴制阳"，"壮火之气衰"则"少火之气壮"，这便是益气，便是养阴。尝云"芒硝最能生金补水"，与大黄同用"有滋阴补水"之功，而石膏能"清热灭火而救焚"，"有起死回生之效"。而当少火之气衰，寒从内生或寒邪直中三阴，戕伐阳气时则重在"温扶阳气"，资四逆辈助少火生气，寒散阳复，便是益气，故多藉姜、附、硝、黄而少假参、芪、归、地，此深一层补法，须深究药物气化之道方可为。

方药如林，而吴老但立中药十大"主帅"为之干，方立桂、麻、四逆、白虎、承气为之主。所论中药十大"主帅"乃集寒热两类药物之精良，桂、麻、四逆、白虎、承气则是针对阴阳二证之猛将，可谓定国之良将，安邦之贤臣。吴老引前贤所论"'用药如用兵，药不胜病，犹兵不胜敌'。能否胜敌，应视善不善用兵而定"，因而将这十味药比喻为治病救人之十大"主帅"。

重视阳气是吴老毕生之学术精华。中药十大"主帅"中温热药占6味，多于寒凉药，且吴老对十大"主帅"之首——回阳救逆的附子研究尤为深入，这也是其重阳思想的体现。

峻猛之剂既可起死于瞬间，亦能毙命于倾刻。虽然中药十大"主帅"力宏功著，但如果"诊断不确，或配伍不当，则不但无效，反使病情增剧，变证百出。"因此吴老特别告诫"惟是不良后果，只能责之于用之失当，决不能归咎于药性之猛烈，更不能将其化险为夷之巨大作用一笔抹杀也。盖病之当服，乌、附、硝、黄，皆能起死回生；病不当服，参、芪、归、地，亦可随便误人。故谚云：'人参杀人无过，附子大黄救人无功'"，吴老同时指出解决问题的要领"关键在于能否分清虚实寒热，当用不当用而已……于临证时，应分清虚实寒热，当用则用，有是病用是药……切勿以人命为儿戏。"

2. 药精效专，疗效确切

方药精炼为吴老的用药特点。观吴老医案，用药精专，法度严谨。

吴老认为"正治之方，决勿夹杂其他药品，如果加入寒凉之剂，则引邪深入；加入补剂，犹闭门逐寇，必至传经变证，渐转危笃费治。"临证用药不尚繁芜，唯求力专，精纯不杂，反对用药不分主次，杂乱相投而使药力自毁医手。吴老尊崇仲景方药法度，守之而不泥，变之而不悖，故有学者称赞其"是真能善读仲景书者"。

编者统计，以《吴佩衡医案》中85则医案为例，以88张初诊处方用药计〔85则医案中，有1例未处方，即春温病冷水治愈案，患者仅饮冷水而治愈；在同一则医案中有2张初诊处方的包括："麻疹治验2则""麻疹危证扶阳救逆2例，顺证1例"；而"麻疹后转"肺炎"虚寒重证3例"则为在同一则医案中有3张初诊处方，合计88张初诊处方〕，组方药味最少者1味（患者过服使君子仁致呃逆不止，以使君外壳1味煎汤服用解之），药味最多者12味，其中7味药组方者共计19张处方，占处方总数的21.6%。其余由3味药组方者有2张，4味药组方者有11张，5味药组方者有8张，6味药组方者有11张，8味药组方者有11张，9味药组方者有6张，10味药组方者有12张，11味药组方者有5张，12味药组方者有2张。从这些组方药味上看，吴老组方少而精，以4～10味组方者居多，符合经方组方原则，药味少用量重，单刀直入，精纯不杂。故此，被当代扶阳学派专家学者认定为具有"经典火神派特色"。

用药剂量上，吴老更是风格独特，出奇制胜。知名学者傅文录先生曾撰文称其为火神派重量级人物，便源于此。如1例2个月的幼儿，用附子20g；10天的婴儿，用附子10g；半岁幼儿，附子初诊用量30g，复诊增至50g；3岁幼儿，附子用至30～100g。8岁男童患童子痨，附子始用30g，第3剂加到100g，足见其大剂量应用附子之胆识。成人应用附子的剂量依据病情差别较大，一般附子用30g，45g，60g，100g，150g，对病重药轻者，往往附子成倍加重，如虚寒胃痛案，初始附子为100g，渐至150g，最后加到450g，每服均见好，病愈后体健如常。

《吴佩衡医案》中部分病例，延至吴老诊治时已成危急重证或疑难杂证，处理难度相当大，但经吴老诊治，疗效奇佳。如2个月小儿患急惊风，奄奄一息，服药2剂病退大半，4剂而愈；8岁男童，伤寒并肠出血危证，以扶阳抑阴之法，治疗3日即转危为安，继续调理而愈；2例伤寒病13岁男孩（伤寒病少阴阴极似阳证、伤寒病少阴阴盛格阳证），西医认为已无法挽救，经吴老治疗半月左右即痊愈；胸痹心痛案，男，50余岁，处方：天雄片100g，配干姜、薤白、瓜蒌、丁香、肉桂、甘草、茯苓，3剂而愈；孕妇哮喘案，女，25岁，附片100g，配合小青龙汤，共服30多剂而愈，后顺产一子，母子健康；又如耐药性金黄葡萄球菌性急性严重型肺脓疡案，女，19岁，产后肺脓疡，病情危重，以大剂回阳饮（四逆汤加肉桂，方中附片150g）扶阳抑阴，强心固肾，10天左右治愈。可谓"事实胜于雄辩，疗效证明一切"，令人叹服。

3. 扶阳祛寒，活用四逆

吴老精研经典，对《伤寒论》的研究尤其精深，大力倡导经方学理，以善用经方著称，吴老认为："《伤寒论》活方活法，可治万病而有余"。推崇郑钦安学说，传承并发扬了扶阳学派的学术思想，极其重视阳气在人体的重要作用，对于阳虚阴寒证，首抓温扶阳气的重要环节，因此吴老临证常用的主要方剂为四逆辈，即主要以四逆汤加减分两或药味而成之变方，在《伤寒论》中，总名之为四逆辈。包括四逆汤、通脉四逆汤、四逆加人参汤、茯苓四逆汤、吴萸四逆汤、干姜附子汤、白通汤、白通加猪胆汁汤、甘草干姜汤、潜阳封髓丹等，其加减变化总不离附、草、姜三味。为便于临床运用，吴老以四逆汤之名概之，加减用于阳虚阴寒诸病，有提纲挈领之妙。临证除广泛运用四逆辈治疗阴证外，对常见病证的治疗还积累了一些经验用方，这些方剂多数是以四逆汤为基础合以其他方药而成，具有典型的扶阳学派风格，用于临床屡获良效，从而构成吴老学术思想与临证经验的重要组成部分（详见本书"方剂"部分）。

黄煌教授称吴老为"现代经方大家"，在《经方的魅力》一书中写道："现代经方大家吴佩衡先生擅用大剂四逆汤、通脉四逆汤、麻黄附子细辛汤等扶阳散寒之剂，治愈许多的危急重证。他对附子的研究颇深，其医案中对阴寒证的识别，附子的超常规用量以及那无可辩驳的疗效，既让你惊心动魄，又让你不由称奇叫绝。"

（五）药后反应，了然于心

中药祛邪反应自古有之，其内容散见于各种医著、医案中，是历代医家珍贵临床经验的积淀，应充分重视，积极对其进行收集、整理、总结，深入探寻其表现及产生的规律与机理，这对于正确认识中药的药后反应类型、科学处方用药、提高临床疗效意义重大。

1.《伤寒论》《医法圆通》《吴佩衡医案》对药后祛邪反应的认识

①《伤寒论》对药后祛邪反应的认识：《伤寒论》对服药后反应的记载，简明精要，但有的看似症状加重，病情加剧，实则为服药后的正常反应，是对初诊辨证论治的进一步延伸，充分体现了张仲景严密的辨证思维、精准的用药法度、细致的临床判断力及预见力。服用辛温方剂后的药后反应，如服桂枝汤后"反烦不解"；服麻黄汤后鼻衄；服小青龙汤后口渴等。服用寒凉方剂后的药后反应，如服栀子豉汤后呕吐；服茵陈蒿汤后尿如皂荚汁状等。从某种程度上讲，医家结合病人的药后反应，对疾病进行再辨证、再论治，比初诊时的辨证论治意义更为重大，是医家掌握患者病情，提高临床疗效的关键环节。

②《医法圆通》对药后祛邪反应的认识：郑钦安擅用姜附，熟谙热药反应，在《医法圆通·服药须知》中点出热药反应的机理为"阳药运行，阴邪化去"，并列举多种服用温热药可能出现的反应及判断处理方法："大凡阳虚阴盛之人……皆宜扶阳，驱逐阴邪，阳旺阴消，邪尽正复，方可了扶阳之品。但初服辛温，有胸中烦躁者，有昏死一二时者，有鼻血出者，有满口起泡者，有喉干喉痛、目赤者。此是阳药运行，阴邪化去，从上窍而出也。以不思冷水吃为准，即吃一二口冷水，皆无妨。服辛温四五剂，或七八剂，忽咳嗽痰多，日夜不辍。此是肺胃之阴邪，从上出也，切不可清润。服辛温十余剂后，忽然周身面目浮肿，或发现斑点，痛痒异常，或汗出，此是阳药运行，阴邪化去，从七窍而出也，以饮食渐加为准。服辛温十余剂，或二十余剂，或腹痛泄泻。此是阳药运行，阴邪化去，从下窍而出也。但人必困倦数日，饮食懒餐，三五日自已。其中尚有辛温回阳，而周身反见大痛大热者，阴陷于内，得阳运而外解也，半日即愈。"

③《吴佩衡医案》对药后祛邪反应的认识：吴老精研《伤寒论》学术，对服用姜桂附等温热药物的药后反应体会深刻，有些经验为郑氏所未言及。如《吴佩衡医案》中记载的常见的药后反应为呕吐涎痰或涎水，大便泄泻或水泻，烦躁，出血（包括吐血、衄血、痰中带血、便血），周身浮肿，以及原有的症状如腹痛、肢体胀痛、面足浮肿等加重。吴老的不凡见解进一步充实了郑钦安对服药反应的

认识。

临床的祛邪反应表现不尽相同,今人多识得常见一类,如汗法之汗出,下法之便泻,利法之尿多等。而对一些貌似病情加重,实属祛邪反应的表现不易辨识,且众说纷纭,如非用吐法而吐,非用下法而泻,用寒凉后反大渴,投温热后反畏寒,令不明者或认为是用药不当而自惊自疑;或认为是药物毒副作用而改弦易辙,殊不知反令用药误入歧途,误人性命。更有患者惊慌失措,误解非难。《吴佩衡医案》中有相当一部分病案详细记载了中药祛邪反应的临床表现及分析诊断,读之使人有拨云见日之感。

(1)《吴佩衡医案》中祛邪反应的表现规律

从《吴佩衡医案》可以看出,祛邪反应的表现多而复杂,但一般具有以下规律:用药后原病的某些症状看似"加重",但其他症状部分或整体情况好转;或用药后原病的某些症状看似"加重",但继续给药后,病情好转或痊愈;或用药后出现新症状,但其他症状减轻或病退而愈。

值得注意的是,并非出现祛邪反应都预示疾病的好转,由于疾病过程中存在正邪斗争孰强孰弱的趋势,所以,如果正能胜邪,则随着祛邪反应的出现,邪气祛除而病减或痊愈;如果正不胜邪,则祛邪反应出现后会出现病情恶化的表现,此为病进。吴老反复强调病情恶化的表现为"痰鸣气喘",如在"小儿伤寒病并肠出血危证"一案中,吴老分析病情"此系患伤寒病,寒入阴分,致腹中阴霾四布,元阳大虚,已成危证,恐有生阳将脱之虞。当以扶阳抑阴治之。然温热之药服后,触动阴寒,必有吐泻之状,由于正气太虚,一线残阳将脱,唯恐吐泻之时,又易痰鸣气喘虚脱,思维再三,只有背城一战,方有挽回之机,犹豫迟疑,错过病机,则追之莫及矣。急以通脉四逆汤加上肉桂主之。"服药2次,旋即呕吐涎水,继则泄泻黑粪,腹胀已消去其半,幸未气喘痰鸣,唯精神太弱。当即告之,已有转机,宜原方再进1剂。可见,吴老将"痰鸣气喘"作为判断病情恶化的标志。

(2)祛邪反应与药误或中药的毒副反应鉴别

纵观《吴佩衡医案》,凡属祛邪反应者,多数情况下随着祛邪反应症状的出现,原有症状部分或整体好转,病情逐渐减退,或病愈。这一点非常重要,是区别于误治，或用药不当所致毒副反应的关键。如果是误治，或用药不当所致毒副反应，则是病情加重恶化，绝无症状好转或减轻。

（3）吴老临证处理祛邪反应的特点

心有定数，临证不乱。吴老于临证处理急危重证的过程中，观察到大量祛邪反应的表现及转归，积累了丰富的临床实战经验，使之在用药前就能预测不同疾病可能出现的祛邪反应及转归，因而心有定数，临证不乱。如在"虚寒胃痛"案中，吴老就指出"此病历经20余载，根深蒂固，邪实而证顽矣，欲除病根，非大剂辛温连进，方能奏效。以余多年临床体验，此证每于服药之后，或见脘腹增痛，或吐酸、便泻、小便色赤而浊等征象，可一时有所表露，此乃药与病相攻，祛邪之兆。若药能胜病，犹兵能胜敌，倘畏惧不专，虽欲善其事，而器不利也，何以克服！古云：'若药不瞑眩，厥疾弗瘳'"。

预告患者，消除误解。出于对患者的高度负责和为了确保患者坚持正确的治疗，以达到预期的临床疗效，对于祛邪反应可能给患者造成的误解，吴老的处理方法是"余将此理告病者，务期早除痛苦"，目的是使患者不至于心生疑虑，中断治疗，能够"严然信守"。如在"伤寒病少阴寒化证"案中，吴老在患者服药之前就"告知病家，倘若服药后发生呕吐涎痰或大便泻下切勿惊疑，为病除之兆"。同时，吴老还注意向患者阐明祛邪反应的转归及调护，以便患者也可以自我观察，并做好心理准备，防止正常的祛邪反应受到干扰，出现异变，影响机体康复。如在"厥阴证"一案中吴老就曾"预告病家，服此方后可能有呕吐反应，如呕吐之后喉间痰声不响，气不喘促，舌质色较转红，尚有一线生机可以挽回。若不如此，则为难治，请注意为幸！"服药后，果如吴老所言，呕吐涎痰后已见转机。

"瘟疫病战汗"案中记载"服后当晚夜半，忽而肢冷畏寒，继则抖战不可忍，旋即大汗如洗，热退肤冷，脉微欲绝。斯时病家惶恐不已，促余再诊，视之则患者脉来缓弱，舌润，口生津液，渴饮已止，呼吸平和。当即告之，此名'战汗'，为病退之兆，切勿惊扰，但可温覆，否则战汗出而中止，病当不愈"。可见吴老临证胆大心细，处理周到，为有效治疗提供了确切的保证。

2.《伤寒论》与《吴佩衡医案》中姜附剂药后祛邪反应对比分析

(1) 烦躁

①《伤寒论》服桂枝汤后烦躁

《伤寒论》原文第 24 条:"太阳病,初服桂枝汤,反烦不解者,先刺风池、风府,却与桂枝汤则愈。"

本条即服用桂枝汤后出现的一种服药反应。由于太阳中风病情较重,服桂枝汤后病不解而反增烦躁。此时须仔细分析,除反增烦躁外,若其他太阳中风的典型证候如发热、汗出、恶风等仍在,则知疾病未发生传变,药后烦躁的出现并非药不对证,而是病重药轻,正邪相争所致,确认辨证无误后,配合针刺加强疏散风邪,再服桂枝汤解肌祛风,针药并用,病即痊愈。临证中常会出现辨证用药并无差错,但有病重药轻,药病相争的现象,此时不必畏惧,可大胆坚持治疗。

②《吴佩衡医案》中服姜附剂后出现烦躁

医案举例 伤寒病少阴阴极似阳证

患儿,男,13 岁,服吴老所拟方药后(第二诊方,方中附子 300g,干姜 30g,肉桂 15g)当晚整夜烦躁不宁,不能入睡。详查病情,脉稍有力,热较前稍降,神情淡漠,不渴饮。断定此为阴寒太盛,阳气太虚,虽得阳药之助,然病重药轻,药力与病邪相攻,药不胜病,虽见烦躁不宁,为药病相争之兆,不必惊疑,需加重药力始能克之。用大剂四逆汤加味治之(第三诊方,方中附片 400g,干姜 150g,肉桂 20g)。服后病势大松,烦躁平定。

③《吴佩衡医案》药后烦躁误辨误治举例

吴老对药后反应的误辨误治同样在其医案中予以客观分析,启发后学良多,彰显了大家风范。举医案如下:

病后体弱出麻疹变证严重案。患儿,女,两岁余。出麻疹,发热,涕清咳嗽,目赤多泪,耳指冷,面部隐隐现红点,曾患慢脾风,体质尚未复元,治以桂枝汤加附子、细辛(方中生姜 10g,桂枝 6g,附片 15g),服 1 剂,麻疹渐出,2 剂透齐,3 剂渐灰。但微见烦躁,因当时经验不足,疑为服温热药后之燥象,认为阳热偏重,以前方去细辛、附子,倍用芍药,加当归补阴血,麦冬滋阴清热。服后患儿脉反紧急,发热烦乱,喘挣痰鸣,鼻翼扇动,唇色青乌,舌苔白滑,指纹青黑出二关，有欲作惊风之状，此为阴盛格阳之变证，当即以四逆汤加肉桂、茯苓（方中附子24g，干姜10g，肉桂6g）扶阳抑阴，服后手足抽掣，角弓反张，以药饮之，则涌吐涎沫，泄泻绿粪，症状颇危笃，但诊其脉象，已较前缓和，身热减退，知为药病相争之瞑眩反应，遂加大剂量（方中附子50g，干姜15g，肉桂6g）服用，后脉静身凉，喘平，泄泻止。

（2）衄血

①《伤寒论》服麻黄汤后鼻衄

《伤寒论》原文第46条："太阳病，脉浮紧，无汗，发热，身疼痛，八九日不解，表证仍在，此当发其汗，麻黄汤主之。服药已微除，其人发烦目瞑，剧者必衄，衄乃解。所以然者，阳气重故也。"

太阳伤寒表实证，虽经八九日之久，但脉浮紧，无汗，发热，身疼痛等典型的太阳伤寒脉症仍在，说明病邪尚未传变，仍以麻黄汤治疗。因本证病在太阳迁延日久，邪气郁闭较重，服用麻黄汤后，常会引起一定的服药反应。药后反应轻者，可见心烦、目睛畏光，为久郁之阳得辛温发汗药力鼓动，祛邪外出，正邪交争，欲解未解之象，待正胜邪退，则汗出病解。本条之"发烦，目瞑"，与24条药后"反烦不解"的桂枝汤证，机理一致，均属正邪相争。反应剧烈者则见鼻衄，为阳郁太甚致阳络损伤，仲景自注曰："所以然者，阳气重故也"，说明发烦、目瞑、流鼻血，皆为阳气郁闭太甚所致。因"血汗同源"，虽不得汗解，但一衄之后，郁热得除，外邪得泄，所谓汗不解，衄乃解，故后世医家将此种衄血称之为"红汗"。

②《吴佩衡医案》中服姜附剂后流鼻血

医案举例 阴证误下救逆案

昔诊一男，20余岁，系一孀妇之独子，体质素弱。始因腹痛便秘而发热，医者诊为瘀热内滞，误以桃仁承气汤下之，便未通而病情反重，出现发狂奔走，言语错乱。延吴老诊视，脉沉迟无力，舌红津枯但不渴，微喜热饮而不多，气息喘促而短，有欲脱之势。据此断为阴证误下，逼阳暴脱之证，遂拟大剂回阳饮（即四逆汤加肉桂）与服。

附片130g，干姜50g，上肉桂13g（研末，泡水兑入），甘草10g。

服后，当天夜晚则鼻孔流血，大便亦下黑血。次日复诊则见脉微神衰，嗜卧懒言，神识已转清。嘱照原方再服 1 剂。服后，衄血便血均未再出，口微燥，此系阳气已回，营阴尚虚，继以四逆汤加人参连进 4 剂而愈。方中加人参者，取其益气生津养阴以配阳也。

按语（编者按）： 此证舌红津枯，发狂奔走，言语错乱，颇似阳证。但脉沉迟无力，舌红津枯但不渴，微喜热饮而不多，加之误下后，病情反重，气息喘促，断为阴证误下，逼阳暴脱之证，以大剂回阳饮收效。

本案服大剂回阳饮后鼻孔流血，大便亦下黑血。吴老指出，此实由桃仁承气汤误下后，致血脱成瘀，离经败坏之血不能再行归经，得热药之温运，遂上行下注而出，此鼻衄便血非误服温热药所致之变证，实为阳复阴退，邪气外出之兆。果断继续服用原方。

药后衄血一症，既可能是邪有出路之表现，亦可能是药后阳复太过、迫血妄行所致，只有根据病人的舌、脉象及其他症状综合分析，方能得出正确的判断。

（3）口渴

①《伤寒论》服小青龙汤后口渴

《伤寒论》原文第 41 条："伤寒心下有水气，咳而微喘，发热不渴，小青龙汤主之。服汤已渴者，此寒去欲解也。"讲述小青龙汤的药后反应。表寒与里饮相合为病的小青龙汤证，未服药之前的症状除了主证"咳而微喘"，还见"发热不渴"。"发热"为表邪不解，"不渴"说明病机为里有寒饮而非热邪伤津，而寒饮内停一般情况下不会导致明显口渴。"服汤已渴者"，服了小青龙汤后，由之前的"不渴"转为"口渴"，并非误治，而是药物的正常作用。小青龙汤方中以麻黄、细辛、干姜、桂枝、半夏等辛温之药温化寒饮，这种口渴是服用小青龙汤后出现的反应，虽渴而不甚，提示服药后寒饮得以温化，在温解之余，津液一时不足便会出现口渴，因此张仲景在条文的自注中明确指出："此寒去欲解也。"说明口渴是寒饮得以温化，寒饮消退的表现。

②《吴佩衡医案》中服姜附剂后口渴

医案举例 肝水肿（肝硬化腹水）

胡某，男，53 岁，因患肝硬化腹水鼓胀，吴老治以温中扶阳化气逐水，拟四逆五苓散加减主之。

附片 80g，干姜 30g，上肉桂 8g（研末，泡水兑入），败酱 15g，猪苓 15g，茯苓 30g，甘草 10g。

同时服十枣汤粉剂。二诊照上方加减与服之。三诊时腹水消去十分之八，面色已转为红润，诸症均减，唯口中干，但思热饮而不多。系泻水之后，肾阳尚虚，津液不升所致。继以扶阳温化主之，服十余剂后，腹水、肝肿全消，食量增加，即告痊愈。

本案患者服用扶阳温化方药，第三诊出现"唯口中干，但思热饮而不多"，绝非误治伤津，而"系泻水之后，肾阳尚虚，津液不升所致"，仍以扶阳温化法治之而病愈。

编者研究发现，在《吴佩衡医案》所载阳虚阴盛证的复诊记录中，相对于其他药后反应，"口渴"的出现虽然较少，但在临床上是不可忽视的。四川扶阳学派名家范中林先生就指出："阳虚阴盛之人，初服辛温大热之品，常有心中烦躁，鼻出黑血，喉干……"说明喉干或口渴是服用姜桂附辛热药物后的常见反应。

（4）下利

①《伤寒论》阳气恢复之"脾家实"下利

"脾家实"的概念出现在《伤寒论》太阴病篇第 278 条："伤寒，脉浮而缓，手足自温者，系在太阴。太阴当发身黄，若小便自利者，不能发黄，至七八日，虽暴烦下利，日十余行，必自止，以脾家实，腐秽当去故也。"本条中"脾家实"的含义即脾阳恢复。五脏属阴，六腑属阳，脾为五脏之一，属阴，因而在病理上多表现为虚寒之证，脾家实的"实"是相对"虚"而言，即正气充实，脾阳恢复之义。

"脾家实，腐秽当去"，是对《伤寒论》"扶正以祛邪"治疗思想极佳的阐释。下利为"脾家实"的外在表现，是人体正气祛邪外出的一种方式。脾阳恢复，正气得以祛邪外出，湿浊腐秽之邪通过下利从大便而去，腐秽去净则下利自止。临证治疗脾虚湿停病证，着眼于脾虚之根本，从健脾运脾入手，令脾阳脾气恢复，湿浊之邪随下利而去，其病随之而愈。

"虽暴烦下利，日十余行。"暴，即突然，突然出现了烦热、下利，甚至一天下利十余次，非脾阳虚衰，寒湿下注之下利，而是"脾家实，腐秽当去"，突发烦热为正气来复，祛邪外出，正邪剧争的表现。如清代医家王丙《伤寒论注》所言："烦而下利，似乎变证，然烦为阳气之复，利为阴邪之去，因前此脾气不运所停水谷已成腐秽……"此处下利是脾阳恢复的外在表现，脾阳恢复，传导运化之功能恢复正常，清阳得升，浊阴得降，所以腐秽自下。这种"下利日十余行"，腹泻次数虽多，但下利后患者感觉良好，因泻出物皆为滞留肠中的湿浊腐秽，待邪气排出，腹泻自止而病愈。历代伤寒注家对这种现象早有明确认识，如尤怡《伤寒贯珠集》云："至七八日暴烦下利者，正气内作，邪气欲去也。虽日十余行，继必自止，所以然者，脾家本有秽腐当去，故为自利，秽腐尽，则利亦必自止矣。"湿浊腐秽邪气、寒湿浊邪郁于体内，待机体的脾阳脾气恢复，祛邪外出之时，就以下利这种方式，来达到祛邪的目的，此为脾家实之下利。

四川气候潮湿，湿为胶滞阴邪，最易损伤阳气，尤其脾阳。脾为阴土，喜燥恶湿，运化人体一身之水液，湿邪外感，常先困脾，导致脾阳不振，运化无权，水湿内停。

作为四川人，吴老治病自然着眼于阳气之根本，治疗虚寒性疾病及诸多阳虚水湿的病证，从温扶阳气，健运脾胃入手，通过姜桂附这类热药的温阳作用，破寒开凝，融化阴霾，使人体阳气得以恢复，从而收到"脾家实，腐秽当去"的治疗效果，令机体内的寒湿浊阴之邪通过下利得以祛除。

②《吴佩衡医案》阳气恢复之下利

医案举例 伤寒病少阴寒化证

曾某，男，17岁。始因饮食后受寒起病，发热，恶寒，头体痛，延某中医诊视，以清凉解表药二剂无效，当即送入某医院住院治疗。住院已十九日，施以针药，发热虽退，但病势日益沉重，延请数医会诊，一致诊断为"肠伤寒"且有肠出血或肠穿孔之虞，决定施用输血方法挽救。输血后病势未减，愈见危笃，竟宣告无救，遂于1943年10月25日延吴老诊视。吴老到达该医院，已是晚间九时，患者已不发热，但腹中鼓胀，小腹疼痛，不时呻吟，小便短赤，大便有七八日不通，饮食不进，睡眠差，卧床身不能转侧，但见护士随时以矿泉水与饮之。舌苔白滑而厚腻，不渴饮，脉搏弦紧，重按则无力而空。诊毕，当即告以病势十分危重，系伤寒坏病，病邪深入少阴，阳气内虚，阴寒太盛，寒水阴气内结如冰霜，腹内阴霾四布，发热虽退但里寒已极。二便不通，为阴寒凝结，真阳大虚，无力运行，非热结之证。一线生阳有将脱之势，病势垂危。惟有扶阳抑阴温化之法，使在上之寒水邪阴，由口中吐出，中下之寒水邪阴，由二便排泄使除，阳回阴退，方可转危为安。拟仲景通脉四逆汤加吴茱萸、上肉桂治之。并告知病家，倘若服药后发生呕吐涎痰或大便泻下切勿惊疑，为病除之兆，一线生机，可望挽回。一诊处方：白附片160g，干姜30g，上肉桂16g（研末，泡水兑入），茯苓26g，吴茱萸6g，甘草6g。服药后呕吐涎水碗许，大便溏泄1次，脉象由弦紧转为和缓。

二诊加大用量，方中附子增加到260g，干姜增加到60g，肉桂16g。二诊处方：白附片260g，干姜60g，上肉桂16g（研末，泡水兑入），茯苓30g，吴茱萸20g，公丁香6g，西砂仁6g。服后，呕吐涎水约2碗，大便泻利数次，脉象和缓较有神根，属"冰霜化行"，病退之兆。

三诊附子用至300g，干姜、肉桂用量同二诊方。药后共排泄大便18次，均为夹水之稀薄粪便，由色乌如酱渐转黄色，为胃中生阳渐复之兆，继用温阳扶正治法。善后调理用黄芪建中汤、桂附理中汤等，后身体健康，体质恢复如常。

按语（编者按）：中医学强调扶正以祛邪，通过扶助正气来实现祛邪外出的目的，即"正复邪自去"。《伤寒论》第278条讲"脾家实，腐秽当去故也"充分体现了"扶正以祛邪"的治疗思想。阳气恢复以后，通过下利来祛除体内的湿浊腐秽邪气外出，这种下利后，患者非但不会有倦怠乏力之感，反觉气机通畅，神清气爽，即腹泻以后病人还感到非常舒服，故此处"下利"为人体正气祛邪外出的一种方式，提示在临床上，不能一见患者服药后出现下利就误以为是病情加重恶化，虽然出现下利也确实存在病情加重的情况，这就需要医者仔细辨证。而吴老作为伤寒大家，参透经典，对温热药之药后反应了然于心，临证之际应对自如。

川派中医药名家系列丛书

吴佩衡

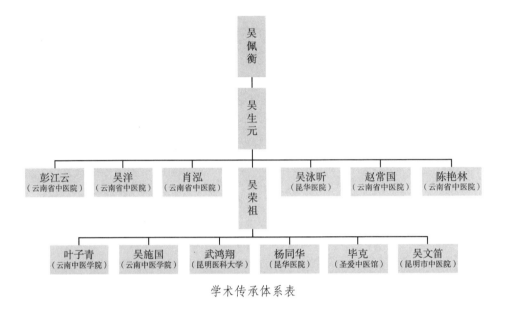

学术传承体系表

吴佩衡先生的扶阳学术思想传承发扬了郑钦安学术精神，重视阳气在人体的重要作用，立法论治首重扶阳，善用、广用、专用、重用附子力挽沉疴。他主张对阳虚阴寒证的治疗，必须抓住"温扶先天心肾阳气"这一主要环节，才能获得阳复阴退，克敌制胜的效果。其扶阳学术思想广泛用于临床内外妇儿科常见病及疑难危重病的诊治，疗效、特色优势明显，历经四代传承，逐步形成了独特的云南扶阳学术流派。

（一）第二代传人——吴生元

吴生元（1937—2016），主任医师、教授。作为云南吴氏学术继承人与得力传人，吴生元教授继承了父亲和导师吴佩衡先生的学术专长及实际临证经验，临床运用附子的风格一脉相承，世誉"第二代吴附子"。其诊疗思路主张以中医为主，辨证使用中西医理论方法，取长补短，病证结合，临证善用经方，对疑难杂症的诊治有其独到之处。整理编印了吴佩衡先生许多学术文稿，如《中风病论治》《咳嗽论治》《痢疾论治》《中医学先天心肾与后天脾胃之相互关系》等；整理出版《麻疹发微》《吴佩衡医案》；协助编撰了《伤寒论讲义》《医药简述》等教材；编写出版《中医疾病诊疗察要》《吴佩衡中药"十大主帅"古今用》《名医真传》等多部著作，令吴佩衡先生的学术经验得以流传后世。

吴生元教授从事中医临床、教学、科研工作50余年，积累了丰富的实践经验，学术上颇有创见，擅长诊治外感病、风湿痹证、胃肠病、高血压病等，发表《附子的药理及临床应用问题》等多篇论文。积极倡导附子剂型改革，为云南省研制的附片液、附子颗粒剂的生产献计献策，为附子的开发应用做出了积极贡献，研制"风寒感冒冲剂""风热感冒冲剂""蠲痹颗粒""痛风消颗粒""痛风清洗剂"，特别是"蠲痹颗粒""痛风消颗粒""痛风清洗剂"获云南省食品药品监督管理局核准，制作成为云南省中医医院院内制剂，在云南省中医医疗集团多家单位内广泛使用，疗效显著。因工作业绩突出，被国务院授予有突出贡献的专业技术人员荣誉奖励，享受"国务院政府特殊津贴"。1996年被评为云南省名中医，同时经国家中医药管理局认定为全国名老中医学术继承工作指导教师，承担培养学术继承人的工作，为云南省中医界吴氏学术的传人，也是中华中医药学会首届中医药传承特别贡献奖获得者。历任云南中医学院中医系主任、科研处处长、教务处处长及云南中医学院附属医院院长等职。曾任中国中医中药学会理事、云南中医中药学会副会长兼内科专业委员会主任委员、昆明市中西医结合学会副会长、云南省新药审评委员会副主任委员、云南省名中医学术继承考评委员会主任委员、云南省卫生厅中医中药科研评议委员会副主任委员、云南省科协常委等职。

在教书育人、治病救人、振兴中医事业中，吴生元教授爱岗敬业，付出了自己的精力和心血。谈到中医传承工作，他说："通过父亲的一生和我个人数十年的经历和感受，我的真实体会是许多中医师，特别是年轻一代中医师现在已经失去了对中医的信心，因为他们没有好好继承和学习前人的东西，没有领会到中医的真谛，相反急功近利地大量使用西医的方法。事实上，如何把古代或过去的中医经验、技术转化为现代所用，是一项伟大而长期的事业，这里面需要大量的人，大量的奉献精神。"吴生元教授的肺腑之言，道出了中医药事业传承发展的关键。

吴生元教授在教学方面的执着和成就，也颇受吴佩衡先生影响。他传承国粹，特殊时期仍坚持《伤寒论》教学。十年动乱期间，许多传统文化遭遇了批判和抹杀。在全国中医院校中，也将中医经典课程当作封建余孽加以批判，并且将中医四大经典课程全部取消。当时在云南中医学院伤寒论教研室任教的吴生元教授，非常清楚中医经典理论在中医教育中的重要意义，他和教研室同仁交换了意见，同时据理说服了主管领导，承担着压力和风险继续在云南中医学院坚持《伤寒论》教学，并自编教材《伤寒论讲义》，让云南中医学院成为全国少有的中医院校中没有断代地延续了《伤寒论》课程教学的学校之一。

吴生元教授 1985 年到云南省中医医院担任院长职务，主管医疗行政工作，但他一直未偏离临床，坚持一定的医疗业务，为医院的建设发展和医疗业务水平的不断提高尽到了自己的责任。卸职之后，他又承担了培养学术继承人的重任，培养了数名继承人，尤其是对吴佩衡学术流派的传承培养了大量优秀的临床医生。

为了更系统、科学地传承吴佩衡扶阳学术思想与经验，进一步培养优秀中医药人才，在云南省卫生厅及医院党政领导班子的高度重视、关心和支持下，分别于 2005 年、2007 年先后成立了吴生元名医工作室、吴佩衡扶阳学术流派工作室。2009 年，吴生元名医工作室获中华中医药学会"全国首届先进名医工作室"；2011 年，获国家中医药管理局"全国名老中医传承工作室建设项目"立项资助。2013 年，吴佩衡扶阳学术流派工作室经国家中医药管理局批准并获资助，成为全国首批中医学术流派工作室建设单位，该工作室现已形成四代传人。吴生元名医工作室和吴佩衡扶阳学术流派工作室的成立，为进一步传承和创新吴佩衡扶阳学术理论与实践，丰富和完善中医药理论，挖掘新的中医适宜诊疗技术，培养高素质的中医药人才及新一代名中医奠定了良好基础。

吴生元教授指出，学校的教育是从面的角度培养人才，但培养学术继承人是从专的角度继续教育，两者不可偏废。对传承学术流派培养继承人，可以做到专而精，学术传承不断代，是培养中医人才的一种重要方式。他认为"读经典，做临床，有名师指导"应成为中医教育的特色和优势，应当在实践中不断总结改进，继续贯彻。他以"救死扶伤，全心全意，振兴中医，自强不息"作为自己的行为准则，以"理精艺熟，业精于勤""置身需向极高处，举首还多在上人"的名言警句启迪后学，为年轻一代树立了榜样。50 余年来，吴生元教授无私奉献，为中医药事业热心、精心培养了一大批后继人才，让源远流长的中医药事业生生不息、薪火相传。

1. 吴生元教授学术思想及临床研究

吴生元教授秉承家学，治学严谨，在学术上继承了吴佩衡先生的学术专长及临证经验，注重对中医经典著作的研究，尤其重视《伤寒论》。立足于"继承"，着力于"创新"，在父辈的基础上，对附子进行了更为深入的研究。

（1）中药临床研究的原则与方法

在继承吴佩衡先生中药"十大主帅"学术思想的基础上，吴生元教授对中药的研究有新的认识。

①对中药的定义

吴生元教授指出"什么是中药？凡是按照中医理论对其认识、识别，用以防治疾病的药物就称为中药。也即中医理论赋予中药基本特征。"对中药的定义非常中肯。

②对中药新药开发的看法

吴生元教授的很多看法具有前瞻性，认为"中药是中医防治疾病的主要武器和物质基础，也是现代医疗保健事业的重要组成部分。因此对中药进行研究和开发具有十分重要的意义。根据临床需要，对中药临床应用和研究，不断发现和研制安全有效的新药物、新制剂，改革剂型和给药途径，使之不断符合中医辨证论治的需要，又具备现代药物质量标准，更好地为临床医疗服务"，"中医中药学的独特理论体系，有可能推动未来医学向更高层次发展。"

"任何药物防治疾病是否安全、有效，最终都必须经过在人体上进行真正的试验，才能得到证实。实验室药理研究是为临床研究的有效和安全性提供依据，但实验室研究的结果有的情况下与临床效应并非完全一致，需要客观科学地加以判定，动物实验不能代替临床的检验。"

"中药的临床研究，与西药临床研究有共同之处，也有其特殊性。中药新药的研究和立题，多来源于临床的直观观察和经验的提示。中药又常常用复方，即使单味中药其成分也是复杂的，影响研究结论的客观性和准确性的因素较多，所以在研究中，有些因素是难以预知和控制的。有些机理也是一时难以弄清楚的，因此科学地探索对中药的研究方法，也是一个重要课题。"这些观点和看法，既强调了中医辨证论治的原则性，又与时俱进，符合科学发展需要。

（2）对附子的运用与研究

受父亲"吴附子"的影响，吴生元教授认为对附子有深入研究和讨论的必要，以自身临床实践体验结合文献知识，深入探讨关于附子的药理及临床应用问题。

①纠正对附子的错误认识

附子在中医临床应用中早已显示了许多卓越而肯定的疗效，然而限于历史条件及科学水平，对附子的性味、功用、药理特性及临床治疗机理等方面还没有特别深入的研究，尚未被人们透彻地了解，也不易确切地被广大群众所掌握。

以往不少的医药研究者及临床医生，忽视中医在临床中应用附子的疗效现实，一味着眼在附子原药中生物碱的提取与试验，因而往往得出的是一种片面的甚至是错误的结论，且常将乌头碱与附子等同起来，每谈到附子就联系到乌头碱的毒害作用，随之也出现过一些否定性的议论，把附子当作"剧毒"药品，要加以"限制"和"管理"，把中毒的原因简单地说成是"用量过大"，提出"孕妇禁用"。以及偶然因服用附子时由于煎煮不透而发生中毒现象，不推究原因，就怀疑中医的科学性以及中医应用附子一千多年来的实践基础，或当遇到某些危重难挽的病例，临终之前，服用了附子，也把死亡的原因归咎到"附子"身上，造成不良影响。

吴生元教授指出"中药附子除因煎煮服法不当发生中毒反应外，其临床疗效与乌头碱的作用始终不能吻合起来。"在自身的临床实践中，他深刻体验到，附子用于疾病的治疗，绝非取其毒性作用，只要辨证准确，注意配方，煎透去毒，服法适宜，其适应范围广、疗效大。

②运用附子的经验总结

附子应用历史悠久，由于有毒，配伍较复杂，故疑忌较多。吴生元教授对附子作了深入研究，对附子的历史渊源，性味功效和药理特性，适应范围，禁忌及注意事项等多方面的问题有深刻认识，认为对附子的临床应用，不能单凭经验判断，要有科学依据，要让附子真正用于临床发挥其效用，一则继承前人经验，再则通过临床实践，结合现代药理研究成果，掌握附子特性及其临床用药规律，才能让附子的临床效应充分发挥出来。

吴生元教授指出阳虚证与阴寒证，即是临床应用附子的适应证。附子的作用在于温阳，阳气是机体生命之本。而一身之阳气根于肾，阳气是生命的动力，为抗邪之活力，当人体阳气不足，机能衰退时，附子能促进体内代谢恢复，振奋神经机能，提高内脏的生理机能活动，提高机体的免疫能力，促使机体因各种原因所造成的"产热不足"所导致的虚寒证候的恢复，从而提高人体的抗病能力和对外界环境的适应能力（应激能力）。为此，吴生元教授提出较为完整的阳虚阴寒证的概念，以"温扶阳气"为治疗大法，附子为温扶阳气要药。他认为阳虚证是人体内脏机能衰减，代谢低下，抗病及防御致病因素能力减弱，对外界环境适应性降低以及神经系统活动过程处于抑制占优势的状态；阴寒证则由于阳气虚弱，导致人体对内外环境寒冷因素的不适应性，表现以一种"产热不足"为病理基础的一系列病理变化过程。阳虚与阴寒两者往往互有关联，有时则互为因果。在临床上阳虚与阴寒有其一定的脉症表现，如面色淡白无华或夹青色，少气无力，倦怠无神，动则心慌心跳，自汗，力不从心，食少便溏，溺清，易感风寒，或见形寒怕冷，恶寒蜷卧，手足厥逆，喜暖向阳，多重衣被，畏食酸冷，寒甚则栗，口润不渴，或渴喜热饮不多，舌淡（或兼夹青色）苔白滑腻不燥，脉多见沉、迟、细、弱、虚、紧等象。这些都是临床应用附子的适应证。

吴生元教授应用附子，除沿用吴佩衡先生使用附子的经验外，对附子在临床上的应用范围做了更为详细的归纳：

一般阳虚证：无特殊疾病，平素只表现禀赋虚弱，阳气不足。症见面色少华，少气无力，动则气累多汗，心慌心跳，形寒怕冷，手足不温，精神、体力均感不足，易感风寒，脉沉迟虚弱。可单用附子一味煎汤内服或用附子炖鸡、肉等服，或以四逆汤（炙甘草、附片、干姜）服之有效。

阳虚阴寒证：面色苍白或夹青色，恶寒明显，手足厥逆，欲寐无神，畏食酸冷，喜热饮食，口润不渴，腹痛便溏，多尿溺清，或兼见头痛，腹中冷痛，腰膝酸软无力或疼痛，舌质淡夹青色，苔白而滑，脉沉细紧，可用四逆汤或四逆汤加肉桂治疗。

虚寒泻利：多属慢性痢疾，消化不良，胃肠神经官能症及慢性肠炎等之类。症见腹胀，腹中冷痛，喜暖不拒按，大便溏泻或水泄或时而干湿不调，有时便中兼夹黏液，口淡或口苦，食思缺乏，不思水饮，畏食酸冷，四肢不温，舌淡苔白腻，脉沉缓细弱。可用附子理中汤（附片、党参、白术、干姜、甘草）或附桂理中汤（前方加肉桂）温中扶阳，健脾燥湿治疗。

体虚感冒：身体虚弱，易感风寒。受寒起病即感怕冷，头痛身疼，肢体酸痛，或有发热或不见发热，鼻塞、清涕、喷嚏、咳嗽、咽痛，或有自汗，甚者倦怠无力，欲寐无神。此类感冒若单纯解表发汗则体虚不受，若用温补，风寒闭束不得外散，病邪不能解除，需要表里兼治之法，用助阳解表的方药如麻黄细辛附子汤（麻黄、细辛、附片）、桂甘姜枣麻辛附子汤（前方增加桂枝、甘草、生姜、大枣）治疗。于发散风寒药物中适量加用附子，解散表邪，不易伤正，见效甚捷，发汗不伤阳气，正气易恢复，可防止重感风寒。

慢性痰饮咳嗽及慢性哮喘：慢性痰饮久咳多痰，病程绵延，或平素哮喘宿疾，时而发作，久病则肺肾气虚（阳虚）用一般止咳平喘药物，常不易收效，虽暂时见效，其效亦未能巩固，此时可于止咳除痰、平喘降逆方药中加入附子治疗，如小青龙汤加附子（桂枝、麻黄、细辛、杭芍、法夏、五味子、干姜、甘草、附子）或四逆二陈加麻辛汤（附片、干姜、陈皮、法夏、茯苓、麻绒、细辛、杏仁、甘草）。

中阳虚弱，中气下陷发生脱肛，脱疝，子宫下垂等证，可用补中益气汤加附子治疗（附片、口芪、党参、当归、白术、升麻、柴胡、陈皮、生姜、大枣、甘草）。

心肾阳虚，头昏失眠，夜卧多梦，头额昏痛，记忆减退，可用四逆汤加养心安神药物治疗，如茯神、远志、枣仁、朱砂、琥珀等。或用白通汤（附片、干姜、葱白）交通心肾之阳治之。

心阳虚心力衰弱，循环机能不全出现心慌心悸，气短无力，胁痛跗肿，小便短少等证可用苓桂术甘汤加附子（茯苓、桂枝、白术、甘草、附片），能起到强心利尿，温扶心阳的明显效果。

风寒湿邪阻遏关节经络，关节肿痛，值阴雨天气尤甚，附子有驱除风寒湿邪，温经通络的效果。加入附子则驱散风湿之力较强，又不致耗伤正气，可用附子配伍羌活、独活、怀牛膝、杜仲、细辛、苍术、桂枝、苡仁、五加皮、防风等治疗。

妊娠恶阻：多因胃寒气逆，吐逆呕哕痰涎清水，厌食油腻，畏寒喜热饮食，面色少华，气短无力，甚或便溏尿频，下肢浮肿，可用四逆二陈汤（附片、干姜、陈皮、法夏、茯苓、甘草）或小半夏汤加附子汤（附片、半夏、生姜）治疗。

肾虚腰痛，耳鸣，耳聋，滑精，遗精，阳痿，妇女白带，气虚血寒型不孕可用桂附八味丸加减（附片、肉桂、熟地、怀药、枣皮、茯苓、丹皮、泽泻）或除湿汤加附子（附片、白术、苍术、公丁、茯苓、干姜、陈皮、苡仁、广蛇床、芡实）治疗。

血寒气滞，肝肾两虚，月经不调，经行常延期而至，量少色黑有块，经期腰腹坠胀冷痛，或兼见胃寒疼痛，或兼见两胁胀痛，或兼见偏侧头痛、头顶痛，脉沉涩或沉细而紧，舌质淡夹青色，舌尖边有瘀点瘀斑者，可用温经汤去阿胶加附子（附片、当归、杭芍、肉桂、吴萸、川芎、干姜、法夏、丹皮、麦冬、党参、丹参、红花、甘草）或当归四逆加吴茱萸生姜汤加附子（附片、当归、桂枝、杭芍、细辛、通草、吴萸、生姜、大枣、甘草）治疗。

皮肤化脓性感染以及疖疮溃脓久不收口，慢性耳道溢脓而无寒热证时，属气血两亏，可用附子当归补血汤（附片、口芪、当归）治疗。

某些危重病证出现"脱阳""亡阳"等情况，急需挽救时，可用独附汤，干姜附子汤（附片、干姜），四逆汤，参附汤（附片、人参）或四逆汤加上肉桂等汤急救，有力挽颓绝之效。

长期慢性低热属阳虚见证者可用白通汤治疗。

阴寒内盛，阳气太虚以致格阳于外，症见高热不退，面赤发烦，恶寒肢厥，唇焦舌燥，口渴不欲饮或喜烫饮不多，脉虚数无力，下利清谷，脉微欲绝，舌质偏红，此时急宜收敛浮阳，急用白通汤，通脉四逆汤，或通脉四逆加猪胆汁汤（附片、干姜、甘草、葱白、猪胆汁）治疗，见效卓捷。

（3）附子禁忌证与注意事项

附子的临床应用很广，但它并不是万应药，有适应证也必然有其不适宜或禁忌的证候。对待附子也如同对待其他任何一种药物一样，必须以客观的科学态度来加以评价，用一分为二的观点来分析它的药理特性和临床效用，则对于附子的适应证与禁忌证问题，就会有一个客观的标准。对此，吴生元教授提出如下几点原则性的意见：实证、热证、阴虚证禁用；风寒感冒有发热时不配合解表药物则不宜用;原因未明或辨证不清的发热证候暂不使用;煎煮不透不能服用;孕妇慎用;制剂品种不纯或霉烂变质者不能用;不能无目的地随意滥用。

（4）附子的临床配伍

据吴生元教授经验,附子为温热性药物,与其他具温热性的药物配伍,可增强疗效。如附子配干姜增强温中燥湿之力;配肉桂、桂枝加强温心阳,暖肝肾之效;配细辛、桂枝增加温经散寒之功;与吴萸、川椒、荜茇配伍则温暖肝肾,驱除中焦寒湿之力较强,类此称作协同配伍。

此外,附子也可与滋补药、寒凉药合用,配口芪益气固表;配当归暖肝活血补血;与黄连、黄芩、大黄、生地、知母、石膏、玄参等同用,多用于证候复杂、寒热相兼、表里同病等情况。

在阳气大虚,阴寒极盛的情况下,本当用附子等温热药扶阳驱寒,但服温热药时反被阴寒湿邪格拒,致水药不得入,得汤反吐,此种情况并非附子等温热药物不相宜,应取热药凉服之法或于附子等温热药物配伍的方剂中加入反佐药（性味相反的苦寒药物）,从阴引阳,使阳热之药——附子及其相配伍的温热药物顺利达于病所不被格拒而起到治疗效果。

（5）附子的用量问题

吴生元教授认为,附子的临床用量,主要视患者病情需要而定,处方用药时与医生的经验有关。《伤寒论》里常用一枚、两枚,如以四川附子的大小来看,供药用者每枚也接近一两左右（约30g）,肥大者还可达二两之多（约60g）。但一般药书记载每剂用量为三至五钱（9~15g）,至多不过一两（约30g）。

根据吴生元教授经验,常用量以四川附片来说可为五钱（约15g）至二两（约60g）,小儿酌情减量,病情严重或病势危急者还可加量。强调只要辨证准确,方药对证,煎服得法,并不存在"用量越大,毒性越大"的问题。发生事故的原因,一是煎煮不透致乌头碱中毒;另外是认证不准,方药不对证,错投药物而造成治疗上的失误,与剂量问题并不相关。当然也反对使用附子"多多益善"的偏向,原则是按病情需要,以求用最小剂量来达到最大限度的治疗效果。反对无目的地滥用成风,杜绝药材浪费。

（6）附子的中毒原因、临床表现、解救方法及临床应用建议

据有关实验及临床观察，附子的中毒表现基本上与乌头碱中毒相同。临床所见附子中毒的原因是由于服用了未经煮透去毒的附子所致，亦偶见于皮肤黏膜接触了新鲜附子或用乌头、附子等类药物外敷伤口等情况。但应该区别注意的是，服用未经煮透的附子发生中毒反应与病证选择不当，药不对证而造成治疗上的错误绝不是同一回事，后者不属于中毒问题。

附子中毒临床表现大体归纳为以下三种程度：

①轻度——于服后 15 ~ 30 分钟即可发生，开始口唇、舌尖发麻有热刺胀大感，两颊如虫蚁爬行，唾液增多，说话不大灵活，继则指（趾）尖端发麻，肢体有紧捆感觉。怕冷风、心慌，呼吸窘迫，不一定出汗，脉搏稍快，血压或有轻度升高，体温无明显变化，神志清楚。

②中度——唇舌四肢发麻加重，手指足趾痉挛，屈伸不利，多口涎，恶心，呕吐，上腹部灼热疼痛，头昏乏力，四肢重滞如绳索捆扎，胸部紧压感，呼吸困难，憋气，哼挣不已，有时胸腹撑胀感，心搏渐次转慢转弱，脉搏细迟无力，可出现心律不齐，间歇脉，血压不稳定（多见下降），出汗，怕冷，面色苍白或发青，皮肤发冷，瞳孔逐渐变小。神志尚清楚或见烦躁辗转不安。

③重度——意识朦胧或昏迷，皮肤苍白而冷，口唇指端发青，多黏汗，口噤不开，喉间痰声辘辘，呼吸、心跳都不规则，间歇性憋气或暂停，可出现严重心律不齐，血压下降，出现休克。体温下降，瞳孔散大，对光反应迟钝，甚则大小便失禁，四肢痉挛或抽搐。严重者死于心脏及呼吸麻痹，亦有因昏迷时呕吐物堵塞呼吸道窒息而死者。

解救方法有以下几种：

①一般性处理：与常见口服毒物中毒处理原则相同。卧床（最好是侧卧体位，避免呕吐物吸入呼吸道），保温，引吐，及早清除食入毒物，减少胃肠的吸收。一般用物理刺激方法引吐较好，洗胃导吐亦可采用，但需要用温水（温开水，温盐水或温 1 : 2000 高锰酸钾水溶液均可），切忌用冷水洗胃，一则可能增加中毒现象（寒冷刺激可降低机体对乌头碱中毒的耐受性），再则大量冷水经食道入胃，因食道解剖位置紧贴左心后面而过，大量冷水通过，寒冷刺激可引起心脏反射性

停搏，对已受毒性作用的心脏不利。另外，催吐或引吐又能使迷走神经兴奋性增高，使心搏减慢，对患者亦属不利。然而处理如上问题时也非绝对禁忌，而是要根据服入毒物的情况以及人体当时的机体状态辨证的对待，根据实情相机处理。输液亦属必要，葡萄糖液体进入体内，不仅有利于毒物的尽快排出，还能保护肝脏，对神经系统及心肌营养亦有好处。可按常规输液方法处理。（西药解救方法本书省略。）

②中药的解救方法：甘草绿豆汤解毒效果不明显；红糖生姜汤亦属一般作用，无解毒效果但服用无妨；上等肉桂1~3钱泡水频频喂服，有强心作用，可防止循环衰竭，是否能解毒，尚待研究；新鲜芫荽1~2两（30~60g），加入少量温开水捣取汁频频喂服，解救效果明显；新鲜续断全株1~2两（30~60g）（无新鲜者干品亦可，但需煎汤内服）加入少量温开水捣取汁频频喂服，亦有一定解救效果；用煮透无毒性的附子汤或四逆汤、参附汤喂服，对抢救附子中毒有效。（吴佩衡经验）

吴生元教授在当时对附子的临床应用提出了以下建议：

①不断创造条件，继续对附子进行系统的药理研究和临床观察，彻底弄清它的药理特性及临床效应。

②改良加工炮制方法，改革剂型，使之减少毒性，保留有效成分，便于应用，提高临床应用价值。

③分离提取附子的各种有效成分，供临床使用。

④应当正确的认识附子的临床适应证及禁忌证，合理使用。

⑤大力发展生药种植及药材加工事业，保证质量，保障供给，有效而及时地为人民的健康事业服务。

2. 临证经验

（1）辨治"月经不调三联证"经验

吴生元教授对妇女月经不调同时具有头痛、胃脘痛及痛经者，名之曰"月经不调三联证"，认为气血不和，肝肾脾胃机能失调是其发生、发病的根本原因，临床辨证分为气血两虚型、血寒气滞型及寒凝血瘀型，采用温经散寒、调理气血的方法治疗。

吴生元教授在多年临床诊治中，发现相当数量的青中年妇女禀赋不足，每以胃脘痛或偏头痛到内科就诊，详询病史，此等患者常有月经不调情况，月经先期、后期或不定期，经量或多或少，有的经血色暗夹瘀块，有的色淡而淋漓多日，往往有痛经症状伴随，脉象沉细而弱或沉细兼紧，舌质淡或质青兼夹瘀斑瘀点。因为月经的异常每月才表现一次，而胃痛、头痛则时而有之，故多详述标证而忽略本证，如若不从内在机理全面认识，内科、妇科分而治之，则难以达到全面的远期效果。

①气血不和是"月经不调三联证"发生的基础。

气血是化生月经的基本物质，气血充盛，血海按时盈满，才能经事如期。月经的成分主要是血，而血的统摄和运行有赖于气的调节，同时气又要靠血的营养，血气不和则百病变化而生，尤以月经病为多见。由于气血两虚，正气不足，或因外感寒邪，或因内伤生冷，血为寒凝，气虚郁滞，血不畅行，滞涩冲任，故而痛经发作；血虚则经脉失养，气虚则运行无力，气血不能上奉于脑，致使头痛；本体气血不足，不能充盈胃腑，易遭寒邪或生冷饮食所伤，寒滞中焦，则胃脘作痛。因此，头痛、胃痛、经痛三证的互见，皆与气血不和相关。

②肝、肾、脾、胃机能失调是"月经不调三联证"发病的根本。

脏腑为气血之源，在经络上，五脏六腑十二经脉与冲、任、督、带相联，并藉冲、任、督、带四脉与胞宫相通。在功能上，心主血，肝藏血，脾统血，胃主受纳腐熟与脾同为气血生化之源，肾藏精，精化血。肝不条达，经气郁遏不舒，除行经少腹胀痛之外，厥阴经脉滞而不畅，易作偏侧及头顶疼痛；胃为水谷气血之海，有受纳与腐熟水谷的功能，与脾的运化功能配合，能使水谷精微化生气血津液，供养全身。《内经》："五脏者，皆禀气于胃；胃者，五脏之本也。"胃气的盛衰关系到五脏六腑的机能活动，若胃气偏虚，经期血室空虚，两虚相搏，阳不胜阴，易致寒凝气滞，则胃痛、经痛皆相发作；"经水出诸肾"，肾气虚，血室难安则经血多少不定，经色淡滞不清，行经腰、腹冷痛时作，形寒遇冷则甚。吴生元教授认为，"月经不调三联证"的发生与肝、肾、脾、胃脏腑机能失调关系密切，总体而言以气血两虚、血寒气滞为病机要领。由于脏腑经脉气血的关联，妇女月经不调、头痛、胃痛与痛经俱见者是属必然，不能单独孤立看待，名之曰

"三联证"，是有其理论依据和实践基础的。

③气血两虚，血寒气滞是"月经不调三联证"辨证分型的依据。

"凡看妇人病，入门先问经"，尤其对于青中年妇女，每以胃脘痛、头痛为主诉者，必须详询月经情况。吴生元教授根据患者经期的先后，经量的多少，色泽的淡滞，有无痛经症状，将此病证分为三个证型：

气血两虚型：月经先后期不定时，量少色淡或行经淋漓多日不尽，亦有经闭不行者。经期少腹坠胀，时感偏侧头痛，平素胃痛隐隐，经期尤甚，口淡食少，畏食酸冷，喜温喜按，头昏无神，面色少华，动则心悸，眠差多梦。脉沉细弱，舌质淡苔薄白。

血寒气滞型：月经多数后期而至，量少色暗，行经时少腹冷痛，胁肋痞胀，头额两侧或巅顶头痛，胃痛时作，得温则减，遇寒则甚，畏食酸冷，口干但不渴饮。脉沉细兼紧，舌质淡而夹青，苔薄白。

寒凝血瘀型：月经迟至，甚而闭经，行经腰及少腹痛甚，经量少，色暗有瘀块，经信不畅，头额、头顶刺痛，日久不愈，胃脘痛，痛彻心背，畏寒肢冷，畏食酸冷饮食。脉细迟或沉涩，舌质夹青兼见瘀斑瘀点，舌苔薄白或白滑。

④温经散寒，调理气血是"月经不调三联证"治疗的基本法则。

妇科疾病的治疗，同其他临床各科一样，着重在调整全身功能。然而妇女以血为主，血赖气行，脏腑是气血生化之源，气血失调导致冲任损伤，则产生经、带、胎、产、杂诸病，尤以月经病最为常见。"月经不调三联证"是其中一种特殊证型。《素问·调经论》谓："血气者，喜温而恶寒，寒则泣不能流，温则消而去之，是故气之所并为血虚、血之所并为气虚。"吴生元教授针对"月经不调三联证"的临床表现及其发病机理，主张"温经散寒、调理气血"为治疗的基本法则，采用《金匮要略》温经汤为基础方加减施治。方中吴茱萸、桂枝温经散寒，通利血脉；当归、川芎、芍药活血祛瘀，养血调经；丹皮祛瘀通经；阿胶、麦冬养阴润燥，阿胶还能养血、止血；人参、甘草益气健脾，以滋生血之源，并达统血之用；冲任二脉均与足阳明胃经相通，半夏能通降胃气而散结，有助于祛瘀调经；生姜温胃气以助生化；甘草调和诸药。方内皆补养气血之药，未尝以逐瘀为事，而瘀血自去者，此养正邪自消之法。气血两虚用温经汤加黄芪、大枣，以补气养血为本；血寒气滞者，用温经汤去阿胶加荜茇、高良姜、炙香附、佛手增强散寒理气；寒凝血瘀者，用温经汤去阿胶加附子、荜茇、丹参、茜草、红花，重在温经散寒，活血通经，取"寒则泣不能流，温则消而去之"之意。

（2）辨治痹证的经验

①湿热致痹，清热除湿

湿热为患成痹者，往往在痹证发作初期或加重时出现，临床表现为关节灼热，红肿疼痛，得冷稍舒，痛不可触，常伴有发热、恶风、口渴、烦闷不安等全身症状，舌红，苔黄腻，脉滑数。吴生元教授主张清热通络、祛风除湿，用竹叶石膏汤加减。

②风寒湿痹，散寒除湿

治疗上吴生元教授主张温散寒湿，祛风活络，用黄芪防己汤为基础方，随证加减。行痹加炙麻黄、柴胡；痛痹加附片、川乌；着痹加薏苡仁、香薷；病在肩颈加葛根；痹在下肢加牛膝；痹在腰部加狗脊、续断；痹在经络加威灵仙、豨莶草；胃脘不适加石菖蒲、白豆蔻。

③内寒外热，寒热分消

内寒外热成痹者在痹证初期、加重期多见，常因劳累、暴饮暴食、食用高嘌呤食物、饮酒及外感风寒等诱发。

临床表现：局部关节突发红肿热痛，活动受限，可伴发热恶寒，倦怠纳差，口不渴或渴喜热饮，舌淡，苔薄白，脉沉细或沉紧。吴生元教授主张内外合治，寒热分消，内服蠲痹冲剂，1次1包，1天3次，外用苦参黄柏洗剂，每次取药液50mL，稀释后先熏蒸，待药水温热时再浸泡，1天2次，每次30分钟。

蠲痹冲剂【滇卫药制剂（95）第180号】为吴佩衡先生经验处方，由附子、草乌、桂枝等10余味中药组成，云南省中医医院制剂中心生产，具有散寒除湿、益气活血、舒经脉、利关节而止痛之功效。苦参黄柏洗剂【1998滇卫药制证字第253号】为吴生元教授经验处方，由苦参、黄柏、大黄等20余味中药组成，云南省中医医院制剂中心生产，具有清热除湿、解毒消肿之功效，内服外洗配合，寒热异途，内外分消，比单纯的内治或外治效果佳。

④上热下寒，清上温下

上热下寒型常见于痹证进展期或缓解期。

临床表现为四肢关节疼痛，遇寒痛增，口舌溃疡，牙痛咽痛，饮食不佳，口干不渴或渴喜热饮，大便不爽，舌淡，苔黄少津，脉沉细。治疗上吴生元教授主张清上温下、引火归原，待上焦热清，再改用散寒除湿、活络止痛之方以善其后，方选潜阳封髓丹加味。

潜阳封髓丹为郑钦安《医理真传》潜阳丹、封髓丹二方合方而成，方中附子辛热，温阳散寒；龟板通阴助阳，利水滋阴；黄柏味苦，泻相火而清湿热，调节水火之枢；砂仁辛温，纳气归肾，养胃醒脾；甘草调和上下，又能伏火，真火伏藏，则人身之根永固；配伍肉桂、补骨脂温肾助阳；细辛温经散寒止痛；山豆根、板蓝根清热解毒；怀牛膝、骨碎补补肾活血；露蜂房祛风攻毒。全方合伍，清上温下、引火归原、纳气归肾、助阳生津，对痹证中后期，阴阳失调，寒热错杂，有较好的协调作用。

⑤气血失调，调理气血

气血失调型常见于痹证后期，或素体气血不足，如产后、绝经前后，或久病阳虚之人。临床表现：痹证日久不愈，肢体关节酸痛，活动屈伸时尤为明显，或时有抽筋，伴面色少华，神疲乏力，食少便溏，舌淡苔白，脉沉细弱。治疗上吴生元教授主张调理气血，温经通络，方选补中桂枝汤加味。

补中桂枝汤是在李东垣补中益气汤调补气血基础上，加桂枝汤调和营卫，通经散寒，配伍细辛温经散寒，川芎活血通络，淫羊藿、巴戟天补肾壮阳，强筋健骨，祛风除湿。全方配合，以达调补气血、活络止痛之目的。

总之，风寒湿热之邪为痹证的主要病因，吴生元教授抓住寒热虚实、病位病性、辨病辨证相结合，以证为纲。治疗上因证选方用药，因症配伍加减：有热宜清，有风宜驱，有寒宜散，有湿宜除；内寒外热，寒热分消；上热下寒，清上温下；气血不足，调理气血。根据病位选用引经药，处方配伍注意固护脾胃之本气。攻补有度，祛邪扶正，活方活法，灵活圆通，收效良好。

（3）运用桂枝汤治疗痹证的经验

吴生元教授运用桂枝汤经验颇丰，既遵循仲景学术，又发扬创新，创立了玉屏风桂枝汤、柴葛桂枝汤、附子桂枝汤、补中桂枝汤等经验方，运用于痹证治疗的不同阶段，临床疗效显著。

桂枝汤实现"调和营卫"功效的主要机制之一是通过"补益营卫"来实现的，因此可用桂枝汤治疗痹证，一方面补益营卫以扶正，另一方面解肌发汗以散邪。治疗卫气虚感受风邪，痹证发作初期，配玉屏风散益气固表、解肌通络；治疗风寒外袭，卫阳郁滞之痹证发作期，配伍柴胡、葛根等疏风解表、退热解肌；治疗寒邪深入，痹证之较甚期，配伍附片及祛风除湿药以温阳散寒、祛风除湿；治疗气血亏虚之痹证缓解期，配伍补中益气汤调补气血。

①卫气虚弱，感受风邪，痹证发作初期——玉屏风桂枝汤。

②卫气郁闭，风寒外袭，痹证发作期——柴葛桂枝汤。

柴葛桂枝汤是吴生元教授的经验方，组方思想来源于《伤寒论》。由于素体正气虚，风寒外袭，卫阳被郁，郁而发热、身痛、四肢关节酸痛。方中柴胡和解退热、疏邪透表，配伍葛根发表解热；麻黄辛温发汗解表，桂枝汤解肌发表，调和营卫。外感病，多从太阳起始，继而阳明、少阳，病邪传变迅速，故拟方一是解太阳肌表，二是借少阳之药柴胡枢转达邪、疏邪透表，三是配伍葛根升提阳明经气、杜绝邪入阳明，可谓治防同功，三经并治，体现了在前人经验方上的一种创新。

③卫阳不固，寒邪深入，痹证发作之较重期——附子桂枝汤。

附子桂枝汤加味是吴生元教授在《伤寒论》桂枝附子汤的基础上创用的经验方，取名为附子桂枝汤，是缘于吴生元教授运用附子的独特经验。全方标本兼治，通达表里，从而达到温经散寒、除湿通络之功效。

④营卫不和，气血亏虚，痹证缓解期——补中桂枝汤加味。

由于痹证日久，正气渐伤，气血衰少，或素体气血不足，或年老体衰，致筋骨失养；加之易感风寒湿邪，发而成痹。由于气血亏虚影响肢体功能。此时不可一味祛邪，而应扶正为主，扶正以达邪。方用补中益气汤调补气血、升阳举陷；加桂枝汤和营之滞，助卫之行，加独活、羌活、威灵仙、薏苡仁祛风除湿、通络止痛；淫羊藿、千年健补肝肾、强筋骨。

痹证感邪有偏于风邪、偏于寒邪；正气亏虚有卫气虚弱、卫气郁闭、卫阳不固、气血亏虚等不同。吴生元教授辨证分清本虚标实，邪有不同，虚有浅深，确定治则治法、选方用药，治疗痹证层层深入，祛邪而不伤正。运用经方灵活自如，将中医经典与临床结合，并发扬创新，对后学颇有启发。

（4）辨治类风湿性关节炎（顽痹）的经验

类风湿性关节炎不同于一般的痹证，具有难治性和破坏性。根据临床表现不同，又有历节、顽痹、尪痹等名称。类风湿性关节炎的病因，责之虚邪痰瘀。一方面是风寒湿热之邪侵入人体，留着于经络关节，痹阻气血而成；另一方面，病程日久，气血不足，气血津液运行无力，或风寒湿热之邪留着于经络关节，直接影响气血津液运行，导致痰瘀形成，痰瘀互结，而致关节肿大、强直、变形、活动障碍等。因此，风、寒、湿、热、痰、瘀痹阻经络是本病病机的关键所在。

吴生元教授在多年临床实践中对类风湿性关节炎的诊治积累了丰富的经验，认为风寒湿热痰瘀与正虚同时存在。正气旺盛，感邪后未必致痹；正气不足，气血两虚，病程迁延反复，邪伤气血阴阳，病及脏腑及其五体使正气更虚。脏腑之虚重点又在肝肾，而肝主筋，肾主骨，肝肾受损，筋脉拘急，曲伸不利，骨节肿胀变形。临证当辨病损性质，正虚为本，邪实为标，治本顾标，标本兼治。五脏之伤以肾为本，因此益肾为治本之原则。风寒湿热诸邪既杂合为痹，不能截然划分，但又常有偏盛：风盛游走疼痛，寒盛冷痛势剧，湿盛肿胀重，热盛灼热红肿。临床以证为纲，参合舌脉及全身情况，采用相应治法。风为六淫之首，常兼夹它邪伤人；湿性重浊黏腻，为病缠绵；若寒热病邪相合，互为搏结，更难速化，易导致病势的持续反复。

类风湿性关节炎进程之中，必须明辨寒热，但又不可截然分开，其间尚有兼夹，消长转化。吴生元教授曾对72例患者的辨治进行过统计，其中首诊辨证为风湿热痹者23例，经过清热除湿治疗，热邪已清，而湿邪难化，且表现出寒湿阻痹症状；首诊辨证为风寒湿痹者38例，温散寒湿治疗当中，寒湿未尽，郁久化热，又形成风湿热痹者11例。治疗须重视相兼转化，补偏救弊，寒湿为主则温散寒湿，湿热为主则清热除湿，根据病机转化，两法可对证交变使用，以使寒热协调；对于寒热错杂之证，必要时寒热并用。

选药配伍，注意病位病性药性。吴生元教授认为，风湿痹痛，发于上肢者风气偏盛，发于下肢者湿气偏重。风气盛者宣散为先，湿气重者温化为主。根据病变部位不同，应注意病位选药。痛在上肢肩背，常用羌活、防风、葛根、秦艽；痛在腰膝下肢，常用独活、狗脊、牛膝、续断。同时选配相应的药物，以增药效，如海风藤、海桐皮、丝瓜络祛风通络；透骨草、伸筋草通利关节；川乌、附子温散寒湿而止痛。

用药必选活血补肾之品。吴生元教授处方之中，喜用黄芪、淫羊藿、怀牛膝、川芎等药，黄芪既可双补脾肾，又能固卫实表，有邪祛邪，无邪扶正，较之人参等有补虚之功而无敛邪之弊。淫羊藿补肝肾，养精气，强壮肾督；怀牛膝活血祛瘀，补肾健骨；川芎活血化瘀，补气止痛。处方之中，活血补肾必在其中。

吴生元教授认为，类风湿性关节炎病程当中，风寒湿邪相因为患，纠缠不清，难以速去，辨证治疗时应抓主要矛盾，守法守方，不宜频繁换方。少数患者初服中药，关节疼痛反而加重，为服药后的正常反应，只要辨证准确，继续服药，疼痛就会逐渐减轻。治法中，调补气血、补肾健脾、活血化瘀与祛风除湿、温阳散寒等具有同样重要的作用。

辨证论治：

①风寒湿阻证

症见关节肿胀疼痛，痛有定处，晨僵屈伸不利，遇寒则疼痛加剧，局部畏寒怕冷，舌苔薄白，脉浮紧或沉紧。治宜祛风、散寒、除湿、舒筋止痛。方用吴氏蠲痹饮（黄芪、防己、桂枝、白术、茯苓、细辛、川芎、羌活、独活、秦艽、牛膝、海桐皮、海风藤、生姜、大枣、甘草）。风邪偏胜者加荆芥、防风；寒气偏胜者加草乌、附子；湿气偏胜者加淫羊藿、苍术、薏苡仁；痛在上肢用羌活、秦艽；痛在下肢用独活、牛膝。

②风湿热郁证

症见关节红肿疼痛如燎，晨僵，活动受限，兼恶风发热，有汗不解，心烦口渴，便干尿赤，舌红，苔黄而燥，脉滑数。治宜清热凉血、宣痹通络。偏于气分用竹叶石膏汤加味（淡竹叶、生石膏、半夏、麦冬、沙参、知母、威灵仙、粳米）；偏于血分者用丹栀逍遥散加味（牡丹皮、栀子、柴胡、当归、白术、茯苓、薄荷、知母、生地黄、生姜、甘草)；痛在上肢加秦艽、羌活；痛在下肢者加独活、牛膝，湿胜者加苍术、萆薢；热甚者加黄柏、苦参、水牛角。

③痰瘀互结证

症见关节漫肿日久，僵硬变形，屈伸受限，疼痛固定，痛如锥刺，昼轻夜重，口干不欲饮，舌质紫黯，苔白腻或黄腻，脉细涩或细滑。治以化瘀除痰、通痹止痛。方用身痛逐瘀汤合二陈汤（秦艽、川芎、桃仁、红花、甘草、羌活、没药、当归、五灵脂、香附、牛膝、地龙、陈皮、法半夏、茯苓）。兼湿热者加苍术、黄柏；兼血虚加阿胶、鸡血藤，兼气虚者加黄芪；关节冷痛加附片、桂枝；

关节灼痛加玄参、牡丹皮；血瘀郁热者加忍冬藤、蒲公英。

④肾虚寒凝证

症见关节疼痛肿胀、晨僵、活动不利，畏寒怕冷，神倦懒动，腰背酸痛，俯仰不利，天气寒冷则加重，舌淡胖，苔白滑，脉沉细。治以温肾扶阳、散寒通络。方用桂枝附子汤加味（附片、桂枝、白芍、细辛、羌活、独活、海桐皮、海风藤、伸筋草、淫羊藿、薏苡仁、生姜、大枣、甘草）。痛在上肢者用羌活、秦艽；痛在下肢者用独活、牛膝，腰膝酸痛加杜仲、狗脊、巴戟天；下肢酸软加千年健、木瓜、薏苡仁；关节僵硬变形加鹿角胶、甲珠、木鳖子。

⑤肝肾阴虚证

症见关节肿胀畸形，局部关节灼热疼痛，屈伸不利，形瘦骨立，腰膝酸软，伴有头晕耳鸣、盗汗失眠，舌红，少苔，脉细数。治以滋补肝肾、强筋健骨。方用左归丸加味（熟地黄、山药、枸杞子、山茱萸、牛膝、菟丝子、鹿胶、龟胶、知母、黄柏）。兼阳亢者加石决明、牡蛎、菊花、龙胆草；头晕目眩加刺蒺藜、天麻、旋覆花；关节痛甚加鸡血藤、乳香、没药、络石藤。

⑥气血亏虚证

症见关节疼痛，肿胀僵硬，麻木不仁，行动艰难，面色淡白，心悸自汗，神疲乏力，舌淡，苔薄白，脉沉细。治以补益气血、通络祛邪。方用补中益气汤合桂枝汤加味（黄芪、人参、当归、陈皮、升麻、柴胡、白术、桂枝、白芍、羌活、海桐皮、海风藤、淫羊藿、薏苡仁、生姜、大枣、甘草）。偏气虚者重用黄芪、人参；偏血虚者，重用当归、熟地黄、阿胶；上肢关节疼痛用羌活、秦艽；下肢关节疼痛用独活、牛膝。

⑦中西医结合治疗特点

吴生元教授主张短阵激素冲击治疗，与此同时，按证候性质选方用药加以治疗，从整体加以调整，可以减少西药的用量、缩短用药疗程、减少不良反应。另外，在开始激素治疗阶段，内源性激素水平并不降低，加上外源性激素的给予，易引起医源性肾上腺皮质功能亢奋状态，患者会出现阴虚火旺表现，如手足心热、口干咽燥、头晕耳鸣、腰膝酸痛、失眠心烦、舌红、少苔、脉象细数或弦数等。此时宜滋阴降火，药用生地黄、玄参、麦冬、栀子、牡丹皮、墨旱莲、女贞子、黄芩、黄柏之类。而在激素撤减时，肾上腺皮质功能已受到一定的抑制，外源性激素逐渐减量，患者可出现不同程度的皮质激素撤减综合征，表现出肾阳虚和气虚的情况，如神疲乏力、倦怠嗜卧、食欲不振、气短懒言、畏寒自汗、腰膝酸软、舌淡、苔薄白、脉象沉细而缓。此时宜益气补肾，药用附子、巴戟天、淫羊藿、补骨脂、鹿衔草、仙茅、杜仲、肉苁蓉之类，有助于激素的撤减。在整个治疗过程中，祛风除湿、散寒除热诸剂，常有碍于脾胃，故吴生元教授必于方中加入砂仁、石菖蒲等调理脾胃之品，顾护脾胃。

此外，吴生元教授运用虫类药治疗风湿顽痹具有良好的效果，能有效缓解临床症状，尤其对"久病入络"者具有较好的治疗和改善作用。但虫类药药性峻猛，攻逐走窜之力较强，使用时应有的放矢，从小剂量开始，逐渐加量，并做到中病即止，祛邪勿忘扶正。此外，应根据各种虫类药的药性及功能主治灵活辨证治疗，随证加减，提高临床疗效，改善患者生活质量。

（5）辨治阳虚发热经验

吴生元教授治疗阳虚发热以温阳散寒，交通心肾，扶正祛邪为主，方法独到。

①脾肾两虚为病机关键

阳虚发热属内伤发热范畴，内伤发热的病因与劳倦、饮食、情志、瘀血、湿热诸因素有关，病程迁延缠绵，脏腑阴阳气血失调，不易治愈。所谓阳虚发热，系因多种原因造成阳气不足，或寒证日久伤阳，或误用、过用寒凉，造成人体阳气的损耗，阳虚则易生寒，肾阳虚衰，阴寒内盛，阳气虚不能固守于内，阴寒盛而遏阳于外而表现为发热，《景岳全书·火证》说："阳虚者，亦能发热，此以元阳败竭，火不归原也"。脾为后天之本，脾与肾相互温煦，相互为用，脾虚化生衰少，脾胃气虚发热，日久亦可导致脾肾阳虚，成为阳虚发热，故阳虚发热多与脾肾有关，从临床观察所见，阳虚发热之病因并非一定是内伤之因，也可由外感转化为内伤，由实证转化为虚证。

②临床辨证要点

吴生元教授指出对阳虚发热的临床辨证要抓住几个问题：一则病程较长，发热有晨轻暮重之势；二则有阳虚生寒的表现，即神情淡漠、少气乏力、发热时常伴随恶寒，并伴形寒怯冷、四肢不温、头痛嗜卧、口不渴或渴喜热饮、饮而不多、脉沉而无力或浮而兼紧、舌质淡或夹青。把握这些要点，认证就不易失误。

③治疗以扶阳散寒，迎阳归舍为本

吴生元教授认为，阳虚发热为内真寒而外假热之病证，治疗之时务必扶阳散寒，回阳固脱，切忌清热、泄热，以致病情加重，容易造成亡阳、脱阳，吴生元教授常用《伤寒论》方治疗此证，以温阳散寒，交通心肾，扶正祛邪，方中附子，干姜回阳散寒，葱白宣通上下阳气，附子为君，干姜为臣，以增加回阳散寒之力，附子启下焦之阳上承于心，干姜温中土之阳以通上下，葱白通上焦之阳下交于肾，使姜附辛热之性易于建功，配细辛温散三焦寒邪，砂仁行气宽中，健脾化湿，能纳五脏之气而归于肾，诸药合用，使全身阳气通达，阴寒散尽，热退病愈。由于阴寒偏盛，阳气已虚，阴乘阳位，使已虚之阳浮于外，呈现外热内寒之真寒假热证，有格拒阳热药物内入之势，故吴生元教授往往在方中加入少量苦寒反佐之药如猪胆汁、银柴胡、白薇等从阴引阳，使阳药易达病所，得阴寒消散，阳气渐回，则以扶阳救逆之剂连进，直至病愈。

吴生元教授还指出，临床上切忌一见发热即判为热证，不分表热、里热、虚热、实热，因寒致热或是因热致热，投以发散或苦寒之剂，以致耗气伤津，伤致胃气或化燥伤阴，反使病情加重。

（6）风寒咳嗽三步论治法则

风寒咳嗽为临床常见病证，吴生元教授提出了三步论治法则，即"风寒外袭，解表散寒；痰湿未净，宣肺祛痰；邪去正虚，参麦濡养"，充分体现中医辨证用药的特点。

引起咳嗽的原因很多，大体上分为外感和内伤两大类。外感咳嗽为外邪侵袭，伤及肺卫，肺失宣降，清肃之令失常，气道不利，肺气上逆则咳嗽。但风、寒、暑、湿、燥、火等六淫之气皆能致咳，而风为百病之长，又常夹寒邪而袭肺，临床上外感当以风寒者为多。因此治疗风寒咳嗽，当以解表散寒、疏散外邪为先；若表邪已解，但肺气尚未宣通，痰湿壅滞气道，咳嗽仍不清宁，则以宣肺祛痰为主，不可早用收涩镇咳之剂，以免闭门留寇；若表邪虽已减退，痰湿不甚壅遏，咳嗽日久，又易伤及肺之气阴，应以益肺气、养肺阴为治疗之本。

吴生元教授的三步论治法则，可作为风寒咳嗽临床治疗的指导原则。但肺为娇脏，畏寒畏热，性喜柔润，不耐邪气久留，若治不得法，或迁延日久，不但邪气不除，还易导致正虚邪实，变证迭起，日久累及他脏，甚至成为顽疾，医者当重视。

（7）治疗急性痢疾的经验

中医治疗急性痢疾并不只局限于"消炎止痢"，而是辨证施治。吴生元教授在继承先辈经验的基础上，集自身临证经验，将急性痢疾的治疗简明扼要地总结为"有表先解表，无表当头下，调气兼行血，痢止再议补"，概括性地提出了治疗急性痢疾前期以清热导滞、调气行血为先，后期以调补脾胃为主的先后表里、祛邪扶正的分步治疗法则。

痢疾初起，滞下不爽，以清热导滞为先，治宜"当头下"。急性痢疾多因感受湿热、疫毒之邪而起，或因饮食不洁、食入秽浊而发。湿热、疫毒内犯，侵及肠胃，郁蒸为患，则导致运化失司，气血阻滞，热毒壅盛，互相搏结，化为脓血，故见腹痛，里急后重，下痢赤白脓血。痢疾初期，滞下不爽，故痢疾早期不能固涩止痢，否则闭门留寇，痢毒不能排除，变证迭起。故急性痢疾初起治宜"当头下"，所谓"当头下"就是用"通因通用"的方法治疗，可用承气汤类清热导滞。一般选用小承气汤加减，方由大黄、枳壳、厚朴、木香、槟榔、芍药、当归、甘草组成。方中大黄、枳壳、厚朴清热泻腑导滞，加入木香、槟榔、芍药、当归行气调血，甘草调和诸药。但要注意中病即止，不可过下。著名医家喻嘉言在《医门法律》中也主张"治痢当头下"。若痢疾初起兼有表证者，可用荆防败毒散以疏散表邪；若表证未解，里热已盛，则宜解肌清热，用葛根芩连汤加味；若热毒盛者，则用白头翁汤加味以清热解毒。

调气行血，"行血则便脓自愈，调气则后重自除"。急性痢疾的患者若下痢脓血，滞下不爽，里急后重，无表证者宜调气行血，常用芍药汤加味，方由芍药、当归、木香、槟榔、大黄、黄芩、黄连、银花、甘草组成。方中芍药、当归行血和营，以治脓血；木香、槟榔、大黄行气导滞除后重；黄芩、黄连、银花清热燥湿解毒。诸药合用，共奏调气行血、清热解毒之功。赤痢重用血药、白痢重用气药，行气和血，消除里急后重。正所谓"行血则便脓自愈，调气则后重自除"。

痢止之后，宜调养脾胃以善其后。患者经清热导滞、调气行血治疗后，下痢赤白脓血已止，腹痛、里急后重诸症悉除。患者尚觉精神倦怠，口淡无味，纳少乏力，舌淡苔白，脉沉细。此时邪气已去，正气尚未恢复，脏腑功能尚需调理，宜调养脾胃以善其后。常用加味香砂六君汤，方由党参、白术、茯苓、陈皮、法夏、木香、砂仁、肉桂、公丁、神曲、焦楂、鸡内金、甘草组成。方中六君汤益气健脾除湿，木香行气导滞，砂仁温中和胃，加肉桂、公丁温中散寒，神曲、焦楂、鸡内金健脾开胃，诸药合用，共奏健脾益气、温中和胃之功，这样调补脾胃，使其受纳和运化水谷精微之功能逐渐恢复，诸症自愈，即所谓"痢止再议补"。

（8）应用温经汤的经验

①心悸证

陆某，女，24岁，教师。1997年6月10日初诊。自诉2周前无明显诱因出现阵发性心悸，紧张焦虑，四肢发麻，腰酸痛，经当地中西医治疗无明显效果，故转请吴生元教授治疗。就诊时仍感阵发性心悸，紧张焦虑，四肢发麻，腰酸痛，伴腹痛，得温痛减，月经提前，色黑夹血块，干咳无痰，神差乏力，睡眠差，舌淡苔白，脉沉细。心电图提示：窦性心律不齐。证属气血不足，寒凝气滞。治以益气养血，温经散寒。方用大温经汤加味：桂枝、当归各20g，杭芍、丹皮、法夏、麦冬、防风、生姜各15g，党参30g，茜草、桔梗、大枣、甘草各10g，吴萸8g。服药5剂，诸症减轻，心悸未再发作，心情转佳，时感头晕眼花，头痛，咽喉干燥，腹中饱闷，气短乏力，月经提前一周，色黑有血块，舌淡苔白，脉沉细。上方去防风加红花、菖蒲、白蔻各10g，继服10剂而愈。

吴生元教授指出，妇人以血为本。心主血脉，阴血亏损，心失所养，不能藏神，故神不安而志不宁，则出现阵发性心悸，紧张焦虑，睡眠差；气血不足，经脉失养，故四肢发麻，腰酸痛；气血不足，冲任失养，故月经提前；寒凝血瘀故腹痛，得温痛减，月经色黑有瘀块；神疲乏力、舌淡苔白、脉沉细均为气血不足之征。温经汤方寒温适宜，补泻无偏，善治气血虚而寒凝气滞诸症。"温经"即温通气血经脉之意，气血调顺，心得滋养，用之效如桴鼓。

②更年期综合征

万某，女，49岁，干部。1998年6月9日初诊。自诉夜间胸闷气短1年余，伴心慌心跳，烘热汗出，神疲乏力，饮食不佳，月经先后无定期，睡眠差，二便调，舌淡苔薄白，脉细缓。常规心电图检查无异常。胸片示：心肺未见异常。曾在某西医院诊断为更年期综合征，予妇复春口服液效果不明显。中医辨证：气血不调，冲任虚寒。治以温经养血，活血益气。予温经汤加味：吴茱萸8g，当归、桂枝各 20g，党参 30g，法夏、麦冬、生姜各 15g，阿胶、炙远志、菖蒲、白蔻、大枣、甘草各 10g。服药 3 剂，心慌缓解，烘热消失，出汗减少，时感胸闷气短，饮食增加，睡眠好转，舌淡苔白根黄腻，脉细。原方去阿胶加黄芩，继服 5 剂，诸症缓解。

吴生元教授指出，妇女更年期，由于卵巢功能衰退，雌激素、孕激素分泌减少，而致月经紊乱，胸闷气短，心慌心跳，烘热汗多，神疲乏力等一系列症状。中医学认为，绝经前后，肾气虚衰，冲任亏虚，天癸将竭，精血不足，阴阳气血失调，从而导致脏腑功能失常。多数医家治疗此证均以补肾为主。吴生元教授认为气血失调与更年期综合征关系最为密切。"气为血帅，血为气母"，气行则血行，血寒则气滞，气滞则血瘀，气血瘀滞，脉络受阻，故胸闷气短；心脉失养故心慌心跳，睡眠差；虚阳浮越故烘热；肺气不足，营卫不和则汗出；脾失健运则饮食不佳；气虚血少则神疲乏力；血寒气滞，气血不调，冲任受损则月经先后无定期；舌淡苔薄白、脉细缓亦为气血不调、血寒气滞之象。"疏其血气，令其条达，而致和平"，大温经汤具有温经养血、理气和血之功，故能使气血调和，冲任通盛，则病自愈。

（9）运用潜阳封髓丹的经验

潜阳丹原方由砂仁、附子、龟板、甘草 4 味药组成，具温肾潜阳、纳气归肾之功，用于治疗少阴阳虚，火不归元，虚阳上浮之证。封髓丹始见于《奇效良方》，由黄柏、砂仁、甘草组成。吴佩衡先生将两方合二为一，称之为"潜阳封髓丹"，具有纳气归肾、温水潜阳之功，适用于肾水虚寒、相火浮越之水火不济、上热下寒证。

吴生元教授常以潜阳丹、封髓丹为基础，加入补骨脂、肉桂、细辛、骨碎补、板蓝根、山豆根、露蜂房等。补骨脂、肉桂温肾助阳，可助附子补坎中真阳，肉桂又可引火归原，使虚火降而阳归于阴。细辛交通心肾，引上浮之阳热下归于肾。骨碎补补肾活血。板蓝根、山豆根、露蜂房清热解毒，疗火热毒邪所致咽喉肿痛，疮疡脓毒。

在吴佩衡先生经验的基础上，将其合方加减配伍后，更能清上温下，引火归原，纳气归肾，助阳生津，对于下元不藏、虚火上浮之上热下寒、寒热错杂证（复发性口疮、虚火牙痛、皮肌炎、类风湿性关节炎、失眠、眩晕、咳嗽、胃痛、肿瘤等疾病），有显著治疗作用。尤其擅用潜阳封髓丹治疗下元不藏、虚火上浮之上热下寒、寒热错杂之风湿病，取得良好临床疗效。类风湿性关节炎病程迁延，病情复杂。风寒湿热为主要致病因素，在病情进展当中，常常表现出阴阳失调，寒热错杂的临床症状，给治疗带来一定困难。吴生元教授临证将寒热错杂列为一个过渡证型，用潜阳封髓丹加味治疗，对类风湿性关节炎进展期和恢复期的部分患者有效。

吴生元教授常以潜阳封髓丹调控人身水火坎离的变化，不同病种，凡属上热下寒证，具有阴盛格阳、虚阳浮越、肾气不纳的共同病理本质，临证中谨守病机，有是证用是药，均可运用潜阳封髓丹加减治疗而收佳效。

（10）治病兼顾胃气的治疗思想

吴生元教授在临证组方用药时注意调护脾胃，顾胃气。口服给药是中医治病的主要方法，药液被患者服用后，先受纳于胃，运化于脾，然后输布于全身各脏器。其功能正常与否，直接关系到药物成分的吸收及疗效的好坏。若脾胃功能正常，药物被充分吸收，则预期疗效可达；若脾胃功能不调，甚至衰败，则药物未被充分吸收，甚至因胃气衰败而格药，则预期疗效难达。因此，吴生元教授临证处方用药，若患者兼有脾胃疾患，方中必加入调理脾胃之品。若所兼脾胃之疾较轻，仅表现为纳少、胸闷、腹胀者，在不影响对主症正常治疗的情况下，在主方中加入菖蒲、白蔻仁或砂仁等芳香健胃之品；若所兼脾胃之疾较重，症见纳呆，胃脘疼痛，反酸嗳气，腹胀便秘或大便溏泻者，当先调理脾胃为主，兼治他疾，且治疗之药，多取平和之品，以免影响调理脾胃之治，正所谓"有胃气则生，无胃气则败"。即使脾胃功能正常的患者，吴生元教授在用药时也十分注意顾护胃气，在方中常加入生姜、大枣、甘草。因生姜能健脾暖胃，大枣温中健脾，甘草和中缓急，调和诸药。主张不能一见热象，就投以大量黄芩、黄连、大黄等苦寒之品，苦寒易伤脾胃；不能一见阴血亏虚，就投以大量的熟地黄、阿胶等甘腻之品，以免滋腻碍胃。

脾胃同处中焦，常因饮食不节，过食生冷，劳伤心神，致使中焦受损，中阳虚则易致燥不胜湿，湿从寒化，故温中健胃，散寒除湿为常用之法。顾护脾胃阳气，为吴生元教授用药特色。

（11）治疗外感表证的经验

外感表证因其病程较短，初期症状多较轻，易被医患忽视，治疗此病，往往简单从事，不注重辨证，而没有全面探讨其辨治机理和方法，以致外感表证发生传变，由表入里，小病拖大，短病拖长，甚至反复难愈变生他证。

吴生元教授注重表证的及时处理，强调贵在早治、急治，以免导致病邪传变入里之患，注重辨证论治。如伤寒表证初起，他能把握住"太阳"这一关，采用桂枝汤，麻黄汤，麻杏石甘汤，麻辛附子汤，柴葛桂枝汤等方剂分别施治，对症下药，往往一汗而解。并且根据人体正气的强弱，感邪的轻重，在方药配伍及剂量增减上灵活掌握，权衡变通，使之能多发汗，少发汗，微似汗出，不令汗出或反收虚汗，一方数用，均能奏效而不伤正。这与吴佩衡先生的治疗经验一脉相承。

临床常见之外感病，多从太阳起始，继而阳明而少阳，本应依据所病何经再分别施治，但由于临床常因病情的变化难免邪未离太阳之表，又向他经传入，故吴生元教授拟柴葛桂枝汤一解太阳肤表，二解阳明肌表，三借少阳之药柴胡枢转达邪，以防邪陷三阴。方中麻黄辛温发汗解表，桂枝汤解肌发表，调和营卫，配伍葛根升提阳明经气，防止邪传阳明，同时又能生津养液，虽发汗解表但不伤正，加入细辛、防风辛温散寒而解表，加入二陈汤燥湿化痰而止咳，此方既解太阳之表，又防伤津化燥，转入阳明，亦杜绝了邪气内传，陷入三阴之疾。柴葛桂枝汤治防同功，三经并治，用于临床，确实显示出其应有的效果。

吴生元教授注重研究张仲景《伤寒论》的六经辨证学说，结合临床，擅长运用经方治病。认为运用经方，关键在于掌握病机，明了方义，方能运用自如。《伤寒论》的精华在于辨证和治疗，尤其是方药的运用。因此，吴生元教授在治疗外感表证时四诊合参，在辨证论治指导下合理选方，合理用药，合理掌握用量，知药善用，使药达病所，临床疗效显著。

（12）治疗胃脘痛经验

吴生元教授诊治胃脘痛，抓住生理、病理、治疗特点，生理上胃与脾以膜相连，胃主受纳，腐熟水谷，以降为顺，脾主运化转输，以升为常，二者同为后天之本，仓廪之官。

胃以降为顺。病理上由于忧思郁怒，肝气横逆犯胃，寒湿内滞，或饮食劳倦等原因，损伤脾胃致脾胃纳运升降失常，气机阻滞，腑气不通，"不通则痛"。故升降失常，气机阻滞是其病理基础，治疗上审证求因，分型辨治。但无论病因如何，证型各异，总以开其郁滞，调其升降为目的，调畅气机，疏其壅塞，消其郁滞，并承胃腑顺降之性推陈出新，给邪以出路。

吴生元教授对胃脘痛患者进行分型辨治，分为脾胃虚弱型、肝郁气滞型、阳虚寒凝型、肝郁脾虚型、胃寒气逆型、气血两虚型、脾虚湿滞型、寒热错杂型、上热下寒型、瘀血阻络型。

脾胃虚弱型：治宜益气健脾，理气和胃。用加味香砂六君汤。

肝郁气滞型：治宜疏肝理气，和胃止痛。用柴胡疏肝汤加减方。

阳虚寒凝型：治宜温阳散寒，理气止痛。用桂附理中汤加味。

肝郁脾虚型：治宜行气止痛，健脾和胃。用元胡良姜加味汤。

胃寒气逆型：治宜温中祛寒，降逆止呃。用丁香柿蒂散加味。

气血两虚型：治宜益气养血，润肠通便。用归芍理中汤加味。

脾虚湿滞型：治宜健脾化湿，用参苓白术散加左金丸方加味。

寒热错杂型：治宜协调寒热，温中止痛。用乌梅丸方加味。

上热下寒型：治宜清上温下，引火归原。用潜阳封髓丹加减。

瘀血阻络型：治宜活血化瘀，通络止痛。用失笑散加味。

吴生元教授治疗胃脘痛有以下特点：

①重视辨证，详察脏腑、气血、寒热、虚实之病位与病性，而后分型立法，对证治疗。

②重视脏腑气血、寒热、虚实之相互联系，尤其是土与木，气与血，燥与湿，寒与热，虚与实的密切关系，立法主次分明。

③调畅气机，刚柔相济贯穿始终。注意调气药之刚柔，肝郁气滞，药可用刚，轻伐其气，如柴胡、佛手、炙香附；脾胃虚弱，肝郁脾虚，脾虚湿滞等，行气当取性柔之品，如陈皮、木香、马槟榔等。

④善用温通以助寒湿血瘀之化散。"寒者温之使通"，在调理脏腑气血前提下，伍以温阳之品，其温通之性，可助气药行气散寒，助血药活血通络，助化湿之药除湿消滞，善用附片、肉桂、公丁、炮姜、吴萸等，为防扶阳过温过燥，常随症加入黄连、黄柏反佐，寒热错杂、上热下寒证则寒热并用，各司其职。

⑤用药轻灵，不壅不滞。处方用药层次分明，重点突出，配伍得当，理气而不耗气、伤津，补虚防峻猛滋腻，益气养血不壅中碍气，如加味香砂六君汤，在四君子汤基础上加味而成，四君子汤温而不燥，补而不滞，为补气基础方，广泛用于脾胃气虚之证，配伍陈皮、法夏、木香、砂仁行气健胃，燥湿化痰，适当佐以温中健胃消食之药，使纳运相协，脾升胃降，胃痛自止。同样参苓白术散，也是在四君汤基础上加味而来，平淡之方，轻灵活泼，每收奇效。

⑥调摄后天，固护脾胃为本。脾胃为后天之本，一有所伤，易成脾虚胃弱之势。胃痛剧时，虽虚不宜骤补，"通则不痛"应以调畅气机为先，苔腻湿阻之象，宜配芳香化湿之属，如霍香、佩兰、砂仁、波蔻，否则痞胀更甚；食滞便秘者，久病多虚，属虚中夹实，遣方用药，慎用攻伐，宜配以消食导滞之品，消食滞常用焦楂、炒麦芽、鸡金、神曲等；便秘用火麻仁、郁李仁、杏仁等，通腑而不伐正，此即邪去正安，以通为顺。于方中每配以生姜、大枣、甘草，一则有助于调和营卫，再则注重固护脾胃之本气。

（二）第三代传人——吴荣祖

吴荣祖（1945—），主任医师，教授。吴佩衡先生之长孙，云南吴氏医学第三代传人，扶阳学派重要代表，中医火神派学术重要继承人，云南省名中医，昆明市荣誉名中医。历任昆明市中医医院院长、昆明市医学科学研究所所长，全国优秀中医临床人才研修项目云南指导组专家，昆明市首届学术技术带头人、昆明市有突出贡献专家、广西中医学院经典中医临床研究所客座教授，云南中医学院兼职教授，广东省中医院客座教授、全国扶阳论坛执行主席、法国巴黎杵针中医学院客座教授、美国加州中国医学研究院顾问。吴荣祖教授业医40余载，临证时重视人体阳气的升发与潜藏，从回阳收纳、调和阴阳论治疑难杂证，多有良效，深得患者信赖。力倡扶阳学说，注重温扶阳气，以善用附子而闻名，并于临证中继承发展，不断开拓创新。特别在中药附子及附子复方的临床应用研究方面卓有建树，见解独到，有50多篇相关论文刊行，完成多项科研课题。精研《内经》《伤寒论》，运用六经辨证治疗内、妇、儿各科疾病，倡导扶阳学说，临床上擅长重剂使用附子治疗三阴危急重症，轻者30~60g，重则100g以上，颇有其祖父之大将风范。

1. 吴荣祖教授学术思想及临床研究

（1）对附子的研究

吴荣祖教授通过古代医学文献对附子药理作用的部分记载，讨论了附子与人体命门、三焦的特殊关系，并对附子通行十二经进行了理论探讨，认为附子是一味潜力很大的中药。

①对附子"通行十二经"的理解

附子"通行十二经"一说，见于清代医家黄宫绣所著《本草求真》"附子味辛大热，纯阳有毒，其性走而不守，通行十二经，无所不至，为补先天命门真火第一要剂。""通行十二经"的含义是指人身手足三阴三阳，外而皮肤肌肉，内而五脏六腑、筋脉骨髓，无所不赅，查阅本草诸书，药性如此广博者极少，因此附子是一味非常有优势的中药。为反映附子擅长"通行十二经"的特点，吴荣祖教授收集了以附子组方的古方，归类作为佐证。归类之出发点在于，附子一药既能通行十二经，无所不至，那么以附子组方用之临床，必然能广泛取效于人体内外上下不同病位。

附子入命门、三焦，补下焦元阳，其性走而不守。鉴于命门真阳在人体阴阳动态平衡中的重要性，三焦通达内外，维系上下，又如命门之别使。附子——命门——三焦的联系决定了中药附子施治于临床，其药理作用及适应证的广泛性，故前人谓附子"通行十二经"。

吴荣祖教授认为，附子虽具广泛的临床效应，但它仅是一味补火助阳之药，其治病以扶阳抑阴见长，故阳虚阴盛证类为其适应证。临证若不以辨证论治为指导，不辨阴阳而概用附子，显然非科学求实之态度。

②附子传统加工工艺的创新研究

中药附子是传统中医温里回阳药，为最具特色的临床治疗阳虚里寒证的首选药物，然而，由于其显著的药效又常与毒性并存，每致医患畏而远之，制约了附子的临床应用。故此，对中药附子的传统炮制工艺着眼于减毒为第一要务而延用至今。然而过分强调安全性的炮制又导致了附子有效生物活性的大量流失，这一弊端历来备受中医界的关注。怎样改革传统工艺，科学把握乌头碱的水解反应，杜绝流失浪费，合理节约，有效利用生物资源，吴佩衡先生率先作了从工艺到临床的探索，鲜明提出了"中药附子不在于制透而在于煮透"的观点。

吴荣祖教授于 2002 年度向云南省卫生厅申报了"中药附子传统加工工艺创新研究"项目并获得了立项。通过理论到实践的挖掘，设计从现代工艺、植物化学，毒理药理学相关指标的对照试验。在总结前人经验的基础上，应用现代工艺控温、控时、常压水提、醇沉浓缩、喷雾制粒制作的新工艺制品（附子颗粒），经对比试验研究，结果显示新工艺简捷先进，质量可控，显著提高了附子颗粒的总生物碱含量，且有可靠的安全性，药效学试验证明其保持了传统附片原有的药效并出现部分药效增效和添效。采用新工艺制作的附子颗粒较之传统附片大幅提高了中药附子的生物利用度，明显提高了附子的有效性药用价值。该研究为临床提供了一种高效、安全、稳定、便捷、可控的中药附子新型颗粒制剂。

（2）对中药（复方）新药的开发研究

①温心通胶囊抗氧化的药效学研究：温心通胶囊系昆明市医学科学研究所根据老中医临床经验方筛选研制的天然纯中药复方胶囊剂，由附子、三七等传统中药组成，具有温阳固本，活血散瘀，宣痹通脉的作用，是针对阳虚型冠心病的纯中药制剂。"胶囊"的设计以中医传统理论为指导，以严谨的前期临床疗效为依据。为观察其抗氧化作用，进一步阐明该药物作用原理，吴荣祖教授应用临床辨病与辨证相结合的方法，拟定试验标准、纳入样本进行实验室及临床观察。

鉴于冠心病的病理演变过程常包含多因素的特点（如脂质过氧化、高血压、高血黏度、高脂血症等），而合成药物（西药）单靶点治疗特点又难以顾及病理改变过程中的多源因素这一问题，还有令人畏惧的毒副作用。大量的临床、实验室研究观察说明，取自自然界的植物药，尤其是传统复方中药恰恰具有多靶点、多层次、多环节的整体调治药效优势，并且不存在或少有毒副作用引致的医源、药源性副反应。对心血管疾病相关因子的预防治疗具备特殊优势，如高血黏度、高血脂、高血压以及脂质过氧化等的治疗，因此研究开发传统中药或复方以防治心血管疾病大有潜力可挖。

经相关观察指标综合分析评价证明，温心通胶囊能有效改善人体冠脉流量、降低心肌耗氧量、提高改善心功能、调整心率等药效反应，不仅对冠心病的治疗有确切疗效，同时能针对冠心病的相关因子进行治疗，对冠心病的预防、冠心病患者生命质量的提高改善都显示了积极作用。

②从病机层面设计复方"肠炎平"颗粒多靶点多层面多环节治疗慢性非特异性溃疡性结肠炎（UC）：慢性非特异性溃疡性结肠炎（UC）是消化道常见多发难治病，其病因多元复杂，病情反复缠绵，从中医病机分析该病，也属于病因多元复杂、波及多脏腑至功能失调。鉴于西药治疗的有限性及中医药辨证分型的不易准确把握，是否能从中医病机层面指导立法组方以函盖本病并易于临床医患操作，吴荣祖教授提出"谨守病机，辨病论治"的思路。

"肠炎平"颗粒由附子、苡仁、败酱、赤石脂、干姜、粳米、吴萸、黄连、川芎、香附、白花蛇舌草、獐芽菜、甘草共计13味中药组成。方中附子、干姜、甘草补火生土，温煦脾肾，扶正固本，御寒湿之损阳；吴萸、黄连辛苦通降，理中除湿，行气坚肠，燮理升降；香附、川芎抑木护土，顺气通络，理气散瘀；赤石脂、粳米收敛固肠，健脾养胃；苡仁、败酱、白花蛇舌草除湿解毒，清热调肠；獐芽菜解痉止痛。另该方亦隐有《伤寒论》四逆汤、桃花汤、薏苡附子败酱汤及《丹溪心法》左金丸的合方构架。综其方意，该方功效着眼于标本兼治，顺气除湿，燮理升降，寒热并用，与UC复杂病机表现的本虚标实，湿蕴气郁，升降乖谬，寒热交炽显然合拍。

"肠炎平"制剂的立法组方，是从中医病机层面设计的，突出中医特色，力求充分发挥中药复方多靶点多层面多环节的整体药效。实验结果显示，其与西药组对照有比较优势（差异有显著性），显现了中医药理、法、方、药的线性特色。通过药理与临床研究结合，表明肠炎平对UC有很好的治疗效果，并从中医中药病因病机理论层面对溃疡性结肠炎进行了综合探讨，拟定了寒热兼治、顺气调肠、重视祛湿的治疗大法，充分体现了中医治疗的特色与特长。且"肠炎平"颗粒临床应用易于掌握、使用方便的特点创造了UC患者坚持根治的条件，为中医药治疗溃疡性结肠炎开辟了一条途径。

③提倡完善中药（复方）新药药效学的实验动物模型：中医中药历经几千年的临床实践，不仅形成了一整套完整理论，而且储备了大量有效的古、验方，其临床疗效经得起重复，是中医新药研究开发的宝贵素材。然而中医的重要特色是辨证论治，强调患病个体间的差异以及地域、时空的变化对人体整体或局部的动态影响，能否把握这一特色，是中药（复方）新药研究开发进入三期临床仍发挥

稳定疗效的关键。一直以来，中药新药研究开发的实验室操作，尤其是关于病种动物造模方法及标准，尚未能完全突出中医证型特色，干扰了中药（复方）新药药效学的显示，应引起重视。

吴荣祖教授建议中药（复方）新药的临床、实验室指标应重视发挥中医药的药效及治疗优势，重视病种疗效的相关指标之拟定补充并纳入规范。随着中药（复方）新药的深入研究开发，统一规范符合中医证型的动物模型问题已日趋突出，应尽快研究中医病证动物模型，并稳定形成统一标准，为中医中药、民族医药的研究开发造就科学的具备中医特色的药效学实验规范。

④中药（复方）新药必须突出中医特色：鉴于中医中药、民族药的研究开发中，其新药筛选已具备前期临床基础，换言之其有效性、安全性基本具备，故给中药新药的研究开发带来了周期短、投入低（较之西药新药研究开发）、中靶率高的特点。如何突出中医药因人、因地、因时的辨证论治特色，将是保证中药（复方）新药稳定地发挥临床疗效的关键。以往的实践证明，假若放弃或违背这一原则，必将重踏废医存药、中药西用的无效投入的老路上，成为研究开发中药新药的巨大障碍。

中医中药、民族医药具有自身特色，急需探索和拟定适应中药新药研究开发的质量（安全性、有效性、稳定性）的相关标准，宜在原有《指南》（基本是按西药研究开发思路构建）的基础上大胆创新，以临床疗效判定为核心的具有鲜明中医药特色的国药研究开发标准规范。吴荣祖教授认为，人们常说与国际接轨，其所谓接轨是双向的。具备民族特色的优秀的东西，往往是世界同享的财富。中华民族固有的中医中药在很多难治疾病上所显示的优势已逐渐被国际医学界所重视，随着人类文明的发展和中医药自身的努力，中医药很多科学的内涵必将被世界医学界所认同，国际也会主动与我们接轨。

⑤对中药新药开发的建议：第一，重视临床研究，重视医药并举。中医中药是我国自身的优势，重视中医中药的开发，走中国特色的医药产业道路，以中医中药（民族民间药物）的新药开发为手段，走向国际占领市场，这应是我国医药企业义无反顾的责任，也是不可多得的机遇。中医中药的新药开发研究有大的潜在市场，其新药的开发离不开中医几千年的临床，药物的效应来源于临床并受临床所检验，所以说新药的开发首先要重视中医中药的临床研究。我国有几千年的

临床基础和宝贵的经验，古方、验方的数量可谓汗牛充栋，由于这类古验方中不少验方已有前期临床反复验证的基础，只需再经过现代药学有关检测和临床检验，作必要的剂型改革后经过一定程序的审批就可投放市场，其新药的开发周期和投入经费将远优于合成药的开发。正如《高科技产业周刊·科技日报》所指出的"中药是个伟大的宝库，是开发新药的金矿，与西药筛选式开发相比，由于中药开发新药有规律可循，命中率高，花费少，周期短。因此，中药工业是我国新的经济增长点。"此外，在中药新药开发中，一定要重视医药并举，重视信息检索，才能防范闭门造车之虞。第二，突出云南中医药特色。云南是植物王国、药物王国，医药企业的方向及特色必须要认真的论证后加以评估，云南中医有其显著的特色，云南中医的学术流派在全国乃至海外均被医药同行所认同。云南又是一个多民族的省份，民族民间蕴含有很多疗效显著的验方及单方，而这类验单方中的植物药物多取自红土高原。这些可贵的素材，若能通过现代的科研手段有组织的实施开发，以新药为目标的产品将具有显著的有效性及特色性，能填补药物市场的空白或增加云南省特色天然药物品牌，形成特色产业与产品序列，化资源优势为产业优势，使云南医药产业成为云南省另一经济增长点和造福于子孙可持续发展的大产业。

⑥慢性胃肠疾病中医证型覆盖统计分析

吴荣祖教授对 1022 例慢性胃肠疾病患者作回顾性统计分析，采用中医证型覆盖方法进行统计，并结合中医"标本中气"的疾病传变演化规律分析研讨，指出了该病种中医证型的趋向性和某些证型的多发性。由于中医药本身在慢性难治性疾病的临床治疗中所具备的固有优势，为中药新药开发市场的前瞻性调研提供了一种思路。

慢性胃肠病属多发病，该研究以内科常见的胃十二指肠炎症、溃疡及慢性结肠炎为对象，回顾性收集了昆明市中医医院 1988—1997 年 11 年间的住院病例，以中医辨证分型作分类统计，结合中医对疾病发生演变的"标本中气"理论分析探讨，对以上病种中医证型的流行病学情况作一探求，用以作为这类疾病的中药新药开发研究的前瞻性调查。

统计结果提示，脾胃虚寒型慢性胃肠疾病是内科胃肠病中的中医多发证型或常见证型。胃肠疾病中医辨证定性属虚、寒、湿者为绝对多数，是该病种最为多见、好发的证型。所谓定性为虚、寒、湿者，即是患者以脾胃阳虚致寒湿内盛为主要病理变化。

鉴于该研究以讨论慢性胃肠疾病中医证型趋向覆盖问题为中心，故从标本中气论中单独提出阳明病（手阳明大肠和足阳明胃）来结合讨论。以标本中气理论含意，阳明病包含了手阳明大肠经和足阳明胃经，阳明为标阳而本燥，表里中见太阴。太阴属土主湿，阳明病的一般演变规律应以"不从标本"而"从乎中见"，也就是说其病理表现以湿邪转化为常。湿乃阴邪，易伤阳气，太阴脾主运化水谷，脾阳不足，运化失权，则水谷不能转化精微而滞留为水湿，故而出现中焦燥不敌湿，燥从湿化的病理演变过程。临床显示出虚、寒、湿的病理证型，应以此种中医证型为阳明病（胃肠）的一般演变规律和临床多见证型。

陈修园云："至若阳明……不从标本从乎中者，以阳明之中，太阴湿土也，亦燥从湿化矣"（《伤寒论浅注补正》）。清代黄元御更明确指出："胃土之燥，子气而非本气，子气不敌本气之旺，故阴盛之家，胃土恒湿……阳明虽燥病，则太阴每胜而阳明每负"（《四圣心源·六气解》）。两位医家"燥从湿化""太阴每胜，阳明每负"都阐述了阳明病的虚、寒、湿证型的必然性和多发性。这与吴荣祖教授所做的病例回顾性统计分析结果十分吻合。

随着人类疾病谱的变化，急性感染性疾病得到有效的控制，而慢性难治性疾病成为威胁人类健康的主要病种，其中亦包括慢性胃肠疾病。中医中药尤其是复方对慢性胃肠疾病的治疗具有多层面、多靶点、身心并重、天人合一等特色，临床治疗中已显示出良好的疗效优势。吴荣祖教授认为，如果中药新药开发前能应用大样本多中心的协同观察研究，进一步客观把握该病种证型的覆盖动态，用以指导研究开发相应证型的复方中药新药或古方新剂型新药（三、四类新药），做好前瞻性调研，必将增加中药新药的科学内涵，改变以往较低层次的粗放运作模式，促使中医中药对人类慢性难治性疾病的防治做出更大的贡献。

（3）对《伤寒论》的研究

①关于《伤寒论》中"祛邪护正"与"扶正祛邪"精神的探讨

人体正气的盛衰存亡与病势的进退转归有着直接的关系。在治疗疾病的过程中如果能正确地用方遣药，充分注意到固护人体正气，这对于防止疾病恶化、提高疗效、缩短疗程以及促进病后恢复都具有重要意义。

以六经表里深浅为依据论治外感病，是《伤寒论》的主要特点之一。就外感病传变的一般规律而言，邪在三阳经多表现为邪正俱实的证型，由于邪实是此阶段的主要矛盾，故主张采用汗、吐、清、下、消、和等法以祛邪，若三阳证失治或误治，或素体正虚等原因，则外邪每易内陷三阴经，就三阴病而言，正虚又为此阶段的主要矛盾，根据正邪这对矛盾的不同转化，抓住三阴证正虚这一特点，立法重在扶正祛邪，主张采用温、补等法，体现了仲景创立的六经治则。

A. 三阳证治疗过程中的"祛邪护正"精神

汗、吐、清、下、消、和诸法，是以祛邪为主的治疗方法，适用于三阳证的邪实正不虚这一病理特点，但用之不当，每易损及正气，轻则延误病程，重则产生变证。仲景非常注意掌握攻邪法度，吴荣祖教授从方药的组合、用法等分析仲景立意。

开泄腠理，以驱太阳表邪——谈汗法中的护正精神

《素问·至真要大论》曰："其在皮者，汗而发之"。当外邪侵犯人体，伤及太阳寒水之经，出现一系列表证症候，如恶寒（或恶风）发热，头项强痛，脉浮紧或浮缓等。此时邪留于表，仲景立麻、桂二汤以开泄腠理，逐邪外出。然而仲景反复强调施用汗法应以汗出邪去为度，防过汗而损伤阳气和阴津，引起病邪深入传变，这种发汗有度，祛邪过程中注意护正的思想，颇具临床价值。在临床中，由于发汗失度，每致大汗而损心肾之气，轻则神疲无力，重则变生他病；或因过汗耗损胃津，致表邪入阳明燥化者，于古今医案中并不少见。

因势利导，以驱胸膈痰涎——谈吐法中的护正精神

经曰："其高者，因而越之"。由于痰涎壅塞胸膈，症见胸中痞硬，气上冲咽喉，呼吸不利等，仲景设瓜蒂散因势利导，涌吐胸膈痰涎，邪去则肺气得以敛降，达急则治其标的目的。然催吐之法，祛邪力强，易耗损中气，故仲景于方后指出："……温顿服之。不吐者，少少加，得快吐乃止。诸亡血虚家，不可与瓜蒂散"。这里主张中病即止，否则损伐正气易引起变证，另强调了亡血者阴必虚，吐法不仅伤气，也易伤阴，故不宜服用。

辛凉清气，以解经热燔炽——谈清法中的护正精神

"热者寒之"，当外邪犯及阳明经，邪从热化，出现大烦、大渴、大汗、脉洪大等经热燔灼之证时，仲景立白虎汤清在经之邪热，以固损耗之阴津，在组方

中，除取辛寒之石膏，苦寒之知母以清热滋阴外，方中更伍以粳米、炙甘草以扶其胃气；若经热盘踞，气阴受损，症中出现"时时恶风""背微恶寒"者，又于方中加人参以固其气阴。从中可以看出，对以邪实为主要特点的阳明经热证的治疗，在祛邪前提下的护正思想。

通泄腑实，以驱阳明燥结——谈下法中的护正精神

"实者泻之"，以苦寒泻下燥屎，达驱除内结阳明大肠燥热之目的，是《伤寒论》中下法的主要内容。当外邪由阳明之经进一步深入于腑，燥热合邪，与大肠糟粕搏结而形成里实热之证候时，由于壮火内炽，耗夺津液，若不急以药物推荡燥结，则必至阴竭而阳无以依，而有生命危亡之虞。后世医家谓"釜底抽薪，以救将亡之阴"，足见当下之急，仲景根据燥结之浅深轻重分别立有三下法——大承气法、小承气法及调胃承气法。

燥热合邪内结阳明大肠，疾病进入这一阶段，人体津液之存亡是病势安危的决定因素，然而三承气之攻邪推荡又常有耗阴之弊，故于具体施治中，保津固正显然是不能忽视的。在《伤寒论》阳明篇里，仲景于大承气汤后指出："……得下，余勿服"；小承气汤后也指出："……若更衣者勿服之"；调胃承气汤后又说："……少少温服之"。这充分体现了仲景在总结前人和自己的临床实践过程中，认识到阳明下证虽以邪实为主要矛盾，治法当以攻邪为先，然而攻下法施之不当或用之过度，每易耗伐人体正气，故特别强调中病即止，燥结已下则不可更服。

临证中常有一类病证，因中阳不足，气虚无力传送，大便干结难下，或便时每见"初头硬后必溏"之状，此等证型，决非阳明实热，万不可以三承气法寒下，耗损已虚之中阳。正如《伤寒论》所指出的"腹微满，初头硬，后必溏，不可攻之……"，强调了辨清正邪虚实的重要性。

攻逐留饮，以驱三焦水湿——谈消法中的护正精神。

太阳表邪、水饮癖结胸胁，胸阳郁遏不宣，症见心下痞硬而满，牵引胸胁疼痛，呼吸短促似喘，或干呕、头痛、脉沉弦、舌淡苔白而多津等，《素问·标本病传论》云："先病而后生中满者治其标"，饮邪盛于胸胁，且满而实，尊"急则治其标"之旨，《伤寒论》中立十枣汤主之。方中以芫花、甘遂、大戟三药相须为用，力猛而攻逐内停之饮邪，以消三焦留饮，然而此药虽善长攻邪，但亦能耗正，故方中伍以红枣十枚以固脾胃而缓其毒，以防耗损后天中气，仲景又于方后

注云："……强人服一钱匕，羸人服半钱……得快下利后，糜粥自养"。这里强调了在用十枣汤时，必须根据患者体质的不同而严格掌握用药剂量，在服泻下消水之十枣汤后，应以糜粥养其胃气。这种在攻邪过程中注意固护正气的思想，有助于启发后人避免盲目祛邪、忘却固本护正而致邪尽正亡的错误。

和解表里，枢转少阳之邪——谈和法中的护正精神。

少阳为枢，当外邪累及少阳，伏于半表半里，症见往来寒热，胸胁苦满，口苦咽干，目眩喜呕，苔白脉弦等时，仲景以小柴胡汤枢转少阳之邪，杜其内传三阴经。在组方中，取柴胡、黄芩透达邪热，和解表里；半夏、生姜降逆止呕。邪达少阳，若正能胜邪，则邪可由少阳转枢太阳而解，反之则有入里传阴之虞。仲景针对这一特点，于方中加入人参、大枣、炙草扶正达邪。

吴荣祖教授例举《伤寒论》运用以攻邪为主的汗、吐、清、下、消、和等法时，提倡及时果断地根据病邪滞留的部位因势利导，祛逐于体外，以防病邪深入传变。在具体运用每一法时，反复强调了服药方法、剂量、服药对象的体质、药物效果的观察、组方中祛邪药物与护正药物的合理配伍以及善后食养等，其目的显然在于祛邪的同时注意固护人体正气，令邪去而正不伤，有利于疾病的治愈与恢复，这种思想已被古今临床实践证明了它的正确性。

B. 三阴证治疗过程中的"扶正祛邪"精神

外邪于三阳经不解，可内传三阴经，正如前述，三阳经证是以邪实为主要特点，立法重在祛邪；三阴经证则以正虚为特点，立法重在扶正。

温中燥湿，固扶中阳治太阴脏寒：太阴为三阴之首，病邪于三阳经不解而正气日耗，中阳渐衰，即可内陷太阴；或素体中阳不足，燥不胜湿，寒邪亦可直中太阴。太阴之为病，证是腹满而吐，食不下，自利益甚，时腹自痛等，若见腹满，误投寒凉以攻邪而再伐中阳，则寒湿之邪必内凝胸下而结硬，由于太阴病病机为脾阳虚衰，寒湿内盛，尤以脾阳亏耗为其主要矛盾，故温运中阳，驱寒燥湿是其治则，中阳得以温扶，寒湿之邪自能化散。《伤寒论》指出"自利不渴者，属太阴，以其脏有寒故也，当温之，宜服四逆辈"。即应用理中、四逆一类方药温扶正气以祛邪外出。

固先天心肾，治少阴虚证；扶阳抑阴，治少阴寒证：因先天禀赋不足，或因失治误治等原因而导致心肾阳气内虚，外邪可内传少阴而从寒化，形成虚寒证型。临床中常表现脉微细，但欲寐，恶寒肢冷，体倦身重，纳差便溏，小便清白，心烦不渴，舌淡苔白等症，此时急当温扶心肾之阳，以除少阴之寒。仲景在具体治法上指出：阳虚阴盛寒凝筋脉者，可以附子汤（附子、茯苓、白术、人参、杭芍）扶阳温经散寒；下焦阳虚，水气不化，头眩身𥆧动者，以真武汤（茯苓、芍药、生姜、白术、附子）温经扶阳，宣散寒水；阳衰阴盛，厥逆下利者，以四逆汤（炙草、干姜、附子）回阳救逆，扶阳逐寒；若阴寒内盛，格阳于外，脉微欲绝，反不恶寒者，以通脉四逆汤（四逆汤重用附子，倍用干姜）或通脉四逆加猪胆汁汤破阴回阳，交通内外；阴盛格阳于上，面赤烦躁，肢厥下利以白通汤（附子、干姜、葱白）或白通加猪胆汁汤（前方加猪胆汁）破阴回阳，交通上下。

《素问·至真要大论》指出："寒者热之""虚者补之"，少阴寒证以心肾阳气衰微为本，故扶阳抑阴、温经散寒为其治疗大法。

育阴清热，治少阴热证：少阴一经，水火并统，真阳不足则邪从寒化，真阴不足则邪从热化。若手少阴心阴不足，足少阴肾水亏虚，邪传少阴则从热化而伤阴，此类热证绝非阳明之实热乃是源于心肾之阴不足，责在阴不配阳，一实一虚，性质迥然有别，故治当育阴为主稍佐清热，扶正为本，祛邪辅之。《伤寒论》少阴阴虚热化证症见心烦不得卧，口燥咽干，舌红少苔少津，脉细数等，主以黄连阿胶汤。方中阿胶，杭芍滋养肝肾之阴，鸡子黄补益心肾，佐芩连苦寒以清在上之热，全方在滋养真阴的基础上佐以清热之剂，从而达到交通心肾之阴以除烦热的功效。少阴病性质以正虚（心肾阳虚或心肾阴虚）为本，故治疗当以补虚为先，一般不能妄用汗、吐、下诸法，否则易损正气。

温经散寒，复阳回厥治厥阴寒证：邪至厥阴，病势深沉，阳复则生，不复则死，后世医家称之为"厥热胜复"，意指阳气之回复与否常常决定着病情的向愈与恶化。若邪传厥阴，阳不能复，症见寒多热少，下利厥逆，腹痛拘急，畏寒肢疼；甚则阴盛于内，阳浮于外，症见大汗淋漓、身冷肢厥之虚阳欲脱之症。此刻急当以四逆汤或通脉四逆汤回阳救逆，迎阳归舍，则阴霾四散，厥回利止，脉静身凉，可望挽回颓势。外邪之所以能内陷三阴，主要原因在于人体正气虚弱而不能御邪于三阳的缘故，从而导致以虚为主的各种三阴证候的出现。《伤寒论》根据三阴证的病机特点，在辨证中突出一个"虚"字，立法中强调一个"扶"字，组方中重视一个"益"字，实践证明仲景这一立法用药与三阴证疾病演变的客观规律相合。

吴荣祖教授通过对《伤寒论》治疗中的祛邪护正和扶正祛邪精神的探讨，说明在疾病的治疗中（或以祛邪为主，或以扶正为先）充分注意对人体正气的固护，于临床具有积极意义。

近代，国内在中西医结合的道路上，从免疫学角度对中医有关"扶正""培本"的传统治疗经验进行了大量的临床与实验室研究，认为人体正气的强弱与机体免疫功能的强弱密切相关，而应用中药"扶正培本"治疗后又能调整和提高机体的免疫功能。仲景在《伤寒论》中对外感疾病的不同发展阶段的辨证论治，始终注重对人体正气的固护，这不仅被反复的临床实践而且亦被近代的研究成果证实了其科学性。

②六经主气与伤寒传变

吴荣祖教授就人体生理状态下六经主气的协调平衡与病理状态下六经主气的失调紊乱，结合《伤寒论》外感疾病循经传变的规律进行探讨。

自然界的六步主气，是反映一年中六个不同时期的气候特点，而每步主气则往往左右着该期的自然变化。如初之气厥阴风木所主，正由于风气的主导，表现出春温万物发陈的特征，用以说明人体气化的六经主气，也必然寓有相似的含义。如太阴之上的湿气，指的是人体手足太阴（肺、脾）进行生理活动的内定环境，或者说"湿气"主导着手足太阴的功能活动。所谓某经之上，某气"主"之，某经之上，某气"治"之，这种"主"与"治"系指该经的生理功能活动的主导力量，人体正是依赖这种六经主气的"主"和"治"来完成正常的功能运转。

至于所谓"中见"某经，系指经络彼此络属功能互为影响的表里关系，如太阳少阴互为表里故亦互为中见。

A.具体探讨六经主气的实质含义

少阳经：人体手足少阳生理功能的发挥，必须有赖于相火的作用，故称"相火主之"。即手少阳三焦与足少阳胆都内含相火，三焦根系于命门，相火随三焦通达人体全身，致使三焦气化功能正常以实施全身水液的代谢，从而司决渎之职。另胆中相火以下降为顺，顺则胆气疏达，囊中精汁下降以助消化，且有利于胆腑行中正之权而主决断。由此可见，三焦与胆二者功能的正常发挥，与相火的直接作用分不开。由于少阳与厥阴经络络属而互为表里，功能息息相通，故称"少阳之上，火气治之，中见厥阴""少阳之上，相火主之"。

阳明经：手阳明大肠经与足阳明胃经，二腑以腐熟水谷和传送糟粕为主要功能。在正常情况下，"燥气"是手足阳明的生理主气，足阳明之所以善纳而消谷，与燥气（胃阳）的作用分不开，太阳之所以能把糟粕中的水分吸收并将糟粕成形而导于体外，也正是手阳明经燥气的作用。换言之，胃主"仓廪"与大肠主传导这一主要生理功能的完成，燥气起着主导作用。又因阳明与太阴的经脉彼此络属而互为表里，故称"阳明之上，燥气治之，中见太阴"，"阳明之上，燥气主之"。

太阳经：足太阳膀胱为寒水之腑。《素问·灵兰秘典论》言："膀胱者，州都之官，津液藏焉，气化则能出矣。"膀胱要能贮藏津液，排泄小便，必有赖于"气化"的正常，然气化作用的完成则需手太阳小肠经导心火下交于膀胱（肾阳的温煦蒸腾也很重要）。可以这样认为，手足太阳之贮藏津液、排泄小便、分清别浊的功能必须在太阳寒水之腑气化的基础之上，才能完成。换言之，寒水之腑的气化——"寒气"，是手足太阳完成其主要生理功能不可缺少的条件。又太阳与少阴的经脉彼此络属而互为表里，故称"太阳之上，寒气治之，中见少阴"，"太阳之上，寒气主之"。

厥阴经：足厥阴肝为风木之脏，温升条达是其生理特性，这样肝不郁遏而利于实施其主疏泄的功能，有如春暖风恬万物发陈之势，从而保障了藏魂，藏血及调节血量等功能的正常进行，手厥阴心包之火之所以保持下降不炎上，缘于厥阴肝木的温升。由于这种升降的协合，保证了心包发挥护卫心主的功能，从而体现了厥阴和风之气的正常功能。另外厥阴与少阳经络彼此络属而互为表里，故称"厥阴之上，风气治之，中见少阳"，"厥阴之上，风气主之"。

少阴经：手少阴心，足少阴肾，一主火，一主水。心肾相交，水火既济，则上清下温，心火不炎于上，肾水不寒于下，故心能藏神而主血脉，肾能藏精而主骨髓以保持生理常态。然而肾水之所以不下寒，正有赖心火下交以暖之，心火之所以不炎上，又须命门真火蒸水上济以凉之，因而，心肾相交，水火既济这一生理状态的保持，是与心（心火）肾（命门火）的阳热作用密切相关。另外少阴与太阳经脉络属互为表里，故称"少阴之上，热气治之，中见太阳"，"少阴之上，热气主之"。

太阴经：足太阴脾与足阳明胃同居中焦，为后天生化水谷之源泉。水谷精微的生化输布，全赖脾胃功能的有机协调。足太阴以湿为主气，足阳明以燥为主气，燥湿调济，阴阳互根，则胃降而复纳，脾升而健运，手太阴肺为五脏之华盖，为娇脏，肺属金而不上燥（金性本燥），正由于湿气的濡润，至使肺之津气充足而施肃降，通润水道，宣发以敷布五谷五味之功能，所以足太阴之湿，手太阴之润是二经生理功能正常进行之不可少的条件。另外太阴与阳明经脉络属互为表里，故称"太阴之上，湿气治之，中见阳明"，"太阴之上，湿气主之"。

六经主气在生理状态下，由于彼此的协调，共同完成人体复杂的功能活动，也可以说，人体脏腑（包括经络）的生理功能，可通过六经主气（风、寒、热（暑）、湿、燥、火）的功能活动和彼此的协调表现出来。因此，所谓六经主气，代表着人体脏腑（经络）的生理功能活动。

B.六经主气间的对立统一关系

太阳与少阴——寒热调济。表现为一种寒热互调，水火既济的动态平衡关系。

阳明与太阴——燥湿调济。表现为一种燥湿调济的动态平衡关系。

厥阴与少阳——升降调济。表现为一种升降调济的动态平衡关系。

主气表现为三种（寒热、燥湿、升降）相互协调的功能活动，用以维持机体的正常气化功能。然而由于人体内沟通脏腑内外的十二经脉彼此衔接，六经主气间这种功能又决不是截然分割孤立存在，而是息息相通的，这种六经主气的功能活动与彼此的协调关系，正体现了中医的整体观。

C.主气与伤寒的传变

在正常情况下，人体六经主气间的寒热、燥湿、升降的相互协调，反映了机体阴阳平衡的生理状态，若因某种致病因子的侵袭，影响并破坏了主气间的这种协调关系，产生太过或不及的反常现象，打破机体阴阳平衡状态，从而表现出各种病理变化和临床证候。

从发病学的观点看，《伤寒论》既认为人体外感疾病的产生与六淫外邪之侵袭密切相关，更重视人体脏腑经络、阴阳气血因之失去平衡对疾病的性质、病

势的进退等所起的重要影响。如当外邪侵袭体表而循经入里时，往往随患者体
内阴阳的偏胜而反应出不同的病理转归（病位或病性），表现有寒化、热化，从
虚、从实等不同证候，体内六经主气的特点和失调后的变异，显然应决定并影响
外感疾病和六经病证的性质。换言之，外邪侵入人体而致病，疾病的表里出入、
虚实所从及寒热性质等不同阶段的证候表现，必然与六经主气间的病理变化密切
相关。

太阳与少阴——寒热失调。

阳明与太阴——燥湿失调。

厥阴与少阳——升降失调。

外邪侵犯机体引起六经主气失调，因而临证中反映出各经不同的证候表现，
从而构成了《伤寒论》一书对外感病复杂证候变化的分类，并创立了六经辨证这
一学术思想，《伤寒论》所创立的各种治法与处方，如发汗解表法之麻、桂等方，
清热保津法之白虎、人参白虎等方；釜底抽薪、攻里通下法之三承气汤，和解表
里法之小柴胡汤，温中补虚法之理中汤，温里散寒法之四逆辈方以及寒热并投法
之乌梅丸方等，均在于使外邪所致的六经主气失调后的病理状态调整恢复到彼此
调和平衡的生理常态，以达除病复康的目的。这正是《伤寒论》六经辨证的立论
精神。

D.外感疾病演变过程中的多变性和复杂性

由于人体是一个不可分割的整体，其脏腑经络在生理功能上彼此协调，在病
理上相互影响，再由于人体体质的差异（阴阳气血的盛衰不同），感邪轻重有别
以及存在失治、误治而造成损阴耗阳等情况，因而在同一病理过程中及证候反应
上不可能是单一的和完全相同的，以致出现外感疾病演变过程中的多变性和复杂
性。为此，仲景又论及了这类错综复杂情况下的辨证论治以适应临证需要。

邪犯太阳，因失治、误治而致各种变证：如汗下不当所致的邪热壅肺证（麻
杏石甘汤证），误下所致之邪热下利证（葛根芩连汤证），过汗所致之心阳虚证
（桂枝甘草汤证、桂枝甘草龙牡汤证、桂枝去芍药加蜀漆牡蛎龙骨救逆汤证、茯
苓桂枝甘草大枣汤证以及桂枝加桂汤证等），误施吐下之中虚水停证（苓桂术甘
汤证、茯苓甘草汤证）；误以复汗或下所致之阳虚烦躁证（干姜附子汤证）和阴
阳两损所致之厥逆烦躁证（茯苓四逆汤证）；或经反复汗下致表邪内陷与有形之

邪相结之大小结胸证、与无形之气相结之痞证（五泻心汤证）等。

因经络之相贯而同时反映几经病证：如太阳阳明合病之葛根汤证，太阳少阳合病之黄芩汤证；三阳合病以阳明为主之白虎汤证，阳明少阳合病之承气汤证；少阳太阳同病而以少阳为主之柴胡桂枝汤证，少阳阳明同病而以少阳为主之大柴胡汤证和柴胡加芒硝汤证，以及太阴太阳同病而以太阴为主的桂枝人参汤证等。

以一经之病为主而兼有他证：如太阳表寒而兼有心下停饮之小青龙汤证，太阳表寒而兼里有郁热之大青龙汤证；太阳中风而兼内有微热之桂枝二越婢一汤证，太阳中风而宿有喘疾之桂枝加厚朴杏子汤证以及阳明病兼里湿郁遏之发黄证等。

各经之禁忌证：如太阳病禁汗禁下证，阳明病禁下证，少阳少阴治禁证等。另如内有瘀血，太阳或阳明经热入里与瘀血搏结之蓄血证以及邪界厥阴，随体质的强弱，阴阳的盛衰，产生此消彼长、彼消此长之寒厥热厥、厥热胜复证等。然而应该看到，虽然外感病在人体六经传变过程中见证繁多，但六经主证应为最本质、最主流的证候，而其他各种传变过程中的不同见证都是在这一基础上演变出来的，后世医家将六经主证命之为六经提纲以指导对外感病的防治，不难悟出其重要含义。

吴荣祖教授以《内经》医学理论为指导，以"天人相应"的类比观为方法，应用六经气化的生理特点和病理变化，侧重《伤寒论》的六经主证以探讨伤寒的传变与六经主气的内在联系，进一步阐释六经传变的内在基础与规律，以加深对《伤寒论》的理解。

③伤寒汗法与温病汗法的区别

吴荣祖教授指出，温门之汗，显非《伤寒》之汗。伤寒之汗，在开腠理，祛寒邪，必以见汗为度，邪去正始安；温病之汗，于开玄府，畅三焦，透邪于卫表，邪去正乃安。细悟之，此"汗"实指宣肺卫而透邪，非言汗之实体。因此，伤寒辛温以发汗，温病辛凉以透邪；伤寒汗出而热退，温病热退而汗止。

治温法门，重在保阴、津、精、血，缘由温邪耗夺之故。治温在卫分者，不可不汗，亦不可汗，透邪达表之汗可，催夺汗源之汗，绝不可孟浪，缘非其治矣。

至于温病之"战汗"，非邪犯肺卫之初也。缘因失治或误治，致温邪表里相传，壮火食气，耗伐真阴，旁及多脏，邪伏募原，此刻，人积一身之正气，欲背水一战。若伤寒邪陷厥阴，厥热胜复之势，若正能胜邪，则战栗而汗，汗后而热退身凉，六脉渐缓，生机现矣。若正不胜邪，汗出而阴绝，孤阳浮越，转瞬而逝，绝汗而危亡矣。所以这些汗出与初期肺卫之汗是不能相提而并论的。

（4）阳主阴从，阳密乃固

吴荣祖教授学术思想完全继承吴佩衡先生的钦安吴氏火神派学术特点，极为重视阳气。

①阳主阴从，扶阳抑阴

吴荣祖教授推崇火神派创始人、著名伤寒学家郑钦安的学术思想。认为心肾为人身立命之本，是人身赖以生存的元阴元阳，彼此互为其根，相互依存转化，体现出分之则二，合之则一的对立统一观点。在阴阳对立统一的基础上，吴荣祖教授认同郑钦安"阳统乎阴，阳者，阴之主也，阳气流通，阴气无滞"的阳主阴从的学术观点。

重视天人相应，认为这是人与自然相结合的高等医学模式，亦是中医学区别并较现代医学更具优势的核心方面。吴荣祖教授认为：纵观整个地球生态系统，越靠近赤道附近，由于阳光充沛，日照时间长，气温较高，故雨量丰沛，物种繁多，生机益然；而在越靠近地球两极的地方，由于纬度高，日照短，气温低，故物种单一，甚至寸草不生，一片死寂沉沉之象。这正是中医所说的阳生阴长，阳杀阴藏的体现。而昼夜变化以及四季更替亦是由于地球自转及地球围绕太阳公转的天体运动规律所决定的。归根结底还是日照与阳气起着决定性作用。正所谓"阳气者，若天与日，失其所，则折寿而不彰，故天运当以日光明"。因此，人体为一阴阳对立统一的整体，阴阳对立统一的根本在于元阴元阳的对立统一，即坎离的对立统一。坎离对立统一则心肾相交，水火既济，上清下温，阴平阳秘，康寿并齐。而在元阴元阳对立统一的过程中，又是以阳为主导，阴为顺从的关系维系运行的，正所谓阳主则寿，阴旺则夭。

吴荣祖教授认为疾病的产生不外乎阴阳平衡的格局被打破，阳主阴从的关系被打破所致。此时，阳反为阴所主，故在疾病状态时，如清代著名医家黄元御所述："阳虚阴盛者十之八九，阴虚阳亢者百不二三。"而在治疗疾病过程中，八法中的温法就显得尤为重要。扶阳抑阴在吴荣祖教授的治法中居于不可替代的重要位置。

吴佩衡先生在其论著《医药简述》中云："先天心肾，是人身中最宝贵之主要生命线，而后天脾胃，也是人身中最宝贵之次要生命线。"故在扶阳抑阴的过程中，吴荣祖教授尤其重视固护先天少阴心肾之阳气，力补坎中命门真火，补火以生土，脾阳健旺，至此后天阳气复健，四合阴霾自能四散而消矣。

在扶阳抑阴，补火生土的学术思想指导下，吴荣祖教授继承了郑钦安、吴佩衡二位前贤用药准则。临证治疗阳虚证，扶阳抑阴首选四逆辈诸方。

②阴阳之要，阳密乃固

在吴荣祖教授的学术思想体系中，除更好地传承了火神派吴氏医学温阳扶正的学术特点外，还具有一个鲜明的思维特色，即在温阳扶正过程中，最为重视真阳的密藏状态。认为只有命门火密藏于肾水之中，才能达到真正意义上的温阳扶正效果。《素问·生气通天论》云："凡阴阳之要，阳秘乃固，二者不和，若春无秋，若冬无夏，因而和之，是谓圣度。故阳强不能密，阴气乃绝，阴平阳秘，精神乃治，阴阳离绝，精气乃绝。"所谓"圣度"，吴荣祖教授认为应指人们养生长寿，治疗康复，防病健身的最高境界，也是人体阴阳动态平衡的最佳状态（值）。这种阴平阳秘的圣度状态应为我们医者所追求的终极目标，而要达到这种圣度状态，"阳密乃固"实为最关键的必要条件。

对于"阳密"的理解，吴荣祖教授强调：密者，秘而不宣也，潜而不张也。《素问·六微旨大论》云："善言天者，必应于人；善言古者，必验于今；善言气者，必彰于物；善言应者，同天地之化；善言化言变者，通神明之理。"故在理解"阳密"的时候，必须运用天人相应的思维模式才能把其中的真谛彻底悟透。

③引火归原，潜阳封髓

吴荣祖教授在临证治疗阳虚阴盛证时，极为重视因肾水过寒而至真阳上浮格局的出现。对阳虚火浮之象的观察十分细心，并用于指导辨证论治，疗效显著。将阳虚火浮的临床症象归纳总结为：上热症、下寒症、舌脉之象三个方面。其中上热症以虚火扰窍为主要表现，虚火扰在上之窍多为五官清窍，具体表现为：目赤耳鸣、头痛眼胀、头晕失眠、口舌溃疡、烘热面赤、面红如妆、血压波动、咽干口燥、饮水不多、或思热饮、或饮而溲多等。虚火扰在下之窍多为前后阴窍，具体表现为：小便频急、尿道不适、灼热坠痛、肛门坠胀等。所列上热之症均为标象，故临证必须深入探求下寒之实据。吴荣祖教授将临证下寒之象归纳总结为：腰酸腿软、四肢清冷或厥逆、胃脘冷痛、关节酸楚、便溏或秘、痛经、经水色暗、小腹冷痛、喜温喜按、夜尿频频或溲溺不畅等。再结合舌脉之象，其中舌质多为：嫩、淡、红（尖红）；暗、青夹瘀；舌体胖大，齿印多津或少津。舌苔多为：薄白或腻、或淡黄、苔质嫩而多津或滑或苍。脉象多见：尺脉不足、寸脉有余，或关脉兼弦；或轻取应指，重按乏力。如此就可将阳虚阴盛，真阳上浮之底蕴搜出。依此病机，确立治法。

吴荣祖教授于临证中运用温水潜阳、引火归原法，首选潜阳封髓汤。其组成为：附子、炙龟板、砂仁、肉桂、细辛、炒黄柏、炙甘草。其中附子辛温性热直补坎中一阳，真阳为阳根，火种，补真火即是壮君火也。肉桂色赤入心，性热而助血中温气，强心温肾暖肝、引火归原。桂附二药相须为用，正如《医贯》中云："惟八味桂附与相火同气，直入肾中，据其虚宅而招之，同气相求，相火安得不引火归原。"再佐砂仁纳气归肾，宣中宫一切阴邪。细辛散寒以扫清道路。龟板其质坚硬，得水之精气而生，有通阴助阳之功；黄柏味苦入心，禀天冬寒水之气而入肾，苦能降亦能坚，色黄如脾，脾也者，调和水火之枢机也，独此一味，三才之意俱矣；炙甘草调和上下而伏火，真火伏藏，则人生之根蒂永固。

集温水潜阳、引火归原功效于一体的潜阳封髓汤成为治疗众多疑难杂症的突破口，其运用范围广，覆盖病种多。吴荣祖教授在临证中运用潜阳封髓汤治疗的病种，经初步统计主要有：血管神经性头痛、发热、汗症、失眠、慢性咽炎、喉炎、口腔溃疡、复发性口疮、系统性红斑狼疮、硬皮病、银屑病、干燥综合征、糖尿病、高血压、肾病综合征、糖尿病酮症酸中毒、甲亢、便秘、前列腺增生症、尿路感染、神经性耳鸣、痤疮、荨麻疹、末梢神经炎、三叉神经痛、面神经炎、偏头痛、脑萎缩、老年性痴呆、帕金森氏病、美尼尔氏综合征、抑郁症、心脏神经官能症、结核病、心律失常等约 40 余种疾病。

因此"圣度"是中医追求健康的终极目标，秘阳是为达到终极目标而设立的治疗手段；引火归原，潜阳封髓为具体的治疗方法；阴平阳秘，精神乃治则是健康终极目标的具体体现。

（5）扶阳固本，擅用附子

①附子应用指征

吴荣祖教授强调："人活一口气"，此气即阳气。认为机体的防御功能与肾有密切的关系，"卫出下焦"，卫气的发生依赖命门真火化生，命门火盛，卫气充沛，则分肉解利，皮肤调荣，腠理致密，确保了皮肤、黏膜的屏障作用。同时，命门火盛，阳气充沛，则脏腑功能健全，即"正气存内，邪不可干。"吴荣祖教授重视阳气的生理功能及易损性，以"扶阳固本大法"为指导，对慢支炎、肺气肿、哮喘、反复感冒、慢性鼻炎等慢性病，呈现阳虚表现者，使用"附子"为主，辨证施治后，患者体质、生存能力、免疫能力均明显提升。

附子应用指征：平素怕冷（与同龄人相比），手足冰凉，易感冒，面色苍白或青，不思饮或喜热饮，口干、饮水不多，饮水后胃脘饱闷或饮水后小便多，甚则夜尿，口淡无味，口吐清水，大便溏或初硬后溏。阴寒凝结时，也会出现大便干燥，如羊粪状。疲乏无力，食冷食物、饮凉茶即胃不适。舌淡嫩，或青，苔白腻或嫩黄，脉沉细无力或浮空。对于阳虚阴火引起的口干、咽干、口苦、咽痛，吴荣祖教授临床辨证抓三个要点：夜间明显；不思饮或饮水后胃中饱闷、恶心；舌质嫩。

②重视肝之温升调达

前人论肝，多从肝主疏泄气机，以气为用，性善条达，而忽略了肝阳的生理机能。吴荣祖教授强调"肝主春，宜温升，肝温血暖，气机温升调达。肝阳有赖于肾阳熏蒸。""肾中真阳如釜底之薪，命门火温煦，脾阳方能健运，脾肾阳和则肝暖而疏达。"临床常用"吴萸四逆汤"治疗水寒，土湿，木郁引起的黄褐斑、月经不调、慢性胃炎、胃溃疡、胆囊炎、胆石症、抑郁症、血管神经性头痛、冻疮等。

吴萸四逆汤组成：川附子 60~100g（开水先煎沸 6~8 小时，口尝不麻为度），干姜 20g，炙甘草 10g，吴萸 6~10g，炒花椒 6~9g，炒小茴 10g，佛手 15g，川芎 10g，苔白厚腻加法夏 15g，茯苓 20g，腰膝酸软无力加杜仲 20g，炒续断 30g，炙麻根 15g，呃逆、反酸、胃中灼热加公丁 10g，桂子 10g，砂仁 10g，台乌 10g，海螵蛸 15g，口干、口苦加生鸡内金 15g，茵陈 15~20g，头痛加细辛 6~10g，月经色黑有血块加炒艾叶 10g。

应用指征：面晦夹青，胸闷，太息，情绪低落，口干、口苦、头昏、头顶重压感、烦躁、失眠、手足胀麻、胸肋胀痛，月经色黑，有血块伴下腹疼痛，手足厥冷，口干、不思饮或喜热饮等阳虚症状，舌质淡夹青或瘀斑，苔白腻，脉沉弦，沉紧等。

方义分析：方取《伤寒论》四逆汤为主，附子补肾中真火以温水除寒，干姜、炙甘草辛甘化阳以暖脾、燥土，细辛辛温散少阴里寒，吴萸、炒花椒、炒小茴、佛手、川芎暖肝达木。

③心肾是人体生命轴，轴心在心阳和肾阳

《医药简述》："少阴君火（心阳）位居于上，而源于坎中之阳（肾阳）""命门真火乃生命之根，君火煊耀，相火听令于君火，而潜伏于肾水之中，使肾水暖，并蒸水化气，上济于心，使心脏凉。心肾相交，水火既济是人体最宝贵之生命线，是生命活动的原动力。"说明了心肾阳气健旺，各脏腑功能就正常，人体的气血运行，水液循环，津液输布等诸多生理活动就协调统一。若心肾阳虚，脏腑功能失调，即可出现气滞血瘀，湿痰阻滞，寒水泛溢，水气凌心等病理状态。吴荣祖教授常用大回阳饮加桂枝、薤白、丹参。治疗心肾阳虚引起心功能不全、肾病综合征，疗效卓越。

组方：川附子100～200g（开水先煮6～8小时，口尝不麻为度），干姜20～30g，炙甘草10g，上肉桂15g，桂枝20g，薤白15g，丹参15g，人参10g。全身浮肿，小便不利者合五苓散温阳化气行水，加桔梗15g，提壶揭盖，治水必导高源。对肾病综合征，血中肌酐、尿素氮高，口中浊气，小便泡沫多，大便秘结者，常加生大黄15g，降浊气、升脾气。蛋白尿加白茅根30g，仙鹤草30g，益母草20g，收敛固涩，腰痛者加杜仲20g，炒续断30g，炙麻根15g，温肾壮腰。心悸、胸闷者加淫羊藿20g，温通心肾、改善心肌供血。

应用指征：胸闷、心悸、心前区闷痛、背部冷感，全身浮肿或双下肢浮肿，小便不利，夜尿多，伴形寒肢冷，唇绀，舌质青，舌下静脉增粗，扭曲。舌质淡嫩，苔薄白，脉沉细或结代。

方义分析："附子强心而暖肾，回阳生津而固肾气。"干姜、炙甘草辛甘化阳、通心阳，"肉桂味甘辛，气香，性温，入足厥阴肝经，温肝暖血，破瘀消癥瘕，逐腰腿湿寒，驱腹胁疼痛，强心脏，温暖血分之寒湿，凡虚火上浮，有引火归原之效。"桂枝、薤白温通心肾，丹参活血化瘀，一味丹参，功同四物。

④阴平阳秘，上清下温

阴平阳秘是人体最佳状态，对肾阳虚，相火不藏者，温水潜阳，导龙归海，阴平阳秘，精神乃治。

《医药简述》"相火必须听令于君火，君火煊耀，则相火潜伏而肾脏温，坎水上升而心脏凉……水底寒，则龙雷升，阴霾弥漫；水底温，则龙雷潜，天朗气清……天地交泰，坎离相交，水火既济，万物皆春矣。"吴荣祖教授常用潜阳封髓丹治疗一切命门火衰，相火不藏引起的复发性口腔溃疡、白塞综合征、牙龈炎、牙龈溃烂、顽固性失眠、过敏性紫癜、荨麻疹、反复尿路感染、顽固性痤疮等40余种西医疾病，疗效显著。

组方：川附子100～150g（开水先煎沸6～8小时，口尝不麻为度），炙龟板15g，上肉桂15g，细辛6g，焦柏4～10g，砂仁10g，骨碎补15g，炒白术15g，甘草6g，生龙牡各20g。

方义分析：方中附子用量100g以上，突出了温肾补命门火之力；炙龟板潜阳入阴，镇摄虚阳；上肉桂引火归原；骨碎补，如《本草求真》所载"味苦而温，功专入肾，补骨且能入心破血"；炙甘草、炒白术健脾除湿，补土伏火；生龙牡能引上逆之火，泛滥之水而归其宅；焦柏如郑钦安所说"夫黄柏味苦入心，禀天冬寒水之气而入肾，色黄而入脾……独此一味，三才之义已具"；砂仁如郑钦安所述"夫西砂辛温，能宣中宫一切阴邪，又能纳气归肾"；细辛如《本草备要》云"细辛之辛能行水气以润之"，《内经》"肾苦燥，急食辛以润之"。

吴荣祖教授认为：春夏养阳、秋冬养阴，凡阳虚相火不敛之人，秋冬季节应用"潜阳法"治疗是最佳时机。

（6）四季扶阳护阳治疗特点

①春季，温肝达木

春季肝木主令，以疏达为用。对于体质虚寒的患者，由于阳虚不足以鼓动肝之用阳，升发不足则肝郁。这一时期吴荣祖教授注重温肝以应季节，使患者阳气充盈而肝主疏泄的功能得以发挥，常以吴萸当归四逆汤为主，随证加减治疗。

②夏季，补火生土

夏季火、湿主令，人们为消解暑热，摄入大量生冷水果、消暑食品，体内阳气消耗过度，导致人体内寒的状况。由于火不生土，湿邪阻滞而出现诸多消化系统症状。此时，吴荣祖教授重温阳以补少火，少火旺而脾土燥，则中州健运，湿邪得去，运化之职恢复。临床喜用四逆汤加味，温阳补火生土。

③秋季，温肺肃降

吴荣祖教授认为，阳虚患者或因脾阳不足，脾不散精归肺，致肺金失养；或因脾湿不化则变生痰饮，痰饮不消则中焦受阻而致肺失肃降。因此，入秋气温渐凉，最易患呼吸系统、心血管系统疾病。对这类疾病，吴荣祖教授主张在夏季时就树立冬病夏治的治未病思想，以四逆汤加味除中焦之湿，杜绝生痰之源；到秋季，则以麻辛附子汤加味以温肺化痰，宣肺降气。

④冬季，潜阳封髓

吴荣祖教授认为，四季的轮回在冬季告一段落，生命的阳气也应在此时进入了闭藏和休养的时期，为来年的生长蓄积能量。善用独创的潜阳封髓丹扶阳秘阳，以固生之本。

对于虚火的认识，一般多遵从阴虚阳亢、水不济火等观点。吴荣祖教授通过多年临床观察发现，许多患者为"上热下寒"病。归究病因，即是阳虚，肾水不温，虚阳（火）不潜。人体要"下温上清"——命门火秘藏于下，蒸水化气，肾水上济心火，水火既济，火不炎于上，水不寒于下，君火以明，相火以位，这才为人体健康稳定的内环境。

2．临证经验

（1）中医临证思维方法的运用

吴荣祖教授在多年的临床带教工作中，感到学生（中医学院本、专科专业实习同学）初进入临床一线，面对多变复杂的临床疾病，常不知所措，如何引导学生把课堂所学到的中医理、法、方、药准确应用到每个具体的临床病例中，吴荣祖教授就自身对中医病因、诊断、治疗等方面的实践体会，作了中医临证思维方法的指导。

①中医病因学的特色——反馈性

由于中医在诊治疾病的全过程中，十分重视患病个体的反应，并把患病个体的反应与自然界四时变化有机地联系起来进行分析研究，其有别于西医侧重于患病群体的病灶、病因的分析研究。基于此，在中医病因的分析观察及研究上，确具有自身的特色。其中，反馈性思维就是其一。

中医病因学之认识途径，并非依据实验分析和微观手段，对病因形态结构进行具体的了解，然后找出病因，再采取相应之治疗措施。鉴于历史条件之局限，中医更重视人体患病后直观可寻的客观反应——病症（象）之研究，并应用类比之方法以探求病因。例如，当寒流降温导致部分人群感冒，中医决不会因降温这一物理因素而将病因推究于"寒邪"，而是依据具体的患病个体所表现之临床症状进行分析研究。若患者出现恶寒身痛，咳逆无汗，鼻塞涕清，舌正苔薄而脉浮紧等，则谓之曰"风寒"所伤。反之，发热微恶风寒，咽痛口干，鼻塞涕黄，咳咯黄痰，舌尖边红苔薄白，脉浮数等，则又谓之曰"风热"所伤。不难看出，中医是从已病后的个体出现的直观症状（表象）进行综合分析与类比，再推演出病因之性质类别。也可以这样认为，中医病因学之思维方法是从症状到病因的逆线方式。或者说，是从结果（已病后之症症）中推求原因（致病因素），即一种因果逆推的思维方式。用信息论的观点看，这是从反馈信息中推导输入信息。我们可以把病原（物理性、化学性、生物性等）作用（输入）于个体，破坏人体生理平衡而出现病理变化，反映出临床症状（反馈），中医及时捕获这些反馈信息进行分析研究，最后判断出该个体致病因素的性质及类别，从而采取相应的治疗措施。古代医学括之曰："因发而知所受"正是这个道理。日本汉医学家大冢敬节曾深有体会地指出："东洋医学是个体医学，西洋医学是群体医学。"

鉴于中医病因学这一反馈性特点，故前人十分重视"审证求因"的原则。所谓审证求因，即应用"四诊"为手段，收集患者临床所表现的各种症候（反馈信息），并对其进行系统的综合分析，再做出判断以推演病因，为进一步修正治疗提供依据。

②诊断依据的宏观多元性

判断之正确与否，取决于判断是否合乎事物之客观规律，要做到这点，离不开充分的调查研究，换言之，必须充分地占有素材，故在某种意义上说，素材占有率之多寡，是判断是否正确的重要依据。

由于中医之"天人相应观""整体恒动观"等固有特点，要求中医临床工作者不仅仅用四诊客观收集临床病症，常常还要结合患者禀赋、体质、时令节气、地域、嗜好以及心理变化等多种因素进行综合分析研究，古今之医疗实践证明，只有充分利用这种宏观多元性的思维方法，才能较为客观地反映疾病的本质，做出最佳判断，找出病因，制定正确的治疗措施。

③诊治过程中的"舍""从"性

在临床中，一些复杂而危重之疾病，又常出现一些与疾病本质相反的症状表现，即所谓现象与本质的矛盾。如果在审证时把这类症状误认为是疾病本质的反映而贸然求因，每每得出错误的判断，导致审因论治之失误，犯虚虚实实之诫。这种在疾病特殊演化过程中的现象与本质相矛盾的时候，要求临床医生要善于去伪存真才能把握病因，正确立法施治。那么怎样才能排伪存真呢？这里就提出了"舍"与"从"之问题，即舍去与疾病本质相矛盾之假象（症状），追从反映疾病本质之真象（症状），前人括之曰："舍脉从证""舍证从脉"。只有具备了"舍""从"之正确观念，才能保证辨证求因与审因论治之客观化。

④临证疾病的可变性、动态性

临床中，常可能遇到这种情况，一个感冒患者，首先以风寒病因而出现一系列表寒征，然而数日之后，疾病却转化成风热征，有时又出现相反之转化。中医传统把这类病因性质的改变称之为"寒化热"或"热化寒"。当然，这种"化"是有一定之内外条件的，体现了中医重视疾病的可变性，而不是将其看成一成不变，这种病因的可变性显然符合唯物的观点，是一种科学的观点。正因为如此，它给"审证求因"带来了生命力——符合客观疾病变化着的过程，也保证了随之而来的"审因论治"之有效性。"观其脉证，知犯何逆，随证治之"，一个"观"字，一个"随"字本身就强调了动态与可变。试想，以僵硬不变的思维去顺应不断变化的病理过程，刻舟求剑，必然不能正确反映中医学之病因观，造成治疗上之失误，故吴荣祖教授认为，动态观亦不失为中医临证思维特点。

⑤审因论治

有效之治疗来源于正确之判断，正确之判断取决于客观多元之临床症状占有率，再经中医理论指导下之综合分析，从中推求病因病机以确定疾病之证类，从而采取相应之治疗措施，这正是中医认识和处理疾病的完整思维方式。中医把其谓之"审证求因""审因论治"，是中医区别于西医的自身特点，亦是中医学之特色所在。吴荣祖教授将其特点归简为4个方面，一曰反馈性；二曰宏观多元性；三曰舍从性；四曰动态性。故中医临证中，仅以发热，白细胞升高，或咽部充血，扁桃体肿大就归之于"热"而率以清热解毒；冠心病仅目之于"瘀"，一味活血化瘀；高血压病统之于"肝阳""肝风"，平之镇之；一曰咳喘痰热壅肺，清肺化痰于始终而不视邪之进退等，这类脱离中医思维特色指导之治疗，实践证明，远非理想之治疗。这里不妨看一看前人之见，对认识中医特色颇有裨益。

吴荣祖教授依据前人"审证求因"与"审因论治"之观点，探讨中医临证诊治的特色，以其反馈性、宏观多元性、舍从性及动态性为特征进行论述，力求反映古代中医的临证思维方法特点。当然前人产生这样的思维方法是有特定之历史条件的，但症状本身就是疾病客观之外在表现，并非人为之主观臆造，故其思维方式是唯物的，也正是这种思维观至今有效地指导中医临床治疗之原因所在。显然这种思维方式是迥异于西医的临床思维方式，属中医固有的特色。无数临床实践说明，放弃几千年行之有效的这一思维方法，单纯从微观的病原、病灶着眼施治，而抛弃中医重视研究患者在宏观条件下的个体反映，是难以提高中药之临床疗效的。

随着微观研究之深入，由细胞到亚细胞，由分子到离子，人们发现不少科学难点难以逾越，而从单纯微观研究转变为微观与宏观相结合的研究则往往更能触及问题之实质而获得突破性成果。于是系统论一类新兴边缘学科相继诞生，把科研推向新的高峰。然而，中医学中的很多思维方法却带有现代系统论之色彩，这也许正是古代中医生命力经久而不衰的重要原因之一。

（2）随证治之辨治咳

《伤寒论》"观其脉证，知犯何逆，随证治之"，这实质是反映了中医治疗疾病的特色，即必须重视研究患者具体临床疾病症状的变化，证候的演变，并以此为主线去动态观察，分析把握病机，厘定治法，遣方用药。

吴荣祖教授在临床应诊过程中，对咳嗽这一多发常见病的治疗，重视"随证治之"的思维方法。

①初咳不宜止

鉴于咳嗽一病多因外邪侵袭肺部所致，其初期应辨其表邪之属性，治法因势利导，逐邪于肌腠则肺气宣达咳嗽可愈。遗憾的是，临床中常遇一些初咳的患者，由于求效心切，一味寻止咳类药物吞服，或因医者求其速效，大凡止咳之品，信手委笔，配搭组方，药如五味子、马兜铃、罂粟壳、白前、百部……之类，却越止越咳，咳声不扬，胸膈闷痛，声哑痰滞，染至邪敛肺金，痰滞胸膈，闭门留寇之患。

②久咳无妄补

久咳不愈，损津耗气，易至脾肺两虚，常法多以健脾益肺，降气止咳为主。临床以扶正培补药物治之，亦有膳食调养，每能收效。然而临床中，常见因邪伏痰凝而久咳不愈者，误取上法易致滞痰敛邪，症见咳嗽憋气，胸胁引痛，喉间痰鸣，夜难平卧，喘逆气促。故对久咳患者，应四诊合参，研索析证，若咳声重浊，胸闷气逆，舌苔腻、滑，脉弦应指有力，系痰浊内伏，肺气不宣，又当宣肺逐痰，不可妄补敛邪，变生他疾。

③干咳不尽燥

干咳无痰或少痰，痰质黏稠难咯，有属燥邪伤肺，或肺金燥化者；亦有表邪夹痰涎闭阻于肺，胶结固着者。前者二冬、沙参、杏仁、杷叶、百部、玉竹实为合拍，然后者若仅以干咳一症定论为燥，孟浪取润燥阴柔之品达燥者濡之的目的，必滞邪于胸肺。

④痰黄非尽热

咳嗽咯黄痰，世多责其肺热，即肺热炼津所为。吴荣祖教授认为并非如此，热固能灼津而痰稠色黄，寒亦能收引凝津而痰稠色黄，古人喻之"水之为冰，寒故也。"痰黄属热者，色黄而苍，质粗而老；痰黄属寒者，色黄而嫩，质细而柔。再参以脉症，不难辨识。

"见咳止咳""久咳肺虚""干咳肺燥""痰黄肺热"已在临床广为采用。吴荣祖教授于临床发现，由于缺乏对咳嗽这一多发常见病的临床表现全面细致的分析研究，缺乏四诊合参，审证求因，乃致延误病程的现象累有发生。因此，提出"初咳不宜止""久咳无妄补""干咳不尽燥""痰黄非尽热"的观点，意欲补其所漏。其实临证只要细心审视，辨其标本，知常达变，完全可以随证治之而获效。

（3）运用温水燥土达木法治疗胃食管反流病

总结2008～2010年吴荣祖教授临证中以胃食管反流病为第一诊断就诊的患者共计118例，其中水寒土湿木郁证型占全部病例数的81.2%，结合标本中气理论探讨，可知水寒土湿木郁为该病的主要病机。

①阳明不从标本而从乎中见

胃食管反流病的病位在胃及食管，为伤寒六经阳明所属。《素问·至真要大论》："阳明厥阴，不从标本从乎中也……"故按照标本中气理论探寻阳明经疾病的一般病机变化规律为从阳明之中见化，即从太阴见化。据此，吴荣祖教授认为，阳明胃家之病，虽有从标本转化的白虎经证、三承气汤腑证及五加减承气汤证等急性热病的症见，但从中见太阴见化为常化，从标本化为变化，所谓燥不敌湿者常也。故《伤寒论》243 条："食谷欲呕，属阳明也，吴茱萸汤主之……"即为伤寒阳明从中见化，阳明胃寒证之明证。

结合现阶段人类疾病谱及生活习惯对该病进行分析，也存在阳明从中见化的多元因素。如：随着抗生素的临床运用，人类急性热性传染病明显减少，取而代之的是慢性病、非传染性疾病及老年病的比率明显上升；抗生素的滥用；养生治病对中医"热证"过分认识的误区；中药清热解毒、清热排毒药物的过度运用，以及"损阳取乐"的生活方式明显增多等因素的相继出现，结合《伤寒论》中"阳明居中，主土也，万物所归，无所复传"的认识，使得阳明胃家之阳气耗损逐渐增多，其病从太阴中见转化的规律亦更加明显。

而胃食管反流病亦为阳明胃家之病，其病机演变亦符合从中见太阴见化为常化的一般变化规律。明知此理，就不难理解为什么吴荣祖教授于 2008 年至 2010年三年时间，临证以胃食管反流病为第一诊断就诊的患者中，水寒土湿木郁证型占全部病例数的比率可高达 81.2% 的原因。

②必伏其所主，而先其所因

既然水寒土湿木郁为胃食管反流病的主要病机演化规律，那么温水燥土达木的治疗方法即为胃食管反流病之阳明胃家从中见化证型治疗的不二法门。吴荣祖教授认为，人体是一个统一的整体，就肝、胃、脾、肾四脏腑而言，其生理功能上的相互联系十分紧密，其中尤以肝、脾、肾三阴脏的关系最为密切。所以，在治疗胃食管反流病之阳明胃家从其太阴中见转化的过程中，不能仅仅着眼于阳明胃，而应该与足太阴脾、足厥阴肝及足少阴肾三脏并重，方能收获全功。

三阴之脏，得阳为贵，阴得阳助，生化不息。肾为水脏，真阳密于其中，则水不下寒，气化上腾，坎离交媾，下温上清。火能生土，命门火密而温煦则脾阳健旺。从五行生态来看，木生于水而长于土；从人体三阴脏的生理特点来说，由于肾中真阳为釜底之薪，命门火温煦，则脾肾阳和，肝暖而疏达，木气温和，调达舒畅，水温土暖，太阴合德，阳明胃家自能腐熟水谷，传导化物。

基于此，吴荣祖教授在临证中总结出：水寒、土湿、木郁为胃食管反流病三阴脏寒的总纲。其中，水寒为阳虚阴盛之本源，土湿为气机升降之阻困，木郁为气血条达之障碍。要打破水寒土湿木郁之阳虚阴盛格局，就必须相应的给予温水、燥土、达木的治疗方法。温水即力补命门真火，以温固阳虚之本源；燥土乃恢复中焦气机升降之枢轴运转；如此就能补火以生土，水温而土燥，从而肝木发荣之生理环境就已具备了。这时运用温肝达木之法使肝温血暖，则阳明胃家之诸症随之迎刃而解。

③吴萸四逆汤临证运用

既然温水燥土达木为治疗胃食管反流病之阳明胃家从中见化证型的不二法门，那么吴萸四逆汤即为首选治疗用方。全方由：附子、干姜、吴萸、炙甘草4味药物组成。其中，附子大辛大热，走而不守，通行十二经，力补坎中一点真阳以为君；干姜辛散，荡涤中焦之群阴，以通上下；吴萸辛温苦燥，入足厥阴肝经，为温肝顺气之第一要药；二者为臣，助附子温肾水之寒，启坎中之阳，温肝暖血，交通上下，迎阳归舍；复以甘草之甘补土和中，使得火土相生，伏火获根，则火种不熄，以凑全功。如此，即可使水寒得散，土湿获调，木郁能达，阳明胃家可安矣。

吴荣祖教授在吴萸四逆汤基础上，临证中如遇湿重苔腻，加桂枝、炒白术、茯苓；呕逆泛酸（烧心）明显加法夏、公丁香、生姜、鸡金、海螵蛸；腹胀疼痛加炒花椒、台乌、广香、川芎、佛手；便秘不爽加杏仁、生大黄、厚朴；久泻不愈加赤石脂、粳米；腹痛下利加苡仁、败酱草；下寒上热加焦柏、砂仁、骨碎补；失眠多汗加生龙骨、生牡蛎、益智仁，如此加减化裁获得了满意的临床疗效。

（4）运用温阳法治疗肾病综合征的经验

吴荣祖教授注重"祛邪兼护阳扶阳，善后重固阳秘阳"的学术思想，擅长用温阳法治疗肾病综合征。

①阳气为本，少火生气

吴荣祖教授在肾病综合征的治疗过程中，始终重视固护阳气。认为阳气的来源，本于先天心肾之少火，少火乃少阴心之君火、肾之命门火。《内经》言"少火生气"，"生气"之"少火"旺，方能达到"君火以明，相火以位"的正常生理状态，才能使心藏神而主血脉，肾司藏精而主水，手少阳三焦与足少阳胆之相火方能恪守其位发挥功能。而三焦根系于命门，相火随三焦通达人体全身，使三焦气化功能正常以保证全身水液代谢，从而司决渎之职。因而阳气是保证津液输布、水液代谢，促进肾病综合征患者水肿消退，精微物质吸收的重要基础。

②治病求本，首重命门

吴荣祖教授认为，人体之"气"源于"阳"，阳不足，则无以化气，气失升降，导致人体血脉流通失畅；阳虚，致脏腑功能活动迟缓；此两者终致机体代谢产物蓄积停滞，表现为脏腑、经脉为湿、水、痰、饮、食、瘀等病邪阻滞。人体之"阳"又源于命门火，"火"衰则肾气（阳）不足，肾主水的生理功能失司，水湿代谢失常而出现水肿；同时，肾之封藏失司，精微失藏，随尿而泄，尿中出现蛋白的丢失。若生气之少火旺，肾气充盈，肾阳固密，封藏有权，则分清别浊，使为害之水邪去而有益之精微（蛋白）为机体所用（化）。因此，首先恢复肾为水火之脏的生理功能，行封藏之职，是最终达到保命全形境界的前提。附子辛、甘、大热，具回阳救逆，补火助阳，逐风寒湿邪之功效。故吴荣祖教授将附子列为温补命门第一品，用治肾病综合征属气虚、阳虚者，收效显著。

③辨病分期，随证治之

肾病综合征的病机特点为本虚标实，虚实夹杂，临证当分清"虚""实"的轻重、主次分期治疗。

急性期多以邪实为主，治宜利水为主，佐以温阳、理气，使邪去正安。吴荣祖教授常以真武汤为主，配以苓桂术甘汤、五淋散、木防己汤、五皮饮等温阳利水以祛邪。对同时配合激素治疗的患者，针对出现的颜面痤疮等虚火上炎的症状，佐以潜阳封髓丹加减以收敛虚火固护阳气。缓解期，水邪渐去，阳虚之本渐显，治宜固本为主，佐以健脾、行气利水。吴荣祖教授认为，水湿的代谢与脾关系密切，重视"脾肾两补，先后天并固"的学术思想。脾喜燥而恶湿，故临证中十分重视"补火生土法"的运用。常用四逆汤以温健脾运，复中州运化之职；吴萸四逆汤以温肝达木，复疏泄之能；麻辛附子汤以温肺化饮，达宣发肃降之效。慢性期，水肿已退，本虚夹瘀，治宜固护命门，化气通络。对于肾病综合征，吴荣祖教授不排斥西医的激素治疗，但长期激素使用会导致机体糖耐量减低和诱发糖尿病、高血压、溃疡病及闭经或阳痿等不良反应。吴荣祖教授认为这一系列不良反应的发生，与肾失封藏有关。长期的激素治疗，使命门火衰而封藏失职，因此后期的治疗多以潜阳封髓丹、补肾汤为主。

（5）运用益气解表法治疗老年感冒

吴荣祖教授收集了 1987 年 7 月 28 日至 10 月 28 日的 3 个月门诊共接治 46 例老年感冒患者的临床资料。

一般资料：46 例老年感冒患者中，绝大多数均带有不同程度的慢性疾病，有的患者几种疾病皆有。包括肺心病、高心病、慢支炎、冠心病、糖尿病、慢性肾炎、风湿关节痛、慢性胃痛，仅 2 例自述平素无慢性疾患。病程最长者 2 周，最短者 2 天，多数于一周内就诊。多数患者就诊前均使用过感冒药，如克感敏、伤风胶囊、感冒清、苏风丸、银翘解毒片、柴胡注射液等。

临床症状：头昏痛，恶寒或恶风，身困倦，鼻塞涕清，喷嚏咳嗽，痰质清稀或白色泡沫状，口不渴，纳减或正常，或自汗，二便可，舌质淡胖，或边有齿印，苔薄白而润，或舌中根腻苔，脉缓或细、沉细、沉缓。

治疗基础方：黄芪 20g，白术 10g，防风 10g。

加减：鼻塞涕清喷嚏甚者，合桂枝汤加辛夷 10g，苍耳 10g，蝉蜕 10g；咳甚痰多者，加法夏 15g，陈皮 10g，茯苓 20g，炙麻绒 6g；恶寒身痛无汗者，加麻黄 4g，桂枝 10g，细辛 6g；喘者，加苏子 10g，五味子 6g，砂仁 10g；咽痛者加桔梗 10g，射干 10g。

治疗效果：46 例患者中，服药 1～3 剂症状消除者 12 例，4～6 剂症状消除者 30 例，6 剂以上症状消除者 4 例。一般疗程和康复时间的长短与发病时间和年龄成正比，因此，老年感冒提倡早治早防有积极的临床意义。

人类生命的生、长、壮、老、已的过程，中医论述颇多，衰老是生命的自然现象，反映了人体脏器功能的衰减、阴阳平衡稳定性的下降、正气日渐不足的过程。鉴于老年增龄出现的五脏虚损，正气衰减等因素，导致老年发病率较高。

由于肺气衰弱，腠理疏松，卫外不固等老龄改变，六淫所袭，肺卫首当其冲，故老年感冒又为老年病中最为多见者。诚然，感冒病位较浅，病势为轻，但可因老年人的特殊内环境使之表现为病程长，变化快，康复难。因此如何提高老年感冒的治愈率，杜其传变。尽早康复是临床上要注意的问题。46 例患者绝大多数都带有慢性疾患，除具有一般感冒症状外，无论病程长短，均表现乏力少神，脉沉、细、缓相间，舌质多为淡嫩或边有齿印等，反映了老年患者本虚的特点。

由于老年人体内环境的增龄改变，致使老年感冒具有其固有特点，临床中常因忽视此点而用一般表散清解诸法施治而不效或反引邪深入之例并非罕见。《世医得效方》玉屏风散由黄芪六两，白术二两，防风二两组成。其组方兼备扶正祛邪二法，黄芪得防风即不虑其固邪，防风得黄芪亦不虑其散表，实属散中寓补，补中兼疏之剂。

方中黄芪重用，佐白术以培补肺脾而固本，对老年感冒大有裨益。另根据患者症状之偏颇，于上方权衡出入，鼻塞涕清，伍桂枝汤加辛夷花、苍耳子之属以和卫通窍；咳甚痰多，加法夏、陈皮、茯苓、杏仁以化饮肃肺；表寒身痛，取麻绒、桂枝、细辛以散寒通络；喘者，采苏子、五味子、砂仁以肃肺纳气；咽痛，加桔梗、射干疗咽通痹。以此扶正达邪，标本兼施而提高疗效。

以益气解表治疗老年感冒，是依据于老年生理病理之特点而设。临证中常因施治不力未能及时控制，杜其传变而发肺炎，危及生命者不乏其例。为此，提高老年感冒的治愈率，有积极临床意义。

（6）运用芍药甘草汤治疗肌肉痛性痉挛综合征

吴荣祖教授于 1987 年 2 月至 1990 年 2 月 3 月间，在门诊以芍药甘草汤治疗肌肉痛性痉挛综合征 32 例，取得较好的止痛解痉效果。药物组成：杭芍 30 ~ 60g，炙甘草 10 ~ 15g，每日 1 剂，煎 3 次。根据患者肌痛部位的差异，于芍药甘草汤中佐以引经药，上肢肌痛加桂枝、伸筋草，下肢肌痛加续断、牛膝，肩背颈项肌痛加葛根、川芎，胸胁肌痛加柴胡、桔梗，腹部肌痛加佛手、白术。结果，32 例患者临床症状全部消失。据服药量统计，平均服 2.2 剂即出现止痛缓解作用，6 剂左右症状消除，有少数病例停药后由于疲劳，受凉或失眠等诱因再度发作，继续服用本方仍能很快取效，观察结果表明，芍药甘草汤具有较显著的消除或缓解肌痛综合征的疗效，近期疗效可靠。

吴荣祖教授认为，肌痛综合征疼痛刺激较大，给患者带来的心理负荷不轻，如何尽快解除或缓解临床症状，《伤寒论》芍药甘草汤是较为理想的治疗方，通过分析 32 例肌肉痛性痉挛综合征的临床疗效后认为，本方对人体骨骼肌痛性痉挛的缓急止痛疗效是可靠的，且见效快。为了能突出专方治专病的特色，组方中注意突出芍药、甘草的剂量，佐使引经药剂量明显小于主药量，且药味控制在四种以下。由于本方中芍药量较大，有部分患者服后出现腹胀、便溏、纳减等症状，只需在方中加入炒扁豆、谷麦芽、薏苡仁、炮姜即可消除上述症状。本方一般 1 剂即可收效，多则 3 剂，治疗后不仅患部肌痛征解除，而且伴随症如失眠，心烦，口干等亦随之解除，或明显减轻，肌力、心理稳定值亦相应提高。

吴荣祖教授也将该方用于治疗内脏平滑肌的痛性痉挛，如胆、肾的绞痛，胃肠的痉挛，痛经及呃逆（膈肌痉挛）等。

吴荣祖教授观察发现，32 例患者有 23 例于元月至三月发病就诊，占发病总数的 74% 以上，用中医理论认识这一季节性发病现象，对深入阐述本方的治疗机理是有益的，"春三月，此谓发陈"，自然界以气阳升发，草木应季而生萌，人与天地相参，肝气应之，升发疏达，是谓正常的生理现象。由于部分个体因各种原因亏耗肝阴肝血，此时表现出肝阴血不足，升发有余的阴不配阳的失稳状态，本病病机，乃筋脉失其柔润濡养，风阳窜动，挛急而痛作。芍药之酸与甘草之甘，酸甘化阴，柔缓兼备。经云："必伏其主，而先其所因"，本方外而柔筋缓急，解其挛缩，此浅一层说，内而养肝阴而调阴阳，此深一层理。

论著提要

川派中医药名家系列丛书

吴佩衡

（一）论文

吴老发表的论文，在中国知网（CNKI）上能检索到的有《寒凝咽痛》《胸痹心痛》2篇，均为临证医案，吴老依仲景之法辨证，以伤寒经方化裁治之，注重扶阳，擅用姜、附、肉桂。

1. 寒凝咽痛（《云南中医杂志》1980 年 3 月）

文章所载病案为一例太阳少阴两感并虚火上浮之咽痛证，吴老治疗咽痛详查病机，丝毫不盲从清热养阴，而据仲景温经解表、辅正除邪之法，拟方加味麻黄附子细辛汤，方中除使用细辛、生麻黄、甘草外，姜桂附俱全，其中生姜 15g，附片 60g，上肉桂 6g。服药 3 剂，药到病除。吴老在文中指出"若谓喉证无此治法，置而不用，徒以清凉苦寒直彻其热，无异于雪上加霜，则病势难挽矣"。以温法治疗咽痛虽不属常法，但临证时首先应准确辨证，病机符合，当用则用，方不致误。

2. 胸痹心痛（《云南中医杂志》1980 年 3 月）

文章所载病案为一例土虚无以制水，阳衰不能镇阴，下焦肝肾阴邪夹寒水之气上凌心阳所致胸痹心痛。患者曾服桂附理中汤，重用党参、白术，加当归，服药后病未减轻，发作时心胸撮痛，有如气结在胸，甚则痛彻肩背，痛急则面唇发青，冷汗淋漓，脉息迟弱，昏绝欲毙，水米不进已危在旦夕。吴老认识到此证寒水已犯中宫，骤以参术当归之峻补，有如高筑堤堰，堵截水道，水邪无由所出之路，岸高浪急，阴气上弥，势必凌心作痛。治以扶阳温化，宣通心阳，开胸除痹，拟四逆瓜蒌薤白汤加减，方用薤白、瓜蒌实、公丁香、甘草，另外，姜桂附必不可少，包括干姜 30g，天雄片 90g，上肉桂 9g。3 剂尽，胸痛除。此案之治正如吴老所言"扶阳祛寒，宜温不宜补，温则气血流通，补则寒湿易滞"。

（二）著作

吴老临证重视《内经》《难经》《伤寒杂病论》的指导作用，特别推崇陈修园、黄元御、郑钦安等后世医家的学术思想。在繁忙的临床和教学工作中，勤于著述，不断总结提升个人理论水平，著有《伤寒论条解》（1948 年，云南省私立中医药专科学校教材）、《伤寒与瘟疫之分辨》（1945 年《国医周刊》发表）、《伤寒论新注》（1961～1965 年，云南中医学院试用教材）、《麻疹发微》（云南人民出版社，1962 年第一版，1963 年第二版）、《医药简述》（1963 年）、《吴佩衡医案》《伤寒论讲义》（油印本）、《中医病理学》等多部著作。

本书在编写过程中收集到的吴老著作有《吴佩衡医案》《麻疹发微》《伤寒论讲义》（油印本）。

1.《吴佩衡医案》

《吴佩衡医案》（2009 年人民军医出版社）（附录：《吴佩衡医药简述》包括卷一"中医学先天心肾和后天脾胃之相互关系"、卷二"中药十大'主帅'"）

（1）内容提要

《吴佩衡医案》1979 年由云南人民出版社出版，2009 年人民军医出版社修订再版。吴老学术继承人吴生元教授于 2008 年在该书《再版赘言》中写道："《吴佩衡医案》的整理出版迄今已 29 年。当时，作为研修中医的习作，也为了吴氏学术经验的传承，我从导师大量的临证实录中选择了有代表性的一部分验案编辑成册，虽然这不是吴佩衡学术经验的全貌，但从中也可了解到他丰富的中医学识以及在学术上独到的创见。由于出版年限较早，印数有限，尚不能满足广大读者与同仁的需求"。

《吴佩衡医案》从吴老生前留下的大量临证验案和会诊记录中，精选 85 例医案，分为外感表证、瘟疫与温病、阳虚阴寒、内科杂病及寒热辨证要领等部分，全面介绍临床诊治和处置要点。再版《吴佩衡医案》特别收录了《吴佩衡医药简述》，包括卷一"中医学先天心肾和后天脾胃之相互关系"、卷二"中药十大'主帅'"，是吴老对中医学和中药学几个具体问题的研究心得。《吴佩衡医案》病例记述详尽，心得体会独到，有很高的参考价值，是当代名家医案的经典之作。本书主要从外感表证的治疗，瘟疫与温病的治疗，阳虚阴寒证的治疗和内科杂病的治疗四方面凸显了吴老固护人体正气（包括阳气和阴液）的辨证论治学术思想和临证经验体会。

张存悌先生在《一代名医，火神宗师——纪念吴佩衡先生诞辰120周年》中这样讲道："火神派鼻祖郑钦安先生虽然留下三本著作，奠定了火神派的理论基础，但遗憾的是他没有留下医案集。……无奈之下，只有找火神派传人的医案了。幸运的是，我找到的第一本火神派医案集正是《吴佩衡医案》，我至今庆幸初次出手就找到最正宗、最重要的火神派名家医案，……正是这本医案让我明白了火神派的温阳真谛。"

《吴佩衡医案》一书是凝聚吴老一生心血的结晶。纵观其内容，不难发现，他深研经典，崇尚伤寒，特别是活用经方，领其要旨，精识方药，对于附子的研究与应用达到了炉火纯青的地步，广泛运用，临证娴熟，独有创新。在附子的用量上，常常剂量超人，足见其过人之处。在以附子为主的组方上，精纯不杂，其创制的四逆汤加肉桂，命名为大回阳饮，颇受后世火神派追随者的推崇。

读吴老的医案令人感受到一种强烈的震撼力，案中记载的沉寒痼疾或急危重证，患者命在旦夕，世医束手，这时吴老以大剂附子使病情化险为夷，让人不得不佩服吴老的学问胆识。吴老学术思想秉承郑钦安，谙熟阴阳八卦、坎离水火、心肾交济之理，宗郑氏"人身一团血肉之躯，阴也；全赖一团真气运于其中而立命"之说，特别重视阳气在人体生命中的重要作用及先天心肾和后天脾胃之相互关系。郑氏书中多是理、法，未留下医案，正好吴老的医案填补了这一空白。

其中《医药简述》详细阐述了中医学先天心肾与后天脾胃之相互关系，介绍了吴老对中药十大主帅的临证用药经验及体会。

（2）原版前言

《吴佩衡医案》是从他生前写下的临证验案及会诊记录中，选择了有代表性的一部分验案编辑而成，内容大致概括如下几方面：

一、外感表证的治疗

对外感疾病的治疗，他首先注重表证的及时处理，强调贵在早治、急治，以免导致病邪传变入里为患。如伤寒表证初起，他能切实地把握住"太阳"这一关，采用桂枝汤、麻黄汤、麻黄杏仁甘草石膏汤或麻黄附子细辛汤等方剂分别施治，对证下药，往往一汗而解，并且根据人体正气的强弱，感邪的轻重，在方药配伍及剂量增减上灵活掌握，权衡变通，使之能多发汗、少发汗、微似汗出、不令汗出或反收虚汗，一方数用，均能奏效而不伤正。

二、瘟疫与温病的治疗

他认为人身真阳之"少火"决不可损，而邪热之"壮火"必须消灭。瘟疫、温病"壮火食气"之证，对人危害匪浅，论治之时，决不能对瘟毒、热邪忍手而姑息之。他本着《内经》"亢则害，承乃制"的基本精神，对热盛灼阴之证，当机立断，施以"急下存阴"或"养阴制阳"的治疗方法，验案较多，于本书略可窥见一斑。

三、阳虚阴寒证的治疗

他对阳虚阴寒证的治疗经验较为丰富，十分尊崇《伤寒论》"温扶阳气"的治疗大法，对于人身须当保存"元气"的重要意义有深刻体会。他主张对于阳虚阴寒证的治疗，必须抓住温扶先天心肾阳气这一主要环节，方能获得阳复阴退、克敌制胜的效果。他认为扶阳驱寒，宜温而不宜补，温则气血流通，补则寒湿易滞。临床上他擅用长沙诸方，很少用滋补药品，采用四逆汤、通脉四逆汤、白通汤、麻黄附子细辛汤等扶阳散寒之剂，治愈许多阳虚阴寒病证。时值阴寒危笃重证，敢于以温热大剂力挽沉疴。对附子一药，较有研究，在临床应用方面，具有独到之处。附子药性温热，能温中扶阳，散寒除湿止痛。据他多年临证体验：但凡面色淡白无华（或兼夹青色），倦怠无神，少气懒言，力不从心，动则心慌气短，自汗食少，畏食酸冷，溺清便溏，诸寒引痛，易感风寒，甚或形寒怕冷，手足厥逆，恶寒蜷卧，喜暖向阳，多重衣被，口润不渴或渴喜热饮而不多，舌质淡（或兼夹青色），舌苔白滑或白腻，脉象多见沉、迟、细、弱、虚、紧等都可以用附子进行治疗。只要谙熟其药性，配伍及用量适宜，炮炙煎煮得法，且不违背辨证论治的精神，附子的临床应用范围是很广泛的，临床上他常用附子加入辛温发散剂中治疗阳虚感冒，取其温经解表，扶正除邪，祛邪而不伤正气。用附子配合温里药，增强扶阳散寒除湿的效果，与补气药同用，以追复散失之元阳，与补血药共伍，以滋润不足之真阴。经验证明，依照他的理论和方法进行治疗，不仅能促使人体因各种原因导致的"阳虚""阴寒"病证得以恢复，而且用于沉寒痼疾或某些危急重证，尤能显示出化险为夷之巨大作用。

四、内科杂病的治疗及寒热辨证要领

他在内科杂病治疗方面，不仅继承了我国传统医学的基本学术思想，还有自己的发挥和见解，创用四逆二陈麻辛汤治疗寒湿痰饮咳嗽，吴萸四逆汤治疗虚寒胃痛及血寒气滞的妇科疾病，以辛温扶阳之剂挽救了衄血、崩漏及寒闭危证，重用当归、杭芍治热痢下重，参麦阿胶适当配伍以收润燥养阴之功。他善于运用六经与脏腑密切联系的辨证论治法则，以明辨阴阳为纲，谨守病机，严格辨证，因人制宜，独创一格而又不离法度，故尔常能应手而奏效。他通过大量临床观察，从寒证、热证的各种临床表现中归纳了寒热辨证的基本要领，即热证为"身轻恶热，张目不眠，声音洪亮，口臭气粗"，寒证为"身重恶寒，目瞑嗜卧，声低息短，少气懒言"。真热证兼见烦渴喜冷饮，口气蒸手，真寒证则口润不渴或渴喜热饮而不多。不论患者症状如何繁杂多变，疑似隐约，通过望、闻、问、切全面诊察之后，以此作为指导辨证的要领，则热证、寒证不难以确立，在他的临床有关验案中，始终贯穿着这个精神。

整理《吴佩衡医案》时，为避免有失原意，我们尽量忠于原稿，不做过多的修饰和改动。原稿中只有部分验案附有按语，缺按语者，不再补写。为了从不同方面反映他的经验，我们从已出版的吴佩衡著《麻疹发微》一书中转引麻疹验案九则。处方中的药物剂量一律换算为克。医案中凡用附片、天雄片、川乌者，都须先经开水煮透，使其中不耐热的乌头碱类有毒成分分解去毒。用量 15～60g，必须先用开水煮沸 2～3 小时。用量增加，则须相应延长煮沸时间，以保证用药安全。

《吴佩衡医案》的整理工作，得到云南中医学院党委及云南人民出版社的大力支持，部分原稿蒙有关同志评阅，于此一并致谢。我们领会医案原意不够深透，不妥之处，希读者指正。

吴元坤　吴生元

1978 年 12 月

2.《麻疹发微》

《麻疹发微》（1962年，云南人民出版社）

（1）内容提要

《麻疹发微》是吴佩衡的重要临床著作之一，也是他生平临证实践经验的总结，初稿应家乡亲友要求而写，该书稿于1961年经吴老重加修订，1962年由云南人民出版社出版。

《麻疹发微》主要从小儿体质方面介绍了麻疹的证治学方法。论述了麻疹病因，既非胎毒，系麻毒时邪借空气及接触而传播，为"天行疠气"，辨证分顺、险、坏、逆四证，论治之法不宜墨守陈规，偏重寒凉和过于表散之剂，应分清寒热虚实，辨证论治。其中，险、坏二证，病势已至垂危之际，急需扶阳扶正除邪，急与四逆、白通等方大剂连服，以扶阳抑阴，挽救垂危，不应再投清凉苦寒之品；病势更为严重之逆证，需急投大剂白通、四逆等汤连续服之，以扶阳抑阴，亦有回生之望。该书所论深入浅出，论证释方，言简意赅，全书仅23000余字，附验案21则（32例），并征引夭折病例8则（14例），颇具临床价值，体现了吴老论治麻疹的临证经验和学术思想。

（2）自序

麻疹之辨证和治疗，据古医籍所载，多谓其病因为"胎毒即火毒"，而以清火解毒，或养阴凉血之法治之。如《麻瘄必读》谓其证多实热而无寒，故治以清火滋阴为主。其他各著，大抵与此说相同。过去少数医者多固执旧论，不辨虚实寒热，致使小儿之死于此者，比比皆是。而医者为全其名，则以膏肓难挽，巧饰其非，终不肯谓药石之杀人也。

一九四三年春，吾乡麻疹流行，死亡者众，亲友接续函电来滇，嘱余拟方救治，因于匆猝之际，写成《麻疹发微》一稿，印寄乡里，按法施治，全活者多。昆明部分同道及同学，亦掌握此法，用诸临床，无不应手奏效，曾促早日出版，未果。

1957年到云南中医进修学校供职，曾应用于课堂教学。去岁改建学院以后，又复整理原稿，以作儿科补充教材之用。本年为应同学之需，特将《麻疹发微》

重加修订，以公诸读者之前，惟因著者学术简陋，经验匮乏，纰误之处，在所难免，切盼读者不吝金玉，俯赐匡正为幸。

在整理时，承我院教师和云南人民出版社提出许多宝贵意见，又复加以修改和补充，特此致谢。

吴佩衡于云南中医学院

1961 年 12 月

3.《伤寒论讲义》

（1）内容提要

《伤寒论讲义》（油印本）是吴老亲自编著的《伤寒论》教材，约 14 万余字，出版年代不详。从《伤寒论》398 条中精选了 263 条最能反映仲景学术思想的条文进行逐条论述，其中完整囊括了《伤寒论》的 112 首方剂。并对 263 条条文中难于理解的 133 条条文加以按语，以自身临证经验加以阐释，对一些缺治法方药的条文进行了补充，切合临床实际，便于应用掌握，对《伤寒论》起到了补充、完善、发展的作用，对于后学者更好地学习理解《伤寒论》起到了积极的辅助作用。

（2）概论

《伤寒论》之源流及其书名之意义。

《伤寒论》一书，乃东汉末年张仲景之医学论著，千余年来，吾国医界先辈，无不尊为医籍中之经典，但由于当时战乱频仍，致使原书散逸不全。后经西晋王叔和另行编次，宋代高保衡、林亿等复加校正，始得保存留传。此书共计 397 法，除重复及原缺方外，实存 112 方。以其文义简奥，理解较难，故自金代成无己创注之后，嗣解者不下数十百家。而于仲景奥义，各有阐发，对后世研究或整理是书者，均有启予之助。

"伤寒"之意义，有广狭之分：《素问·热论》云："今夫热病者，皆伤寒之类也。"《难经》亦云："伤寒有五，有中风、有伤寒、有湿温、有热病、有温病。"此皆指广义伤寒而言，仲景之《伤寒论》，亦系取广义书名，自无可疑。惟就其内容观察，实远过于内、难二经所论述之范围，故仅据内、难二经之说，以释仲景名书之意，似尚难读其全。就编者愚见，大凡客邪侵袭人体，致伤太阳寒水之经而为病者，则皆为广义伤寒，以此义为解，似与仲景之书始名实相符也。至于狭义之伤寒，系就感冒寒邪而言，如《难经》所指五种病证中之一而曰伤寒者，以及本论所述："太阳病，或已发热，或未发热，必恶寒、体痛、呕逆、脉阴阳俱紧者，名曰伤寒"一证，皆属此意。明于此，知仲景之《伤寒论》，命名虽属广义，然其内容，实包括广狭二义之伤寒在内。

学术年谱

川派中医药名家系列丛书

吴佩衡

1888 年 5 月 11 日出生于四川省会理县鹿厂红岩子乡。

1906 年到会理县城林春堂中药铺入医门当学徒，受业于当地名医彭恩溥先生。

1910 年出师回乡，开始行医。其间曾听学于火神派真传弟子卢铸之先生的"扶阳医坛"。

1921 年离乡赴云南创业，暂住云南禄丰县行医。

1922 年赴昆明发展。

1925 年考取医师资格，在昆明正式开业行医。

1929 年被昆明市中医界选为昆明市中医师公会执行委员。

1929 年冬季，代表云南中医界赴上海参加全国医药团体联合会第一次代表大会，抗议余云岫等提出的"废止中医案"，其后留在上海行医 7 年。

1937 年 2 月由上海返回昆明。

1939 年当选昆明市中医师公会理事长。

1942 年当选云南省中医师公会理事长，兼任云南省中医考试主试委员及云贵考铨处中医考试襄试委员会检核委员。

1945 年创办《国医周刊》。

1948 年创立云南省第一所中医学校——云南省私立中医药专科学校，任校长兼主讲教师，开云南中医办学之先河。

1956 年、1959 年两次赴北京出席全国政协会议和全国文教卫生群英大会。

1959 年加入中国共产党。

1971 年 4 月 25 日去世，终年 83 岁。

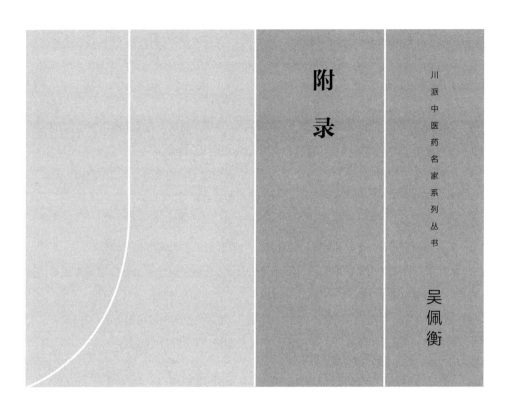

附 录

（一）参考书籍

［1］吴佩衡著.吴生元，吴元坤整理.吴佩衡医案［M］.北京：人民军医出版社，2009.

［2］吴佩衡著.麻疹发微［M］.昆明：云南人民出版社，1963.

［3］吴佩衡著.伤寒论讲义［M］.昆明：云南中医学院（网购复印本），出版年代不详.

［4］清·郑寿全著.医法圆通［M］.北京：中国中医药出版社，1993.

［5］清·郑寿全著.医理真传［M］.北京：中国中医药出版社，1993.

［6］清·郑钦安原著.唐步祺阐释.伤寒恒论［M］.成都：巴蜀书社.1994.

［7］吴生元.吴佩衡医学学术思想及临证经验介绍.著名中医学家吴佩衡学术思想研讨暨纪念吴佩衡诞辰120周年（1888~2008）论文集［M］.2009.

［8］张镜源主编.中华中医昆仑（第2集）［M］.北京：中国中医药出版社，2012.

［9］张存悌.中医火神派探讨［M］.北京：人民卫生出版社，2007.

（二）参考文献

［1］尹鸿伟."吴附子"的传奇与现实［J］.南风窗，2007（14）：50-51.

［2］顾树华.传承吴佩衡学术思想 践行温阳扶阳大法［J］.中华中医药杂志，2009,24（3）：331-333.

［3］吴韵敏.从吴佩衡临床经验探析附子的临床应用［J］.云南中医中药杂志，2003,24（1）：43-45.

［4］李继贵.论吴佩衡"中药十大'主帅'"的立论基础［J］.云南中医学院学报，1993，16（1）：7-10.

［5］张志远.论吴佩衡用附子［J］.重庆中医药杂志，1988（4）：30-31.

［6］胥筱云，张晓琳.浅析《吴佩衡医案》中的中药祛邪反应［J］.云南中医中药杂志，2011，32（12）：7-11.

［7］叶建红，邵维在.吴佩衡处方赏析［J］.医古文知识，1999（4）：14.

［8］龙德昭，张晓琳.吴佩衡对《伤寒论》的研究和学术思想的发展［J］.云南中医学院

学报，1995，18（3）：19–21.

［9］邵贵宏，叶常春，张晓琳.吴佩衡附子与肉桂配伍经验［J］.河南中医，2012，32（7）：
　　　826–827.

［10］吴元坤.吴佩衡论"四逆汤"及其临床效验［J］.云南中医学院学报，1986，9（4）：
　　　35–37.

［11］赵春江，蔡辉.吴佩衡麻黄附子细辛汤医案二则分析［J］.四川中医，2012，30（11）：
　　　22–23.

［12］张存悌.吴佩衡学术思想探讨（上）［J］.辽宁中医杂志，2006，33（6）：740–741.

［13］张存悌.吴佩衡学术思想探讨（下）［J］.辽宁中医杂志，2006，33（7）：883–884.

［14］傅文录.吴佩衡应用附子的经验［J］.河南中医，2011，31（4）：339–341.

［15］帅焘，赵天敏，魏其昕.吴佩衡运用附子经验初探［J］.云南中医杂志，1982（5）：1–4.

［16］姬卫国，曹生海.吴佩衡治疗发热病证的经验［J］.河南中医，2005，25（2）：
　　　22–23.

［17］严继林.吴佩衡治疗阳虚阴寒证的学术经验［J］.云南中医学院学报，1993，16（1）：
　　　1–6.

［18］周念祖.吴佩衡治疗阳虚阴寒证特色初探［J］.云南中医学院学报，1998，21（2）：
　　　21–23.

［19］顾树华.运用吴佩衡温阳扶阳法治疗危急重症［J］.中华中医药杂志，2010，25（8）：
　　　1233–1235.

［20］吴元坤，吴生元.云南中医教育的奠基人———代名医吴佩衡［J］.云南中医学院学
　　　报，1989，12（3）：41–42.

［21］吴生元.附子的药理及临床应用问题［J］.云南中医学院学报，1978（3）：18–28.

［22］徐姗姗.扶阳派运用姜桂附的规律研究［D］.成都：成都中医药大学，2011.

［23］吴生元.中药临床研究的原则与方法［J］.云南中医中药杂志，1997，18（5）：2–4.

［24］吴泳昕，肖泓.吴生元辨治"月经不调三联证"经验［J］.四川中医，2003，21（8）：
　　　1–2.

［25］彭江云，吴洋.吴生元辨治痹证的经验［J］.安徽中医临床杂志，2000，12（1）：
　　　10–11.

［26］彭江云，吴洋.吴生元辨治厚腻苔的经验［J］.四川中医，2000，18（10）：5–6.

［27］吴泳昕，肖泓.吴生元辨治类风湿性关节炎的经验［J］.中国中医药信息杂志，
　　　2004，11（10）：920-921.

［28］彭江云，吴洋.吴生元辨治类风湿性关节炎经验总结［J］.云南中医中药杂志，
　　　2000，21（3）：13-14.

［29］彭江云，刘路明.吴生元治疗类风湿性关节炎经验总结［J］.中国中医药信息杂志，
　　　2003，10（3）：69-70.

［30］吴泳昕，肖泓.吴生元教授辨治阳虚发热经验［J］.云南中医中药杂志，2003，24（6）：
　　　2-3.

［31］吴泳昕，肖泓.吴生元教授风寒咳嗽三步论治法则［J］.新中医，2002，34（8）：
　　　12-13.

［32］彭江云.吴生元教授学术思想简介［J］.云南中医学院学报，2005（4）：72.

［33］李兆福，刘维超，彭江云，吴生元.吴生元教授应用潜阳封髓丹治疗风湿病的经验
　　　［J］.云南中医学院学报，2013，36（6）：49-51.

［34］赵常国，陈艳林，彭江云，吴生元.吴生元教授应用潜阳封髓丹治疗血液病经验举隅
　　　［J］.云南中医学院学报，2013，36（3）：47-48.

［35］吴洋，彭江云.吴生元教授治疗急性痢疾的经验［J］.湖南中医药报，1999，5（12）：
　　　11.

［36］彭江云，吴洋.吴生元应用温经汤的经验［J］.四川中医，1999，17（5）：6-7.

［37］彭江云.吴生元运用附子的经验［J］.光明中医，2003（5）：16.

［38］陈艳林，赵常国，彭江云，杨会军，吴生元.吴生元运用桂枝汤治疗痹证的经验
　　　［J］.云南中医中药杂志，2013，34（7）：2-4.

［39］彭江云，吴洋.吴生元运用潜阳封髓丹的经验［J］.四川中医，2000，18（3）：5-6.

［40］吴洋，彭江云.吴生元治病兼顾胃气的治疗思想［J］.云南中医学院学报，1999，22
　　　（4）：46-47.

［41］吴洋.吴生元治疗外感表证的经验［J］.云南中医中药杂志，2004，25（4）：1-2.

［42］彭江云，吴洋.吴生元治疗胃院痛210例经验总结［J］.云南中医中药杂志，1999，
　　　20（6）：6-8.

［43］陈跃昆，宋艳丽，李兆福.术精岐黄体天心，德重杏林济世人——记吴佩衡扶阳学术
　　　流派第二代"吴附子"吴生元［N］.中国中医药报，2014-03-28（003）.

［44］吴荣祖.“肠炎平”治疗慢性非特异性溃疡性结肠炎的体会［J］.云南中医中药杂志，2006，27（4）：16.

［45］吴荣祖.陈菊仙医师运用补火生土法治疗消化道溃疡经验［J］.云南中医杂志，1992，13（3）：4-6.

［46］吴荣祖.附子“通行十二经”议［J］.云南中医杂志，1984（1）：36-39.

［47］吴荣祖.附子传统加工工艺的创新研究［J］.云南中医中药杂志，2005，26（4）：17-18.

［48］吴荣祖.关于《伤寒论》中之“祛邪护正”与“扶正祛邪”精神的探讨［J］.云南中医学院学报，1981（3）：16-20.

［49］吴荣祖.老年感冒与益气解表法［J］.云南中医杂志，1988，9（5）：14-15.

［50］吴荣祖.六经主气与伤寒的传变［J］.云南中医学院学报，1983（4）：12-19.

［51］吴荣祖，牟荣英，唐亚萍，钱珍.慢性胃肠疾病中医证型覆盖统计分析——附1022例住院病例资料［J］.中医杂志，2002，43（10）：775-776.

［52］吴荣祖.芍药甘草汤治疗肌肉痛性痉挛综合征32例临床观察［J］.云南中医杂志，1991，12（1）：20-22.

［53］吴荣祖.随证治之辨治咳［J］.云南中医中药杂志，1998，19（4）：16-18.

［54］吴荣祖.突出云南中医药特色 加大中医药临床开发研究力度［J］.云南中医中药杂志，2000，21（3）：44.

［55］吴荣祖.温病汗法刍议［J］.云南中医杂志，1990，11（4）：44-46.

［56］吴荣祖，张凤翔，刘培儒.温心通胶囊抗氧化的药效学研究［J］.云南中医中药杂志，2003，24（1）：22-23.

［57］吴荣祖，王友兰.应完善中药（复方）新药药效学的实验动物模型［J］.云南中医中药杂志，2001，26（8）：509-510.

［58］吴荣祖.中医临证思维漫谈［J］.云南中医学院学报，1998，21（3）：14-18.

［59］张春.吴荣祖教授临床经验探析［J］.云南中医学院学报，2011，34（6）：31-33.

［60］吴文笛，姜莉云.吴荣祖教授运用温水燥土达木法治疗胃食管反流病机理探析［J］.云南中医学院学报，2013，36（4）：38-40.

［61］武鸿翔，姚伟.吴荣祖主任医师四季扶阳护阳治疗特点经验介绍［J］.新中医，2011，43（11）：137-138.

［62］姜莉芸，吴文笛．吴荣祖主任医师学术思想及临证经验撷要［J］．中医药通报，2011，10（4）：15-18．

［63］武鸿翔．吴荣祖主任运用温阳法治疗肾病综合征的经验［J］．云南中医中药杂志，2010，31（5）：6-8．

［64］吴文笛，吴荣祖．中药附子减毒与增效以及四逆汤不同配伍药效学比较研究［J］．云南中医中药杂志，2012，33（11）：15-17．

［65］邹雁宁，吴文笛，吴荣祖，许东云，李立纪，谢红敏，王友兰．生、制附子组配四逆汤治疗肾阳虚证临床研究［J］．云南中医中药杂志，2011，32（12）：43-45．

［66］姜莉芸，吴文笛，吴荣祖．吴荣祖教授运用"小儿复元汤"治疗疳积经验［J］．云南中医中药杂志，2015，36（3）：3-5．

［67］姜莉芸，吴文笛，吴荣祖．吴荣祖教授运用附子临证验案举隅［J］．中华中医药杂志，2014，29（12）：3829-3831．

［68］卞秀娟，吴荣祖．吴荣祖教授运用吴萸四逆汤合苓桂术甘汤治疗阳虚型抑郁证经验［J］．云南中医中药杂志，2015，36（12）：6-8．

［69］叶冰，照日格图，毛晓健，吴施国，吴荣祖．吴萸当归四逆汤治疗阳虚肝郁型不孕症20例临床观察［J］．四川中医，2015，33（4）：138-139．

［70］郭进正，武鸿翔，姚伟，吴荣祖．以阴平阳秘理论指导治疗带瘤生存患者病案举隅［J］．云南中医中药杂志，2016，34（2）：113-115．

［71］李志春．炎症未必用苦寒——再议《慎用苦寒说》［J］．中华中医药学刊，2010，28（10）：2186-2192．

［72］吴佩衡．寒凝咽痛［J］．云南中医杂志，1980（3）：14-15．

［73］吴佩衡．胸痹心痛［J］．云南中医杂志，1980（3）：15．

（三）常用方剂组成

二　画

人参白虎汤（《麻疹发微》）

人参三钱　石膏（生）四钱　知母二钱　甘草一钱　白粳米一撮

同煎服之。服后汗出，脉静身凉。

三　画

干姜附子汤

生附子一枚　干姜一两

干姜芩连人参汤

干姜　黄连　黄芩　人参各三两

本方治厥阴证，吐下后，食入即吐。厥阴病，本自寒下，医复吐下之，寒格更逆吐下，以中气虚寒脾陷为利，相火升火而生上热，芩连清泻君相之火以除烦热，参姜温补脾胃之气以止吐利也。

大青龙汤

麻黄六两　桂枝二两　甘草二两　杏仁四十枚　生姜三两　大枣十二枚　石膏二两（如鸡子大）

治太阳中风，脉紧身痛，发热恶寒，烦躁，无汗，渴喜冷饮，此风寒闭束，敛闭卫气，寒风不能外泄，是以无汗，遏闭营血，内热郁隆，是以烦躁而加渴饮，病虽中风，而证同伤寒，桂枝汤不能发矣。甘枣补其中气，桂枝发其营郁，麻黄开其卫闭，杏姜利肺壅而降逆气，石膏清肺热而退烦躁，并止渴饮。服一剂汗出即愈。

大回阳饮

附片二两　干姜一两　肉桂四钱　炙甘草三钱

本方能回阳救逆，强心固肾，温中舒肝，并治一切阳虚阴盛危急大证，有起死回生之功。至若平素阳虚人弱无神者，常服数剂，易复健康，有枯木逢春，却病延年之效。

大承气汤

大黄四两　芒硝一两　枳实五枚　厚朴半斤

治阳明腑证，胃肠燥结便难，阳明三急下与少阴三急下等证，并治下痢红白腹痛里急后重。

大柴胡汤

柴胡半斤　黄芩三两　芍药三两　半夏半斤　大黄二两　枳实四两　生姜五两　大枣十二枚

大陷胸汤

大黄六两　芒硝一斤　甘遂一钱匕

治太阳中风，下早而为结胸，因表阳亦陷，阴阳拒隔，结于胸中，寒热逼蒸，化生水气，硬满疼痛，烦躁懊恼。硝黄泻其郁热，甘遂排其水饮也。

大黄附子汤

大黄三两　附子三枚炮用　细辛二两（金匮原方分量）

小青龙汤

麻黄三两　桂枝三两　芍药三两　甘草二两　五味半升　半夏三两　干姜二两　细辛三两

治太阳伤寒心下有水气，干呕发热而咳，以水饮中阻，肺胃不降，浊气冲逆，故治呕咳，此方已屡试屡效。

小承气汤

大黄四两　厚朴二两　枳实三枚

治阳明腑热方作，大黄泻其燥热，枳朴开其郁滞，微和胃气而下小结也。

四　画

乌梅丸方

乌梅三百枚　细辛六两　干姜十两　黄连十六两　当归四两　附子六两，炮，去皮　蜀椒四两，出汗　桂枝去皮，六两　人参六两　黄柏六两

治厥阴阴证，蚘厥吐蚘，心中疼热，皆用黄连以清心君之火，顺接阴阳而止心中疼热。

五　画

甘草干姜汤

炮干姜二两　炙甘草四两

四逆汤去附子名甘草干姜汤，专回上中焦气分之阳。

四逆汤

①甘草二两（炙）　干姜一两五　附子一枚（生用去皮，破八片）（《吴佩衡医药简述》）

上三味，㕮咀，以水三升，煮取一升二合，去滓，分温再服。

四逆汤为少阴正药。太阳少阴合病，重发其汗，则汗出不止，而现亡阳，此

证用之，以招纳欲散之阳；太阳证亦有用之以温经，与桂枝汤同用之以救里；太阴证用之以治寒湿；少阴证用之以救元阳；厥阴证用之以回厥逆。

②附片二两　干姜五钱　甘草二钱（《麻疹发微》）

按上方加上肉桂三钱，去粗皮，研细，泡水兑入，名大回阳饮。体弱病重者，用此方照量加二、三倍尤佳，但附片宜先煮熟透，以免中毒麻醉，甚或发生生命危险。

四逆二陈汤（《麻疹发微》）

附片一两　干姜三钱　甘草二钱　广陈皮二钱　法夏二钱　茯苓三钱

如咳嗽兼喘者，加细辛一钱、五味五分、炙麻黄一钱至二钱。

四逆人参汤

生附子一枚　干姜一两五钱　炙甘草二两　人参一两

四逆汤加参则兼救真阴。

生脉散（《麻疹发微》）

人参二钱　麦冬三钱　五味五分　甘草一钱　或加生地二钱　尖贝二钱　杭芍三钱

尤妙。若无人参可用洋参，或米洋参、土人参代之。

白虎汤

石膏一斤　知母六两　甘草二两　粳米六两

治伤寒阳明经证及温暑等热证，如脉洪大，壮热烦渴饮冷，舌白而生芒刺，邪热蒸蒸，但头汗出者，服之汗出热退，渴止津生，脉静身凉。

白头翁汤

黄连，黄柏，秦皮，白头翁各三两

本方治厥阴下痢后重，渴饮水者。

白通汤

①生附子一枚　干姜一两　葱白四茎（《吴佩衡医药简述》）

四逆汤去甘草加葱白名白通汤，专交心肾之阳，以收水火既济之效。

②附片二两　干姜五钱　葱白三茎（去苗连根须）（《麻疹发微》）

白通加人尿猪胆汤

生附子一枚　干姜一两　葱白四茎　人尿（即童便）五合　猪胆汁一合

以胆汁味苦入心，人尿味咸入肾，苦咸性寒之品能引阳入阴，而交通心肾之阴阳，故能阴阳并救也。

加减芍药汤（《麻疹发微》）

杭芍四钱　当归四钱　厚朴二钱（炒）　枳壳二钱（炒）　大黄二钱　前仁二钱　榔片二钱　甘草二钱　白水煎服。

加味二陈汤（《麻疹发微》）

广皮二钱　法夏三钱　茯苓四钱　甘草一钱　干姜三钱　细辛一钱　五味五分

如精神衰弱者，加附片一两，但应先煮熟透。

六　画

阳八味地黄丸

熟地一两　茯苓五钱　枣皮三钱　怀山药五钱　粉丹三钱　泽泻三钱　附片二两　肉桂四钱

本方能治肾脏阴阳两虚之证，但有风寒者忌服，阴盛阳衰之证慎服，如多服之，有肿胀及虚脱之虞。

七　画

坎离丹

附片二两　肉桂五钱　蛤粉四钱　炙甘草三钱　桂圆肉八钱　生姜八钱

本方治心病不安等证，效果极好。

吴萸四逆汤

生附子一枚　干姜一两五钱　炙甘草二两　吴萸一两

四逆汤加吴萸名吴萸四逆汤，其作用在于大温肝肾之阴寒，而降浊阴之气，治四逆阴盛格阳，阴盛之方也。阴消则阳自旺，而病自愈。

九　画

茯苓四逆汤

生附子一枚　干姜一两五钱　炙甘草二两　人参一两　茯苓六两

四逆汤加参苓名茯苓四逆汤，并可以救阴制水而交心肾。

枳芍顺气汤

大黄三至五钱　枳实三至四钱　厚朴三至四钱　黄芩三钱　杭白芍八钱　榔

片三钱　广木香一至二钱　甘草二钱（旧衡）

可加入车前仁二三钱尤良；痢疾较重者，加芒硝三钱，更易畅通，最为速效；红痢多者，加黄连一二钱。若畏惧不敢用上方等凉下，缓则变剧而有生命之虞也。大黄之功，专下燥结之证，属邪热燥结，咸宜加入方剂中，奏效迅速。至于阴燥便结者，又当温下之。如《金匮要略》大黄附子汤或温脾汤，大黄通其结，姜附温其寒，大黄走而不守，使下通后毫不伤中损正也。

十　画

桂枝汤

桂枝三两　芍药三两　甘草二两　生姜三两　大枣十二枚

为《伤寒论》首出方剂，治中风自汗脉浮缓，恶风头项强痛之证，是合桂枝甘草辛甘化阳，芍药桂枝汤苦甘化阴二方而成。观之桂枝与芍药，一扶阳，一救阴，两相对偶，凡阴阳升降表里气血诸方，莫不惟桂芍之力左右也。加减化裁，变化无穷，治证最广。

桂附汤

附片二两，先煮熟透。肉桂三钱，研细泡水兑入。

本方以附子温肾水之寒，肉桂温肝木之郁，强心而暖血中之寒，服之能使水升火降，水火既济而交心肾，盖使肝木得温升而生心血，肝藏魂，心藏神，肝郁舒畅，心肾相交，神魂安谧，用治心脏病引起之怔忡惊悸失眠等证颇效，弱人常服，有却病延年之功。

桂附理中汤

人参三钱至一二两（可以党参代之）　干姜一二两　白术五钱至一两　甘草三五钱　附片二至四两　肉桂三五钱

本方大补先天心肾与后天脾肾之阳，用治久泻久痢，消化不良等肠胃病，效力颇高。

桂葛汤（《麻疹发微》）

桂枝尖三钱　杭白芍三钱　甜葛根三钱　生姜三钱　大枣二枚（倘无大枣，以小枣五枚代之）　甘草二钱　加薄荷一钱　防风二钱

服一二剂，有益无损。

柴胡桂姜汤

柴胡半斤　黄芩三两　甘草二两　桂枝三两　栝楼根四两　干姜二两　牡蛎二两（系汉代分两）

治少阳伤寒，汗后复下，胸胁满结，小便不利，渴而不呕，但头汗出，心烦，往来寒热（以汗下伤其中气，土败木郁，不能行水，故小便不利），胆胃上逆之证。可加常山四钱，草果三钱，椰片三钱，人弱者加附子二两（今制十六两为一斤之旧衡），治久疟特效。

调胃承气汤

大黄四两　芒硝半斤　炙甘草二两

只下胃热而无燥结，故不用枳朴之推荡。

通脉四逆汤

生附子一枚　干姜三两　炙甘草二两

治阴盛格阳无脉之重证。

通脉四逆猪胆汤

生附子一枚　干姜三两　炙甘草二两　猪胆一合

大补心肾之阴阳，有起死回生之功。

十一画

黄芪建中汤（《麻疹发微》）

黄芪五钱　桂枝三钱　杭芍三钱　甘草二钱　生姜三钱　大枣二枚　饴糖五钱（烊化兑入）

黄芪桂枝五物汤（《麻疹发微》）

黄芪五钱　桂枝三钱　杭芍三钱　生姜三钱　大枣二枚

黄连汤

黄连三两　桂枝三两　甘草三两　生姜三两　人参三两　半夏半升　大枣十二枚

本方治太阴伤寒，胸中有热，胃中有寒气上逆，腹中痛欲呕吐者，以中气虚寒，君火不降，胸中有热，而至腹痛、心烦、呕吐等证。姜夏等温中止呕，黄连清心君之火而泻热烦也。

黄连阿胶鸡子黄汤

①黄连四两　黄芩一两　杭白芍药二两　阿胶三两　鸡子黄二枚　（《吴佩衡医药简述》）

用水五升，煎取二升，去渣，阿胶烊化（以水蒸化），鸡子黄搅入，温分三服。治少阴病之热化证，心烦不得卧，脉沉而细数。君火上亢，则心烦而不得卧。缘坎水根于离阴，燥土克水，消耗心液，神志不清，是以生烦。黄连清心君之火而除烦，芩芍清少阴相火而泻热，阿胶、鸡子黄补脾精而滋燥土，鸡子黄补离中之气，阿胶补坎中之精而交心肾之阴。温证热甚灼阴，身热不退，虚烦不得卧，服之则安静烦止，脉静身凉，效如桴鼓。

②黄连一钱　黄芩二钱　阿胶一钱（烊化兑入）杭芍三钱　鸡子黄一枚（生搅每次兑入）待连、芩、芍三味煎成，稍冷，半温时再将阿胶、鸡子黄兑入服之。(《麻疹发微》)

麻仁丸

火麻仁二升　大黄一斤　厚朴一斤　枳实半斤（炒）　芍药半斤　杏仁一斤（去皮尖，研作脂）

本太阳经证误发大汗利小便，伤其津液，病情转属阳明，灼伤脾阴，而成太阳阳明脾约证，以麻仁丸润下之。

麻杏石甘汤

麻黄四两　杏仁五十枚　石膏半斤　甘草二两（炙）

治温病或暑病初起，发热而渴，不恶寒或微恶寒，头痛项背强。此系太阳有表邪，阳明有里热，用此辛凉解表之剂，一剂汗出立效。

麻桂各半汤（《麻疹发微》）

桂枝二钱　杭芍二钱　麻黄一钱　杏仁一钱　甘草一钱　生姜三钱　大枣二枚

麻黄汤

麻黄三两　桂枝二两　甘草一两　杏仁七十枚

治太阳伤寒，头痛恶寒，无汗而喘，项背酸强。专发寒伤太阳肤表之汗，一剂汗出，效如桴鼓。麻黄汤，是辛温解表治寒伤太阳肤表，恶寒无汗头项强痛，脉浮紧之表实证。服此汤一盏，多则二盏，盖卧，得汗而解，不能尽剂，更勿令其大汗淋漓而损津液也。正治之方，决勿夹杂其他药品，如果加入寒凉之剂，则引邪深入；加入补剂，犹闭门逐寇，必至传经变证，渐转危笃费治。

麻黄附子细辛汤

麻黄二两　附子一枚　细辛二两

治伤寒少阴病，始得之，身反发热脉沉者。脉沉而反发热，是里寒已作而表寒未退。少阴心肾两虚，寒邪在太阳，因肾气内虚，抵抗力弱，寒邪陷入少阴，而成太阳、少阴两感合病证。此方以麻黄开腠理散在表之寒，附子温里寒而暖肾水，再得细辛温散少阴经络之寒邪，使之由阴出阳，达于太阳，借麻黄之功达肤表得汗而解，为温经解表辅正除邪之良剂。

麻黄附子甘草汤

麻黄二两　附子一枚　甘草二两

治少阴病，得之二三日，无里证者，是寒邪在太阳之表，未入于少阴之里，脉见沉细，是肾阳内虚而里证未作。故不用细辛散里寒，只宜用麻黄以解表寒，附子重温其里，甘草培其中气，使表寒得汗而解，里不伤肾阳，亦助阳解表辅正除邪之意也。期间配伍及分量不同，和麻黄生用、炙用而作用不同，苗叶与根则药性又有悬殊。

十二画

葛根汤

即桂葛汤加麻黄

治太阳病项背强几几，恶风无汗之经腧病，及太阳刚痉病。

温脾汤（又名双龙汤）

即四逆汤加芒硝大黄：附片二至三两　干姜一两　甘草三钱　大黄三钱　芒硝三钱（旧衡）

若大便燥结不通，其人体素虚寒，并无邪热渴饮等证足征，始可用此温下之方，如口燥渴喜冷饮有邪热者，忌用此法为幸。

十五画

潜阳封髓丹

附子二两　西砂三钱　龟板四钱　黄柏二钱　甘草二钱（本方剂量为老旧称）

（四）《吴佩衡医案》按语赏析

读《吴佩衡医案》，医案之精彩无需多言，而其中按语亦格外引人入胜，读后深受启发，获益良多，特整理附录于书后。由按语可知，吴老熟读《内经》《伤寒》《温病》诸经典，融会贯通，于临证中强调辨证，将《伤寒论》"观其脉证，知犯何逆，随证治之"的精髓可谓发挥到极致。

太阳伤寒表实证

按： 世有畏麻、桂如蛇蝎者，以为其性温而易伤津化燥，不知表寒实证无麻黄之辛散，何以开发腠理，祛邪外出。无桂枝之温通，何以助阳温经而散寒？不畏邪之伤于人，而畏药性之辛温，实为姑息养奸之弊也。盖用药不在医家之喜恶，而在于审证之明确，有是证用是药，用之得当则药到病除。用之不当，易变化莫测。阳热偏胜者，辛温固不宜用，营血不足，里虚内伤等证，亦不宜汗。倘确属寒邪束表之证，当用而不用，反以清凉苦寒抑其热，势必助邪伤正，表寒不解，热势更张，斯时宜以麻桂等剂因势利导，祛邪外出，切勿坐失良机而至表邪传里为患，此乃祛邪即所以扶正之法也。

麻黄开玄府，通达腠理。桂枝辛温通阳，助其疏泄。杏仁利肺气，降逆平喘，甘草保中气而生津液。方药化合，专发太阳伤寒肤表之汗，效如桴鼓。然服此方，一二碗后，覆卧得汗即可，不必尽剂，更勿令其大汗淋漓以致伤津而耗气。

俗云"方是死方，法是活法"。欲求其效，宜潜心钻研意旨，无异于炉锤之非易也。

小儿急惊风

按： 此证利在急治，倘迁延日久，别生变故，难以逆料。案内桂枝全方，力量甚足，故效如桴鼓。

瘟疫病热深厥深阳极似阴证

按： 阳明急下之证，患者已严重昏愦不省人事，不能询及渴饮与否，如症见壮热面赤，口气蒸手，唇舌焦燥，鼻如烟熏等则实热证情已具，即当急下，切勿迟疑，以免贻误病机，证变难挽。

瘟疫病误治变证转阳极似阴证

按：此阳极似阴危笃之证，连进凉下九剂，始将疫毒邪火扑灭净尽，转危为安。本证燥热合邪，消灼真阴，津液涸竭，危在旦夕。如不用釜底抽薪之法，连用大凉大下之剂，万难奏效。诚言有是病，用是药。如方药对证，石膏、大黄亦妙药也。

瘟疫病狂汗

按：吴有性《温疫论》云："狂汗者，伏邪中溃，欲作汗解，因其人禀赋充盛，阳气冲击，不能顿开……"今得药力相助，输转募原之邪以达于表而解，邪随汗去，则狂证焉有再作之理。

瘟疫病战汗

按："壮火食气"为本病之症结所在。邪热太盛，亢阳灼阴，真阴涸竭，患者已危在旦夕，今得凉下连进，邪热溃退，真阴来复，正气胜邪，"战汗"之作，实为病愈佳兆。吴有性《温疫论》曰："忽得战汗，经气输泄，当即脉静身凉，烦渴顿除。"证诸临床，乃切实之经验。

春温病冷水治愈案

按：春温初起，客邪内传与阳明燥气相合，误投辛散发表，不但邪不得解，反致伤阴劫液，内热燔炽，水源涸竭。今得冷水相济，补阴救焚，从而阴阳调平，气机通达，则汗出而引邪外散。此为饮冷水救阴液之例，当与人参白虎汤清热生津救焚之意谋同，故能获此良效。

再按：温热病证，内热如焚，真阴欲竭之际，急需清凉之剂以济之。西瓜汁、鲜梨汁，甚至清凉冷饮，皆可以滋添阴液。但见某些病家或医者，习俗为常，以为凡病皆须忌生冷，戒之最严，虽病热者苦索无已，尚不知其相宜而须投之。实热病情，以硝黄石膏为治，其效若灵，滋阴、清热、苦寒之品，在所必用，又何须拘禁于生冷哉。

暑证（一）

按：昔人谓暑忌麻桂，其实亦不尽然。此证里热被表寒所束，非麻黄何能解表。妙在次方即转用白虎生脉，养阴清热，故而收效甚速。

赤痢

按：余遇下痢之证，身热头体痛有表证者，当即以桂葛汤先解表邪。若无表邪，则当头以凉下为急，如此疗法，无不效如桴鼓。苟不解除表邪，则身热不退，易转危笃。故《内经》云："利证身热不休者死。"不行攻下，邪热痢毒亦不能除。若属久痢虚寒者，又当以温固之法治之。

伤寒病少阴阴极似阳证

按：凡病有真热证与真寒证之分，又有真热假寒证与真寒假热证之别。然真者易识，而假者难辨。《内经》曰："治病必求于本。"即凡病当须辨明阴阳之意也。

少阴头痛

按：少阴头痛，依本法治之其效如响。方内寓一四逆汤，能温扶阳气上交于头，麻黄、羌活，细辛祛客寒达于太阳，由膀胱而化，此乃温经散寒，辅正除邪之实效矣。六经病皆有头痛，遵仲景六经辨证方法施治，均能获效，出方有绳，庶不至误。

少阴咽痛

按：少阴受寒误用苦寒清热养阴之剂，无异于雪上加霜。《内经》云："足少阴之脉……循喉咙，夹舌本。"风寒闭束少阴经络不通，虚火上浮冲于咽喉而肿痛者，宜用麻黄细辛附子汤治之。方中附子能扶阳驱寒，麻黄开发腠理，解散表寒，得细辛之辛温，直入少阴以温散经脉寒邪，并能协同附子纳阳归肾，邪去正安，少阴咽痛自然获愈。

厥阴证（耐药性金黄葡萄球菌性急性严重型肺脓疡）

按：病至危笃之时，处方用药非大剂不能奏效。若病重药轻，犹兵不胜敌，不能克服。因此，处方用药应当随其病变而有不同。惟临床辨证，务须察明阴阳、表里、虚实、寒热，然后再针对证候之实据而下药。只要诊断确切，处方对证，药量充足，即能克敌制胜，转危为安。古有"病大药大，病毒药毒"之说，故面临危重证候勿须畏惧药"毒"而改投以轻剂。否则，杯水车薪敷衍塞责，贻误病机，则危殆难挽矣。

阴癉证（慢性胆汁性肝硬化）

按：以上病证，实由阳虚水寒，寒湿内滞，肝气郁结不疏所致。阳虚则水邪泛滥，肝郁则易克伐脾土，脾虚不能健运，湿从寒化，而至肝脾肿大、腹水、黄疸诸症丛生。余所拟用各方，旨在温暖肾寒、疏肝解郁，健运脾湿，化气行水。

寒湿内滞之证，施以温化之剂，犹如春和日暖，冰雪消融，故能治之而愈。

肝水肿（肝硬化腹水）

按：寒水内停为病之标，脾肾阳衰为病之本。标实本虚治以攻补相兼之法，皆相得宜。所治之法一如离照当空，一如凿渠引水，寒水坚冰何得不去焉！如不放胆用此峻猛之剂，姑息养奸，于此危证，终不免肿胀癃闭，衰竭而逝。

呃逆

按："呃逆之由，总由气逆"，乃中焦气机升降失司，逆气上冲所致。阳虚有寒者，宜温中降逆为主。阴虚有热者，宜苦寒降逆为主。总不离乎调理升降气机为原则。若久病之人，突发呃逆，则为脾肾气机将绝，宜以大剂回阳降逆，如吴黄四逆汤、白通汤、人参干姜附子汤之类，以求挽回生机。若徒治其标而忽弃其本，不但呃逆难止，生命亦难保无虞矣。

哮喘

按：昔有谓妇人身孕，乌、附、半夏皆所禁用，其实不然。盖乌、附、半夏，生者具有毒性，固不能服，只要炮制煎煮得法，去除毒性，因病施用，孕妇服之亦无妨碍。妇人怀孕，身为疾病所缠，易伤胎气而不固。因证立方用药，务使邪去而正安，此实为安胎、固胎之要义。《内经》云："妇人重身，毒之何如……有故无殒，亦无殒也。"此乃有是病而用是药，所谓有病则病当之，故孕妇无殒，胎亦无殒也。余临证数十年，思循经旨，多有所验，深感得益不少。

妊娠胎漏（先兆流产）

按：附子补坎中一阳，助少火而生气，阳气上升，胎气始固。芪、术补中土之气，脾气健运，则能统摄血液以归其经，入当归、阿胶以资既伤之血。艾、附相伍，能温暖下元以止腰腹之疼痛。姜、枣烧黑取其温经止血，且烧黑变苦，得甘草之甘以济之，苦甘化阴，阴血得生。阳气温升，阴血能补，则胎不堕矣。

《内经》云："治病必求其本。"本固而标自立矣，若只以止血为主，而不急固其气，则气散不能速回，其血何由而止？

牙龈出血

按：附子、肉桂温补下焦命门真火，扶少火而生气，砂仁纳气归肾，龟板、黄柏敛阴以潜阳，黑姜、炙甘草温中益脾，伏火互根，并能引血归经，故此方能治之而愈。余遇此等病症，屡治屡效，如见脉数饮冷，阴虚有热者，又须禁服也。

小儿目赤肿痛

按： 世习一见目病赤肿，动辄言火，其实不尽如此。眼科病证，名目繁多，括其要，总不离乎外感、内伤两法以判之。不论内外感伤，若见目赤肿痛，雾障羞明，其证各有虚实寒热之不同，必须按六经、八纲之理明辨施治，不可固守一法以邀幸中。余非专于目疾者，然其治法要领，经旨互通矣。

服使君子仁呃逆治验

按： 使君子仁甘温入脾胃，常用以驱除蛔虫，多食则易致眩晕呃逆作呕，脾胃虚弱者尤甚，然使君壳又可解之。此系民间单方效验，若遇此者，不妨一试。

麻疹过表变证补救

按： 此女体质较单弱，虽服表散之药较多，但幸未服寒凉之剂，故用大补气血，稍佐升提之品，亦收显效。倘再误施表凉，则后患不堪设想。此后余诊治麻疹一症，均未敢过于表散，亦未敢骤施苦寒清凉与攻下之剂，而切实掌握辨证论治之精神，无不立见奇效。

麻疹治验二则

按： 以上患儿三人，均出麻疹，未经误治，服药后，遂顺利痊愈。倘恣意寒凉或任施表散，焉得不变证而促其夭折乎！

病后体弱出麻疹变证严重

按： 此等病症，若认为阳毒热重，以清热解毒之品投之，势必变证危笃，此时虽有识者用温热药以补救之，但如剂量过轻，或配伍不当，亦难生效。故应辨别阴阳，分清虚实寒热，随症施治，则可免误治也。

麻疹误服表凉药转阴证

按： 体弱发迷无神，疹出性慢，色象不鲜，服白通汤一、二剂，即能使疹子出齐，平安而愈。此种治法，在麻疹方书上，虽不易见，但麻疹既不得发越外出而现阴盛阳衰之象，投以白通汤扶助心肾之阳，故疗效甚速。倘再误施寒凉，则正愈虚而阳愈弱，无力托毒外出，反而内攻，必致衰脱。故无论痧麻痘疹，一旦病势沉重，务须体会《内经·阴阳应象大论》"治病必求其本"之精神，认真辨别阴阳，不可固守一法，证现阴象，必须救阳，证现阳象，必须救阴，方有挽回之望。

麻疹危证扶阳救逆二例、顺证一例

按： 陶某五个小孩，长次两子，远避隔离不能幸免，误于寒凉之药而夭亡。三、四两子转"肺炎"而严重，得回阳救逆之剂抢救而全活。一女孩用药适当，两、三剂平淡之药而治愈。以此观之，凡治麻疹一证，立方用药，务须细心审慎。

明朝李念莪《内经知要》注《阴阳应象大论》关于"少火生气"云："特须善为调剂，世之善用苦寒，好行疏伐者，讵非岐黄之罪人哉。"此为医医之言，须熟记之。

麻疹后转"肺炎"虚寒重证三例

按： "肺炎"系西医病名，中医则应分为肺热、肺寒或肺燥等证。针对寒热虚实之病情实据，灵活处方治疗。如一见"肺炎"，不辨寒热，动辄以清凉解毒之剂任意消炎，则贻误不浅矣。以上三例，均系体质虚寒，湿痰内盛而成肺炎寒极严重之证，故主以扶阳温化之剂，均奏全功。如系邪热肺燥之炎证，又当以养阴清肺、生津润燥之剂治之，方能收效。

麻疹垂危起死一例

按： 疹后阴虚，邪热内伏，误服温热之剂后，其里热更甚，逼其真阴外越而成此阳盛隔阴垂危之证。故用养阴清热之剂，始转危为安。方中玄参色黑而性苦寒，足以清心肾之热，熟地滋阴补水，五味敛阴收纳肺肾之气而归于根，使真阴复而热邪退，乃奏全功，可见药能对证，真有起死回生之效。

麻疹危证治愈验案二例

按： 以上二例，一由被烫伤后，一因患利疾后，正气尚未复元，均感染麻疹，反复变证而至危笃。经细审病情，掌握仲景立法立方，分析阴阳表里虚实寒热，对证施治，方免错误。如施以清热解毒之剂，则万无生理。事实证明，初时药力不足，病情愈治愈重，加大剂量以后，始得转危为安。

川派中医药名家系列丛书

名医论文摘要

吴佩衡

《寒凝咽痛》一文，吴佩衡撰写发表于《云南中医杂志》1980 年第 3 期，本文中咽痛案例与《吴佩衡医案》中"少阴咽痛"一案相似，为温法治疗咽痛的典型案例，吴老法尊仲景，灵活辨证，病机分析清晰明朗，治咽痛不拘常例，凸显伤寒大家风范。

1924 年，王姓妇患咽痛证已数日，延余诊视，脉沉细，两寸浮而兼紧，头疼如劈，势不可忍，寒热体痛，舌苔白滑而不渴饮，咽腭红肿，起白泡而破烂，壅塞气道，数日来水浆难于下咽，痰涎涌盛，时而喉间辘辘有声。查前所服三方，均以清热养阴为治，病势日重。盖此系寒入少阴，夹寒水逼龙火上浮，《内经》云："肾足少阴之脉……循喉咙，夹舌本……"阴寒凝滞少阴经脉，阳虚则少火不潜，虚浮炎上，势必壅塞咽喉肿痛；客邪外束太阳气机，经气被遏，无力上交于头，故头痛如劈。未经宣散又误以清凉苦寒之品，与客邪混为一家，遂成太阳少阴两感并虚火上浮之咽痛证，依仲景温经解表、辅正除邪之法，拟方加味麻黄附子细辛汤。若谓喉证无此治法，置而不用，徒以清凉苦寒直彻其热，无异于雪上加霜，则病势难挽矣。

附片 60g　北细辛 6g　生麻黄 9g　生姜 15g（切）　上肉桂 6g（研末、泡水兑服）　甘草 9g

服后微汗，表解热退，二剂则病退其半，三剂尽，病已霍然。